Alimentos Que Eliminan la ARTRITIS

Lauri M. Aesoph, N.D.

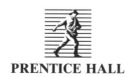

PRENTICE HALL

Datos de catalogación en la Biblioteca del Congreso de Washington, D.C.

Aesoph, Lauri M.
    |How to eat away arthritis. Spanish|
    Alimentos que eliminan la artritis / Lauri Aesoph.
       p.   cm.
    Includes bibliographical references and index.
    ISBN 0-13-080423-1. — ISBN 0-13-080424-X (pbk.)
    1. Arthritis—Diet therapy. 2. Gout—Diet therapy. I. Title.
    RC933.F64618 1998
    616.7'220654—dc21   98-28748
                                          CIP

Título del original en inglés: *How to Eat Away Arthritis* by Lauri M. Aesoph, N.D.

Traducción de Daniel González

Copyright © 1998 por Prentice Hall, Inc.

Impreso en Estados Unidos de América

10 9 8 7 6 5 4 3 2 1   10 9 8 7 6 5 4 3 2 1

ISBN 0-13-080423-1 (ppc)   ISBN 0-13-080424-X(p)

Aviso

La información presentada en este libro tiene el propósito de ayudar al lector a tomar decisiones bien informadas acerca de su salud. No tiene el propósito de sustituir la atención médica, ni debe utilizarse como manual de autotratamiento. Si usted sospecha que tiene algún problema médico, debe buscar consejo médico profesional lo antes posible.

ATTENTION: CORPORATIONS AND SCHOOLS

Prentice Hall books are available at quantity discounts with bulk purchase for educational, business, or sales promotional use. For information, please write to: Prentice Hall Special Sales, 240 Frisch Court, Paramus, New Jersey 07652. Please supply: title of book, ISBN, quantity, how the book will be used, date needed.

 PRENTICE HALL
Paramus, NJ 07652

A Simon & Schuster Company

On the World Wide Web at http://www.phdirect.com

Prentice Hall International (UK) Limited, *London*
Prentice Hall of Australia Pty, Limited, *Sydney*
Prentice Hall Canada, Inc., *Toronto*
Prentice Hall Hispanoamericana, S.A., *Mexico*
Prentice Hall of India Private Limited, *New Delhi*
Prentice Hall of Japan, Inc., *Tokyo*
Simon & Schuster Asia Pte. Ltd., *Singapore*
Editora Prentice Hall do Brasil, Ltda., *Rio de Janeiro*

Contenido

iii

5. La técnica de curación milagrosa que termina en siete días con la mayoría de los dolores causados por la artritis 85

14. 21 alimentos maravillosos para recuperarse de la artritis para el siglo 21 259

Introducción

Los alimentos que usted come pueden mejorar o empeorar su artritis. Esto no es cuento de folclor ni ficción —¡es un hecho científico!

El usar los alimentos como medicina es un concepto antiguo. Durante miles de años las tradiciones curativas alrededor del mundo han contado con los alimentos para tratar varias condiciones incluyendo la artritis. Hoy en día, los científicos continúan descubriendo el poder curativo y la fuerza antiartrítica que tienen alimentos comunes como la pimienta de cayena y el pescado. Los alimentos no han cambiado, simplemente tenemos un mejor entendimiento acerca de ellos.

Por supuesto, el combatir la artritis emprende más que tan solo preparar manjares; su dieta también debe estar llena de alimentos que reconstruyan su salud. De hecho, el usar alimentos saludables y nutritivos para calmar las articulaciones adoloridas constituye un paso fundamental utilizado por los practicantes de la medicina natural en el tratamiento de la artritis y la gota. Este libro le enseñará cómo dar este primer paso nutricional por usted mismo, de una manera simple y económica.

Si usted quiere permanecer en el camino de la recuperación, usted tiene también que purgar sus comidas de los alimentos destructores de la salud —esta idea no ha cambiado. La llave para volver a tener un estado de salud robusto es eliminar estas y otras causas de la artritis —no simplemente enmascarar los síntomas con analgésicos y otros medicamentos dañinos.

El preocuparse por su cuerpo entero, no tan solo de las articulaciones hinchadas, es otra parte vital del tratamiento de la artritis. ¿Sabía usted que un tracto digestivo irritado puede contribuir a la formación de las articulaciones artríticas? ¿Estaba enterado de que el sistema inmunitario está relacionado con el dolor artrítico? Aprender cómo nuestro organismo funciona y lo que se debe hacer para conservarlo en buen estado de salud, es el mensaje de la medicina naturista y de este libro.

Para esta edición revisada, muchos expertos en la medicina natural compartieron con nosotros terapias específicas que usaron en el tratamiento de sus pacientes con artritis. Han sido añadidos también nuevos descubrimientos científicos que afirman los beneficios de los alimentos eliminadores de la artritis. Lea las historias motivadoras de hombres y mujeres que han utilizado alimentos ricos en nutrientes para reparar y sanar las articulaciones hinchadas . . . y más.

¿Le sorprende que, en esta época de alta tecnología, el cambiar un hábito tan simple como lo es el comer sea una terapia tan poderosa contra la artritis? No se sorprenda. Los alimentos y cómo los comemos son el fundamento de nuestro bienestar.

Este libro ayudará a cualquier persona que se interese en mejorar su estado de salud. Las historias y la información contenidas en él no son solamente acerca de cómo la dieta puede curar la artritis. Página tras página, antiguas víctimas de la artritis y médicos revelan cómo los alimentos vitales integrales calman la artritis, y cómo pueden inesperadamente aliviar la diarrea, la indigestión y otros problemas crónicos.

La nutrición no es la respuesta completa al tratamiento de la artritis, así como tampoco los malos hábitos alimenticios son la única causa de esta complicada enfermedad. La artritis prolongada e incluso el uso habitual de medicamentos pueden causar un daño físico irreparable. Sin embargo, el poner en práctica nuestras sugerencias dietéticas —básicas, simples, y económicas— puede ayudar a mejorar e incluso eliminar sus dolores artríticos.

Disfrute de la lectura y del buen comer.

Lauri M. Aesoph, N.D.

Cómo revertir la artritis de forma natural con los alimentos reconstituyentes

---

Usted *sí puede* eliminar la artritis con alimentos.

Este es el mensaje del cada día más aceptado sistema de curación llamado la medicina natural o naturista.

De hecho, los tratamientos alternativos se están volviendo tan populares, que una encuesta realizada en 1990 estimó que uno de cada tres estadounidenses había usado terapias naturistas el año anterior, gastando alrededor de 13.700 millones de dólares.[1]

Muchos médicos tradicionales consideran que un libro en el que se sugiera que usted puede eliminar la artritis con alimentos es erróneo desde el punto de vista científico.

Durante muchos años, la *Arthritis Foundation* ha advertido a los estadounidenses de que la artritis es una enfermedad incurable. Los síntomas pueden ser suprimidos mediante el uso de medicamentos. Sin embargo, la enfermedad está siempre presente, y lista para volver a atacar. Para complicar aún más el asunto, la *Arthritis Foundation* señala que "la artritis será la epidemia del futuro, a menos que tomemos ahora las medidas necesarias para controlar su impacto".[2]

De acuerdo con los reumatólogos (médicos especialistas en artritis) de la *Arthritis Foundation*, todavía no se sabe a ciencia cierta lo que provoca la enfermedad artrítica —a pesar de que se siguen presentando muchas teorías. La enfermedad artrítica es el nombre general que se les da a más de cien diferentes variedades de artritis, una de las cuales es la gota. Según la fundación, no existe ningún medicamento que pueda curar en forma permanente ninguna de estas enfermedades.

La *Arthritis Foundation* admite que el exceso de peso provoca la osteoartritis e incluye el ayuno y los aceites de pescado como posibles tratamientos para la artritis.[3] Sin embargo, ha declarado llanamente que con la posible excepción de la gota, ninguna dieta ni alimento tiene un efecto beneficioso importante o es causante de la enfermedad artrítica.[4]

Sin embargo, comenzando a fines de los años setenta, una verdadera explosión de nueva información científica empezó a surgir de instituciones de investigación, centros médicos y universidades, lo que nos llevó a evaluar nuevamente todo aquello que sabíamos y creíamos previamente acerca de la enfermedad artrítica. Esta investigación continúa en la actualidad, y sus ideas se están introduciendo en los tratamientos tradicionales de la artritis.

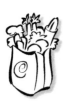

Un milagro moderno de la nutrición

De las extensas y variadas divisiones de la medicina tales como la endocrinología, la inmunología, la bioquímica y la nutrición, han salido a la luz un sinnúmero de evidencias clínicas acerca de las áreas de la nutrición humana, que no habían sido exploradas previamente. A pesar de que aún no poseemos todas las respuestas, ya tenemos a nuestra disposición pruebas convincentes de que ciertas comidas contribuyen a la formación de la enfermedad artrítica. Aun de mayor importancia es el hecho de que, al parecer, las articulaciones sanas parecen depender del buen funcionamiento de nuestros procesos gastrointestinales.

Un ejemplo típico de las primeras investigaciones que relacionaban a la artritis con una causa nutricional fue el estudio a doble ciego dirigido en 1979 por el doctor Anthony Conte, un nutricionista de Pittsburgh, y su socio el doctor Marshall Mandell, un alergólogo conocido a nivel nacional. Según los informes, el estudio proveyó evidencia de que, en muchos de los casos, la artritis puede ser una enfermedad relacionada con alguna alergia que podría ser tratada evitando simplemente ciertos alimentos comunes.

El estudio se llevó a cabo con un riguroso método científico, utilizando sujetos de prueba que sufrían tanto de artritis reumatoide como de osteoartritis —dos de los tipos principales. Se encontró que de estos sujetos, el 87% tenían alergias que causaban síntomas típicos de la artritis tales como hinchazón y dolor. Los resultados de este estudio fueron presentados al *American College of Allergists* y publicados en la edición de enero de 1980 de *Annals of Allergy*.

En las siguientes semanas y meses, informes idénticos que señalaban que la artritis es una enfermedad causada por la nutrición, empezaron a hacerse conocer de parte de médicos y científicos, quienes conducían estudios similares pero independientes.

Por ejemplo, el doctor Robert Stroud, un prominente reumatólogo de la Facultad de Medicina de la Universidad de Alabama, es reconocido como uno de los científicos pioneros que trabajaron para demostrar que los pacientes que padecen la enfermedad artrítica responden muy favorablemente cuando ciertos alimentos son eliminados de la dieta.

Más dramático aún es el hecho de que para mucha gente, los síntomas de la artritis desaparecen por completo con el ayuno. Esto demuestra que los alimentos juegan un papel importante en el desarrollo y el tratamiento de la artritis. Desafortunadamente, usted no puede ayunar eternamente.

Por fortuna, los científicos han ampliado durante la pasada década la teoría acerca de la alergia a los alimentos. Los doctores L. G. Darlington y N. W. Ramsey, reumatólogos británicos del hospital Epsom General, escribieron una carta a *The Lancet*, una respetada publicación médica inglesa, en la cual describían el éxito alcanzado en el tratamiento de la artritis reumatoide mediante la dieta. Una tercera parte de sus 100 pacientes aún se mantenía bien luego de siete años y medio de un tratamiento basado simplemente en la dieta (esto no significa que la dieta no fue de alguna ayuda a los demás). Además de la intolerancia a los alimentos, los especialistas señalaron que los alimentos que comemos pueden influir en nuestro sistema digestivo, la bacteria en nuestros intestinos y la inflamación —los cuales afectan a largo plazo la artritis.[5]

La ciencia de la nutrición ya ha descubierto algunos de los secretos de la enfermedad artrítica

Mientras nos encontramos en el umbral de estos nuevos conocimientos, se está volviendo cada vez más evidente que la artritis no es una enfermedad incurable como antes se pensaba.

Lo que estos médicos y científicos señalan ahora, es que muchas formas de artritis son agravadas por ciertos alimentos. Aunque la alergia a los alimentos no causa la artritis, puede, junto con malos hábitos alimenticios y una susceptibilidad genética, motivar a nuestro organismo a atacar a sus propias articulaciones.

Para una mayor confirmación de que la artritis es una enfermedad relacionada con los alimentos que ingerimos, considere los resultados de estudios recientes que revelan una conexión entre lo que los científicos llaman "el síndrome del intestino goteador" y enfermedades autoinmunes, como la artritis reumatoide. Algunas personas con artritis tienen conductos gastrointestinales que se parecen a un tamiz y que permiten que los alimentos parcialmente digeridos y otras substancias se introduzcan en el torrente sanguíneo. Esta es la forma en que aparecen las alergias a los alimentos y posiblemente la alergia a nuestro propio cuerpo, llamada la autoinmunidad.

De este modo la ciencia médica ha acabado por confirmar lo que los curanderos populares han dicho durante años —ciertos alimentos nocivos para nuestra salud son la causa principal de la artritis. Al reemplazarlos con determinados alimentos reconstituyentes, podemos motivar la remisión de esta enfermedad, al mismo tiempo que se eliminan la rigidez, el dolor y la inflamación.

La terapia nutricional ha anticuado al tratamiento médico tradicional

Estos nuevos adelantos tan importantes han logrado que el tratamiento de la artritis por la medicina tradicional resulte anticuado. Hoy en día, tenemos a nuestra disposición una gran cantidad de información nueva que relaciona la enfermedad artrítica con la nutrición, información que simplemente no existía cuando muchos de los médicos que practican la profesión asistieron a la escuela de medicina.

Sin embargo, en lugar de dar buena acogida a estos descubrimientos, como usted podría sospechar, los practicantes de la medicina tradicional los han ignorado casi en su totalidad. En general, la mayoría de los médicos y reumatólogos están demasiado ocupados, cargados de trabajo y limitados por el entrenamiento de su propia facultad de medicina para estar al tanto de los nuevos descubrimientos.

Arthur H. descubre que los medicamentos no son la única alternativa para recuperarse

En el caso de Arthur H., su médico le había dado un tratamiento por siete años para su artritis reumatoide. Al final, Arthur acabó por frustrarse tanto por la falta de éxito de su médico, que decidió consultar a un alergista. Pruebas de susceptibilidad revelaron que Arthur había desarrollado reacciones alérgicas a la leche, el trigo y las papas. Cuando dejó de ingerir estos productos, la artritis desapareció al cabo de dos semanas.

Arthur regresó a su antiguo médico para comentarle acerca de su éxito, pero el médico no se impresionó. No hizo ningún intento por buscar información acerca de la terapia nutricional usada por el alergista. Tampoco le recomendó a ninguno de sus pacientes artríticos que lo visitara. Siguió simplemente recetando los medicamentos, tal como lo había aprendido en la facultad de medicina años atrás.

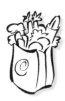

La ciencia médica está cambiando lentamente

Pasadas experiencias han mostrado que el lapso de tiempo entre el descubrimiento de una terapia importante y el tiempo en que los médicos la aceptan y la utilizan es, por regla general, como de 20 ó 30 años. Por ejemplo, se tardó casi 30 años desde el momento que se demostró que la dieta y la terapia de ejercicios eran eficaces para revertir las enfermedades del corazón, hasta que los centros de rehabilitación cardiaca empezaron a aparecer.

Han pasado ya casi 15 años desde que por primera vez les informamos acerca de este tema. Así que tengo la esperanza de que su médico ya esté utilizando algún tipo de terapia nutricional para tratar la artritis. De lo contrario, señálele los numerosos estudios publicados sobre este tema. De todas maneras, la mayoría de los médicos continuarán diciendo que usted debe aprender a vivir con la artritis. Asimismo, continuarán recetándole medicamentos nocivos como la respuesta principal para la inflamación y el dolor.

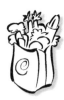

La revolución en la nutrición revela la causa de la artritis

¿Cómo puede esta plétora de nuevos descubrimientos científicos ayudarlo a revertir la artritis?

Durante por lo menos 150 años, (en algunas tradiciones curativas, miles de años), hemos sabido que la enfermedad artrítica puede beneficiarse y, a menudo, ser revertida permanentemente al cambiar a una dieta de alimentos frescos, naturales y reconstituyentes de la salud. La enfermedad desaparecía usualmente en su totalidad mientras la persona seguía con la dieta.

Sin embargo, no todos podían recuperarse totalmente al cambiar la dieta. Ahora, recientes descubrimientos científicos han revelado el por qué.

La artritis no es, como pensábamos antes, causada simplemente por comer alimentos nocivos, que perjudican nuestra salud. La investigación nutricional ha descubierto que los alimentos influyen en la enfermedad artrítica en dos etapas diferentes. En la primera etapa, la deficiencia nutricional causada por comer alimentos sin valor nutritivo y procesados, prepara el camino para una segunda etapa, que consiste en una o más alergias a los alimentos. Estas reacciones alérgicas son las que pueden hacer que nuestro sistema inmunitario ataque al tejido de las articulaciones.

Esto explica el por qué, en el pasado, algunas personas que hicieron un cambio completo de alimentos perjudiciales para la salud a alimentos reconstituyentes de la salud, nunca eliminaron por completo la artritis. Todavía tenían alergias a uno o más de los alimentos naturales. Estamos aprendiendo también acerca de la tremenda importancia de la curación del sistema digestivo y el mejoramiento de la salud en general.

Ahora tenemos tanto conocimiento nuevo e importante concerniente a la artritis que estamos observando una serie de milagros nutricionales modernos.

Sea su propio terapeuta nutricional

Entre otros descubrimientos se encuentra el que usted mismo puede examinarse con facilidad e identificar exactamente los alimentos ofensivos que están creando la alergia que puede ser la causa de la artritis. Puede usar las mismas pruebas que usaría un alergista profesional, y lo puede hacer fácil y simplemente en la intimidad de su propia casa, sin ninguna experiencia, ni equipo especializado, ni gasto alguno.

Otros descubrimientos importantes muestran que la forma en la que usted come afecta también la forma en la que se siente. El tener una gran actitud positiva puede disminuir en un 50% el tiempo que tarde en recuperarse de la artritis. Coma bien y se sentirá bien.

Pero lo que inclina realmente las posibilidades a su favor, es el descubrimiento de que cuanto más usted conozca acerca de la artritis, mayor será el control que usted tendrá sobre la enfermedad.

El objetivo de este libro es el mostrarle cómo usted puede usar el tratamiento nutricional y completamente natural para disminuir, e incluso aliviar, el dolor y la inflamación producidos por la artritis y asimismo restaurar su salud por completo.

Alimentos reconstituyentes —el tratamiento naturista para curar la artritis

Un nuevo conocimiento ha surgido de los avances de la investigación científica en los campos de la psicología y de la motivación del comportamiento que demuestra que cuando usted cambia su dieta, al mismo tiempo beneficia a toda su persona —en los planos físico, mental y emocional.

La medicina naturista, antes el oficio de los curanderos populares y los practicantes marginales de la medicina, está ganando en forma rápida más respeto en este país. Mientras que los practicantes de la medicina naturista van desde los médicos naturópatas y quiroprácticos científicamente entrenados hasta los herbolarios autodidactos, los principios de la medicina naturista siguen siendo los mismos.

El método naturista indica que sólo se puede lograr la salud total cuando todo el organismo está funcionando bien. El método naturista no sólo trata de aliviar el dolor y la hinchazón sino que trata de acabar con la enfermedad artrítica por completo, eliminando la causa que la provoca.

El método naturista para tratar la artritis destaca que los medicamentos no constituyen la única opción. La nutrición es una de las varias terapias alternativas que han demostrado ser tan eficaces como los tratamientos tradicionales —y en algunas ocasiones, aún mejores.

Como resultado, el razonamiento naturista está creando una revolución en lo que se refiere a la forma de ver a esta enfermedad. Sólo porque el tratamiento de la medicina tradicional es la manera establecida de tratar una enfermedad, no significa que sea la única manera de hacerlo.

La razón es, por supuesto, que la artritis es agravada por nuestros propios hábitos alimenticios incorrectos. También se ha demostrado ampliamente que los alimentos perjudiciales para la salud son, en gran parte, los causantes de una serie de enfermedades degenerativas que incluyen las enfermedades del corazón, las apoplejías, la ateroesclerosis, la hipertensión, la diabetes del adulto, la diverticulosis, y los dolores de cabeza crónicos.

Lo que tienen en común la artritis y todas estas enfermedades es que no son causadas por un virus o una bacteria que podrían ser eliminados con drogas. Por lo general, estas enfermedades son activadas por nuestros hábitos alimenticios perjudiciales para la salud.

Es muy simple el decir que la dieta es lo que causa todas las enfermedades. La salud decaída es el resultado de una cadena de hechos y acontecimientos que empiezan con la genética y son agravados por el estrés excesivo, una existencia sedentaria y la contaminación ambiental. Sin embargo, los alimentos que ingerimos y la forma en que los comemos pueden hacer oscilar el péndulo desde un estado de buena salud hacia un estado de enfermedad. Las culturas que todavía siguen una dieta primitiva con alimentos enteros y sin procesar, contraen en raras ocasiones una "enfermedad de la civilización" como la artritis. Un estilo de vida sedentario y una alimentación deficiente nos han hecho más enfermos. Una manera de revertir estas enfermedades es eliminar la causa, lo que significa rehabilitar nuestros hábitos alimenticios.

Los medicamentos no pueden alterar lo que comemos. Por lo tanto, no debería ser una sorpresa que la medicina tradicional no haya producido todavía ni una sola cura genuina para ninguna de las enfermedades degenerativas.

Todo lo que la ciencia médica puede hacer es disimular, suprimir o hacer cesar los síntomas de estas enfermedades. La aspirina puede aliviar temporalmente el dolor y la hinchazón de la artritis reumatoide. Pero ni la aspirina ni ningún otro medicamento puede curar la enfermedad artrítica. De hecho, la aspirina y otros analgésicos incluso pueden acelerar el deterioro de las articulaciones en enfermedades como la osteoartritis.[6] Por otro lado, una terapia naturista como la nutrición puede ayudar sin perjudicar.

Un simple cambio en la dieta eliminó la artritis y las migrañas de Betty M.

Desde que tenía 18 años, Betty M. había sufrido de ataques de migraña frecuentes. A la edad de 31 años, después del nacimiento de su segundo hijo, Betty empezó a experimentar rigidez y dolor al levantar la rodilla izquierda. Pronto, el dolor y la hinchazón se extendieron a los dedos, muñecas y tobillos. Basado en los resultados de sus análisis, su médico le diagnosticó artritis reumatoide.

Al cabo de 18 meses, Betty estaba tan aquejada por el agonizante dolor de las articulaciones que no podía caminar ni hacer los quehaceres domésticos. Mientras tanto, sus dolores de cabeza se volvieron aún más agudos. Su médico le recetó 16 aspirinas al día con Nalfon y Tolectin, junto con inyecciones de cortisona. Pero nada la aliviaba. Su médico admitió que los medicamentos sólo podían suprimir los síntomas. Le dijo a Betty que la causa de la artritis reumatoide era desconocida y que la enfermedad era médicamente incurable.

Un día, Betty leyó acerca de los beneficios de los alimentos naturales en una revista de salud. Debido a su gran frustración, decidió tomar acción. Caminando con dificultad se dirigió a la cocina y desechó todo alimento enlatado, empacado y de fácil preparación que había en la casa. Cuando su esposo llegó a la casa, ella le pidió que los reemplazara con alimentos naturales reconstituyentes de la salud, tal como la revista había recomendado.

Diez días después, el dolor y la hinchazón en sus rodillas empezaron a atenuarse y, al mismo tiempo, sus migrañas empezaron a disminuir gradualmente.

Al cabo de seis semanas, Betty estaba lo suficientemente bien como para caminar y retomar los quehaceres del hogar, y los dolores de cabeza habían desaparecido también. Un médico naturópata, a quien consultó, le explicó que su recuperación se debía al hecho de que tanto la artritis como las migrañas habían sido causadas por los alimentos desvitalizados que ella había ingerido por muchos años. Cuando la causa —los alimentos perjudiciales para la salud— fue eliminada, ambas enfermedades desaparecieron.

Por supuesto, nosotros no podemos garantizar los resultados. Sin embargo, si usted tiene otra enfermedad degenerativa (a excepción del cáncer) además de la artritis, puede sentir una mejoría en la otra enfermedad, así como también en la enfermedad artrítica. Todas las enfermedades degenerativas son agravadas por nuestro estilo de vida equivocado. Cuando eliminamos los factores irritantes corrigiendo nuestros malos hábitos, hay grandes posibilidades de que las otras enfermedades que usted pudiera tener desaparezcan también en forma gradual.

Los medicamentos tratan los síntomas de la artritis, no la causa

Mientras los investigadores y los científicos evalúan esta nueva información, muchos ya han llegado a una conclusión bastante obvia, pero que no deja de ser sorprendente.

La artritis, junto con la mayoría de las demás enfermedades degenerativas, no puede ser curada con la administración de medicamentos. Nuestras facultades de medicina no han entrenado a los médicos para que reconozcan las causas de las enfermedades degenerativas ni para tratarlas utilizando terapias naturales que en realidad dan resultados.

Incluso el extraer un órgano enfermo no elimina la causa. Cuando a un paciente que sufre del corazón y tiene las arterias coronarias repletas de colesterol, se le da nuevas arterias en una operación de *bypass*, no se logra nada con respecto a la eliminación de la causa de la enfermedad.

A menudo, al cabo de tan corto tiempo como un año, las nuevas arterias se vuelven a llenar de colesterol, debido a la misma dieta rica en grasa que bloqueó las arterias originales. La única "cura" que funciona realmente para tratar las enfermedades del corazón es el cambiarse a una dieta de alimentos reconstituyentes de la salud.

De este modo, incluso las enfermedades del corazón no constituyen un problema que pueda ser resuelto de manera eficaz mediante la cirugía ni los medicamentos. Como en la artritis, la "cura" depende de algo que nosotros mismos podemos hacer. Ese "algo" es usar una terapia nutricional para cambiar los hábitos de alimentación que amenazan nuestra vida. Podemos llegar a ser nuestros propios terapeutas nutricionales. En lugar de extraer nuestros órganos, podemos eliminar por lo menos una causa de la enfermedad artrítica.

Debido a que la medicina tradicional no tiene una cura genuina para ninguna enfermedad degenerativa, los practicantes de la medicina naturista prefieren evitar el usar la palabra "cura." En su lugar, ellos hablan de "revertir" la gota o la artritis. Muchas enfermedades degenerativas pueden ser revertidas y mantenidas en un estado de remisión sólo mientras la persona practica hábitos de vida sanos. Aun las enfermedades infecciosas, "curadas" por lo general con un fármaco que mata al germen, pueden ser evitadas con una alimentación apropiada y una vida sana.

Cuando John R., quien sufría de gota, se cambió a una dieta de alimentos naturales bajos en grasa, su gota desapareció en muy poco tiempo. Durante 3 años, John mantuvo estrictamente esta dieta sin ningún rastro posterior de la gota. Luego se despreocupó y, mientras viajaba en un crucero, ingirió varias comidas con carnes y bebió vino. Unos días después bajó de la embarcación, cojeando y con los dos dedos gordos de los pies hinchados, ardientes, doloridos e inflamados.

La estrategia para recuperarse de la artritis

Este libro no está escrito con el objetivo de desafiar al tratamiento de la medicina tradicional. Nosotros urgimos y recomendamos enfáticamente que cualquier persona con algún dolor crónico o persistente, consulte a un médico para un diagnóstico profesional.

Los dolores artríticos, tales como rigidez, hinchazón e inflamación de una o más articulaciones, pueden ser causados por una variedad de enfermedades infecciosas. La hepatitis, las infecciones estreptocócicas y estafilocócicas, la tuberculosis, la neumonía, la meningitis, la sífilis y la gonorrea pueden presentar síntomas similares a los de la artritis. Los casos de gota avanzados que no han sido tratados, han causado también hipertensión, enfermedades renales, diabetes y enfermedades del corazón.

Estas enfermedades pueden convertirse en emergencias médicas que, si no son tratadas, pueden causar el deterioro rápido y permanente de las articulaciones, el corazón, los riñones, los ojos y otros órganos vitales. Cuando éstas enfermedades son curadas con antibióticos u otros tratamientos de emergencia, los síntomas artríticos desaparecen rápidamente. Usar un tratamiento de emergencia para curar las infecciones y otras enfermedades de ataque rápido ha sido el triunfo máximo de la medicina tradicional.

Esto no significa que la medicina naturista no pueda aliviar estas condiciones. Un profesional entrenado en la terapia naturista puede informarle si los tratamientos alternativos son apropiados para la enfermedad que usted padece. Es también muy apropiado usar remedios naturistas como un complemento a los medicamentos y la cirugía, para acelerar el proceso de curación y disminuir los efectos secundarios. El problema es que la medicina tradicional usa el mismo tipo de tratamiento de emergencia para combatir las enfermedades degenerativas que, por lo general, tardan años en manifestarse.

No hay cura para la artritis en el frasco de medicina

A pesar de que la medicina tradicional está prestando atención a los beneficios de los ejercicios y otros cambios en el estilo de vida, el tratamiento de la artritis comienza invariablemente con el uso de medicamentos. Por ejemplo, 16 aspirinas o más pueden ser recetadas por día para aliviar el dolor y la inflamación, un tratamiento que debe continuarse a diario por toda la vida. Cuando la aspirina no funciona, o aun peor, agrava la enfermedad, se receta otro medicamento —por lo general un fármaco antiinflamatorio no esteroide (AINE o NSAID por las siglas en inglés) como el ibuprofeno o el acetaminofeno.

Mientras la ciencia de la nutrición está ganando aceptación entre los reumatólogos, la mayoría de las investigaciones sobre la artritis en los últimos 15 años se han concentrado en hallar medicamentos nuevos y mejorados. La lista de los medicamentos AINE (que incluye la aspirina y otros salicilatos) tiene un total de 20 o más clases diferentes.[7] Se vendieron más de dos mil millones de dólares en medicamentos AINE en el año 1994.[8]

La aspirina, el calmante de múltiples usos y sus "primos" de la familia AINE reducen el dolor y la inflamación al bloquear la producción de compuestos parecidos a las hormonas, llamados prostaglandinas. Estas sustancias son por lo general fabricadas por el sistema inmunitario de nuestro organismo para defenderse de las infecciones y promover el proceso de curación iniciando la hinchazón, el calor, la rigidez, el dolor y el enrojecimiento de la inflamación. De todas maneras, en el caso de la artritis reumatoide, el sistema inmunitario está descontrolado y las prostaglandinas son producidas a una velocidad increíble. Esto da como resultado articulaciones rojas e hinchadas.

Aunque la aspirina y los medicamentos AINE alivian los síntomas y reducen la producción de prostaglandinas, esta es una solución de emergencia. Frenar la producción de prostaglandinas no es mala idea —los médicos naturópatas lo hacen muy a menudo para tratar inflamaciones, incluso la artritis. Pero si se reducen sólo las prostaglandinas y no se pone atención a las causas nutricionales de la artritis, no se ha mejorado la situación.

La cura rigurosa con medicamentos es difícil para el paciente— usted. Lea este párrafo extraído del *Textbook of Rheumatology*, un libro de texto de la corriente principal de la medicina.

> Como todos los médicos practicantes aprenden de forma rápida, cuanto más agresivo y potente es el intento farmacológico no específico para suprimir esta reacción, más indefenso resulta el paciente. La preocupación de los reumatólogos por los remedios antiinflamatorios no específicos refleja nuestra ignorancia acerca de las causas próximas o fundamentales de muchas de las enfermedades que tenemos que tratar.[9]

En otras palabras, los médicos usan medicamentos antiinflamatorios porque no conocen las causas de la artritis. Y estos medicamentos perjudican su capacidad para luchar contra las enfermedades. Los efectos secundarios de los medicamentos son también un problema.

En un artículo de *Arthritis Today* titulado "Según las órdenes del médico . . . ", Cristopher Lorish, Ph.D., profesor adjunto de terapia física de la Facultad de Profesiones Relacionadas con la Salud de la Universidad de Alabama, en Birmingham, señala que los efectos secundarios de los fármacos constituyen la razón más común por la que los pacientes rehúsan u omiten tomar los medicamentos.[10]

En su folleto *Arthritis: The Basic Facts*, la *Arthritis Foundation* admite que el tomar grandes dosis de aspirina puede causar irritación estomacal y zumbidos en los oídos.

Pero según la publicación médica británica *The Lancet*, cuando los pacientes cardiacos tomaron por un largo tiempo tres o más aspirinas diarias, de un diez a un doce por ciento experimentaron dispepsia, náuseas y vómito.

Un informe escrito por Walter W. Ross en el número de diciembre de 1980 del *Reader's Digest* (página 133) afirma que, de cada 100.000 personas que buscan atención médica para hemorragias gastrointestinales severas, de un diez a un quince por ciento sufren de esta condición debido al uso regular de aspirina. Un estudio británico realizado en 1988 reveló que la aspirina y otros medicamentos AINE fueron responsables de más de una tercera parte de las hemorragias de úlceras pépticas en las personas mayores de 60 años.[11] En Estados Unidos, las úlceras gástricas relacionadas con los medicamentos AINE tienen un costo aproximado de 100 millones de dólares al año.[12] Es común que muchos médicos receten, junto con pastillas para el dolor, medicamentos antiulcerosos para tratar y prevenir las úlceras inducidas por la aspirina y los medicamentos AINE.[7]

Cualquier persona que toma aspirina pierde aproximadamente media cucharadita de sangre del revestimiento del estómago por cada tableta ingerida. El uso regular de aspirina puede provocar el asma, las erupciones en la piel, el mal funcionamiento de los riñones, la ulceración del colon y problemas con la vista y el gusto.

El informe de Ross señala que si la aspirina hubiera sido descubierta hoy en día y fuera examinada bajo los estándares modernos, se la podría obtener sólo con receta.

Los antiinflamatorios no esteroide acetaminofeno (*Tylenol*) e ibuprofeno se han vuelto casi tan comunes como la aspirina para calmar el dolor de la artritis. Desafortunadamente, estos medicamentos tienen diferentes efectos secundarios (en algunos casos, más serios que los de la aspirina). Por ejemplo, además de causar problemas estomacales, algunos medicamentos AINE pueden perjudicar el hígado.[13]

Judith P. hubiera preferido la naturopatía en lugar de los medicamentos

Judith P. de Watertown, Massachusetts, compartió sus frustraciones con respecto a la terapia con fármacos en una carta a

Arthritis Today (enero/febrero 1996), una revista publicada por la *Arthritis Foundation*, dirigida a personas que padecen de artritis. Expresó su frustración sobre los grandes beneficios hechos por las compañías farmacéuticas, añadiendo "parece que la *Arthritis Foundation* se suscribe totalmente a estos métodos (basados en medicamentos) para el tratamiento de la enfermedad".

Cuando un médico fue citado en la revista diciendo que "dado que están disponibles medicamentos eficaces, que han sido probados para el control de la artritis, no hay necesidad de recurrir a la medicina homeopática", la Sra. Poole respondió diciendo: "Esto ignora el hecho bien conocido que los fármacos antiinflamatorios tienen potentes efectos secundarios. La tolerancia a ellos varía según el paciente. Yo sufría de una úlcera y ahora he comprometido las funciones de mis riñones por el uso de fármacos AINE. Hubiera deseado haberme cambiado a un tratamiento naturópata y homeópata mucho antes".[14]

Los siniestros efectos secundarios de los medicamentos para la artritis

Cuando éstos fallan, el tratamiento continúa con esteroides, poderosos medicamentos antiinflamatorios pero con tales efectos secundarios desfavorables que sólo pueden ser usados en pequeñas dosis y por períodos muy breves. Sin embargo, los esteroides como la prednisona son usados durante 10 o más años por algunas personas que sufren de artritis reumatoide. El doctor John Sibley, reumatólogo canadiense del hospital Royal University en Saskatoon, Saskatchewan, descubrió que los pacientes que usaron prednisona durante una década obtuvieron pobres resultados —su artritis fue peor que la de aquellos que no tomaron los esteroides, y las fracturas óseas y las cataratas llegaron a ser un problema mayor.[15] Las sales de oro (*gold salts*) constituyen otro tratamiento farmacológico usado en forma muy limitada debido a sus devastadores efectos secundarios. "Muchos médicos temen a lo desconocido", era la opinión de un editorial en *The Lancet*, "y se deciden por un viejo amigo aunque haya una toxicidad asociada con él. Tal vez ésta es la razón por la que el oro —un fármaco costoso, peligroso y, por lo general, ineficaz— todavía tiene tantos defensores".[16]

Entre otros tratamientos médicos se encuentran los medicamentos antimaláricos, los cuales son también notorios por sus efectos secundarios severos. Y entre las drogas más experimentales se hallan los agentes citotóxicos, idénticos a aquellos que se usan en las operaciones de transplantes para suprimir al sistema inmunitario. Es común que las personas que los usan sufran pérdida del cabello y trastornos intestinales.

Hasta cierto punto, las drogas citotóxicas y el oro alivian la artritis reumatoide, inhibiendo el sistema inmunitario. Es interesante observar que lo hacen suprimiendo la población de glóbulos blancos de la sangre, los mismos glóbulos que, según se ha descubierto, se multiplican en respuesta a las alergias a los alimentos. Este exceso de glóbulos luego ataca al tejido de las articulaciones, causando de este modo la artritis reumatoide y otras variedades similares.

Por medio del uso de los agentes citotóxicos en voluntarios humanos, la ciencia médica tradicional ha contribuido a comprobar que las alergias a los alimentos son, de veras, una causa que contribuye a la artritis reumatoide.

Desliz nutritivo causado por los medicamentos

Además de que los fármacos pueden tener nocivos y, por lo menos, incómodos efectos secundarios, muchos medicamentos para la artritis le quitan también vitaminas y minerales de gran valor al organismo. Piense en esto por un minuto.

Los hábitos alimenticios no son solamente esenciales para la curación de la artritis, sino que los medicamentos recetados por su médico para tratar esta enfermedad hacen aún peores los hábitos alimenticios mediocres. La aspirina, una bomba contra la nutrición, le quita hierro, ácido fólico y vitaminas C, B1 y K a su organismo.[17] (Vea el Apéndice B que identifica los "Fármacos que quitan nutrientes".) Sólo necesitamos pequeñas cantidades de estos y otros nutrientes para poder sobrevivir, pero sin ellos nos podemos enfermar o morir.

Las vitaminas y los minerales desempeñan funciones importantes en el organismo, las que van desde el metabolismo hasta la transformación de los alimentos en energía. Los científicos están descubriendo también lo importantes que son algunos nutrientes específicos para lograr una inmunidad óptima.

La sociedad moderna está llena de ladrones de la nutrición. El estrés causado por el ruido, la contaminación ambiental, la sobrepoblación y otras exigencias diarias, malversan las vitaminas y los minerales. La tierra de hoy en día está sufriendo por sus propias deficiencias nutricionales debido a las modernas prácticas de cultivo. El procesar y refinar los alimentos desgastan los nutrientes. Como si esto no fuera suficiente, el almacenar y el cocinar los alimentos les quita aún más valor nutritivo. Los individuos de la tercera edad —el grupo que es más afectado por la artritis— tienen sus propias necesidades alimenticias especiales.

Si usted añade los medicamentos que quitan los nutrientes a una dieta ya escasa de ellos, empezará a entender por qué la dieta típica estadounidense cumple poco o nada con los requerimientos de nutrición diarios. Las altas exigencias nutricionales de la enfermedad artrítica ciertamente no están satisfechas.

Los medicamentos —el remedio para la artritis que lo enferma aún más

Hasta la fecha, podemos decir que ninguno de estos medicamentos puede curar la artritis. Un repaso de sus efectos secundarios incluye condiciones tales como náuseas, vómito, dolor de cabeza, impotencia, hipertensión, severa pérdida de masa ósea, confusión, somnolencia, insomnio, visión doble, estado depresivo, y profundos cambios en la personalidad. Muchos medicamentos para la artritis ya han sido desacreditados debido a sus efectos secundarios excesivos e intolerables. Para colmo, los medicamentos fallan a menudo en aliviar el dolor o la inflamación. Algunos incluso promueven la degeneración de las articulaciones.

En realidad, ningún fármaco está completamente libre de efectos secundarios. Cada uno de los medicamentos muestra una respuesta alérgica tóxica en las pruebas de tolerancia de alimentos.

Todo esto significa que los medicamentos en realidad intensifican y empeoran la salud en general, la inmunidad y las mismas enfermedades artríticas que se supone que deberían remediar.

El pesimismo de la profesión médica puede ser más dañino que la misma artritis

Si la advertencia conflictiva que le dan los médicos le suena confusa, pues así lo es. Por un lado, tenemos a los médicos de la medicina tradicional diciéndonos que la enfermedad artrítica es médicamente incurable y que debe ser tratada sobre todo con medicamentos. Por otro lado, en contradicción total, una nueva casta de médicos y médicos naturópatas con orientaciones naturistas, nos están diciendo que la artritis se puede revertir mediante terapias nutricionales y naturales.

Estos médicos alternativos son también fuertes críticos de los consejos desalentadores dados por la *Arthritis Foundation* y la profesión médica alopática. Numerosos estudios médicos ya han comprobado el valor del efecto placebo. El hecho de que algunos médicos presumen que la artritis es incurable no significa que no pueda ser revertida o mejorada por otros métodos seguros y eficaces.

En su folleto *Arthritis: The Basic Facts*, la fundación afirma: " . . . las formas mayores de la artritis son crónicas. Esto significa que la condición, una vez que ha empezado, continúa, por lo general, por toda la vida. Esto significa que uno no se 'cura del todo' como sucede después de un resfrío, un sarampión o un corte en la piel. Esto significa que cualquier daño que ocurra puede permanecer de forma permanente . . . y tiende a empeorarse a menos que sean tomadas las precauciones apropiadas para prevenirlo. Esto significa que el tratamiento debe continuar en forma constante".

El mismo folleto tiene estas palabras desalentadoras con respecto a la gota: "Los medicamentos que mantienen el nivel del ácido úrico bajo deben ser ingeridos de por vida. La medicación controla, pero no cura la enfermedad".

Médicos en conflicto

Hoy en día, miles de profesionales de la salud entrenados en la medicina naturista creen que estos consejos negativos destruyen todo el incentivo para tratar de recuperarse por medio de una terapia alternativa. El pronóstico negativo dado por la mayoría de los médicos anula todas las expectativas de recuperación y cualquier esperanza de que las articulaciones se puedan mover con libertad una vez más.

Este triste punto de vista cierra las puertas a cualquier terapia con excepción de los medicamentos. Destruye toda la fe, esperanza y creencia de que la salud puede ser restaurada. Y desalienta de manera efectiva a cualquier persona para que tome un papel activo en su propia recuperación.

Nuestro intento no es el de crear falsas expectativas, pero parte del conocimiento emergente acerca de la artritis tiene en cuenta el tremendo poder que la sugestión desempeña en promover la recuperación. Los estudios han demostrado que la gente con actitudes positivas fuertes, que creen firmemente que se van a mejorar, pueden esperar recuperarse de cualquier enfermedad o lesión en un 25 a un 50 por ciento de menos tiempo, que las personas con una actitud negativa, pasiva y de impotencia.

Por lo contrario, el poder de las sugerencias negativas de la medicina ortodoxa puede ser más dañino que la misma enfermedad.

Los alimentos que mejoran la salud trabajan en forma natural para darle a Mary R. una actitud de recuperación positiva

La decisión de cambiar su dieta es el punto crucial en la recuperación de la artritis. En el momento que usted decide dejar de ser un receptor pasivo de los medicamentos y ponerse en marcha y actuar por sí mismo, se transforma subconscientemente de un individuo impotente, postrado por su enfermedad, en una persona alegre, positiva y optimista, con control de su propio cuerpo, mente y destino.

A los 42 años de edad, Mary R. era una típica víctima de la artritis reumatoide —había desarrollado un profundo sentimiento de impotencia, debido a que su médico le había dicho que la cura era imposible y que ella tendría que aprender a vivir con la artritis por el resto de su vida. Su actitud se volvió cada vez más dependiente y pasiva.

Para el final de su segundo año con la enfermedad, Mary había entregado su cuerpo a su médico. "Drógueme. Pártame en dos. Haga que me mejore", eran los pensamientos que tenía cada vez que veía al médico. Mary creía que su salud estaba fuera de su control y transmitió mentalmente toda la responsabilidad a su médico.

Un día, Mary escuchó en la radio a un evangelista que urgía a los oyentes a levantarse y tomar el control de sus vidas y su salud. De repente se sintió inspirada, arrojó a la basura sus frascos de aspirina y, de manera abrupta, dejó de tomar las 14 aspirinas diarias (un método no recomendado en este libro).

Al mismo tiempo, ella consultó a un quiropráctico que se especializaba en nutrición, quien le aconsejó que se cambiara inmediatamente a una dieta de alimentos frescos y naturales, y que se mantuviera alejada de todos los alimentos procesados, enlatados y de fácil y rápida preparación.

Esa noche, Mary sufrió el peor ataque de dolor que había experimentado en su vida. Sin los analgésicos para aliviarlo, la agonía era una tortura. Sin embargo, lo toleró valientemente. Al final del segundo día, el dolor continuo había menguado. Poco a poco, la calentura y la hinchazón de sus articulaciones mejoraron en forma gradual.

Eso fue hace cuatro años. Desde ese entonces, Mary ha experimentado un ataque de dolor sólo una vez, después de un desliz nutricional. Pero regresó de inmediato a su dieta y no ha tenido más dolores. Hoy en día, nada, camina y practica yoga. La artritis es tan sólo un recuerdo.

Su quiropráctico, firme creyente del método naturista, le dijo a Mary que la medicina alternativa no acepta como definitiva la hipótesis estereotipada y compartida por la mayoría de los médicos, de que los adultos no están dispuestos a cambiar los hábitos de su estilo de vida.

Como le explicó a Mary: "El método naturista señala que si usted *sinceramente* desea librarse del dolor, usted tomará un papel activo en su propia recuperación".

Sólo usted puede curarse a usted mismo

El tratar la artritis por su cuenta con una terapia nutricional no es tan fácil como tragarse una pastilla. Exige que usted se comprometa activamente en su propia recuperación, realizando cambios permanentes en sus hábitos alimenticios.

La razón es que el organismo es una entidad que se puede sanar por sí misma, y que lo hará *cuando la causa de la enfermedad sea eliminada*.

Una vez que eliminamos la causa de la artritis —los alimentos que producen la enfermedad—, los propios poderes de recuperación del organismo empezarán a trabajar para restaurar la salud.

Otros descubrimientos importantes muestran que la forma en que usted come afecta también la forma en que usted se siente. El ingerir los alimentos mientras se corre de un lugar a otro solamente resulta en indigestión. Y como usted aprenderá pronto, una buena digestión es crucial para mejorar las articulaciones artríticas.

Identificar los alimentos que agravan su artritis es también importante en el camino hacia su recuperación. Mientras usted mismo puede identificar las intolerancias a los alimentos, sería bueno que su médico le realizara unos análisis de sangre sencillos para detectar a los delincuentes alimenticios. Más adelante, señalaremos los pros y los contras de cada método.

Sin embargo, lo que en realidad inclina las probabilidades a su favor es el darse cuenta de que cuanto más sepa acerca de la artritis, mayor será el poder que tendrá sobre la enfermedad.

El cuerpo es suyo. No es algo que pueda entregar al médico y esperar que él lo cure. Los fármacos no pueden eliminar los hábitos alimenticios incorrectos que causan la artritis. Solamente usted puede curar la enfermedad artrítica. Nadie más puede hacerlo por usted.

Los dolores artríticos de Marjorie W. desaparecieron en seis días cuando se convirtió en su propia terapeuta nutricional

Por 10 años, Marjorie W. había sufrido más y más de los dolores causados por la artritis reumatoide. Su vida se convirtió en un horror continuo de medicamentos, dolor y noches sin dormir. Nada parecía curarla. Al final, las manos de Marjorie se volvieron tan rígidas e hinchadas que tuvo que someterse a una operación.

Durante las cinco semanas posteriores a la operación, Marjorie no pudo mover sus manos para nada. Luego, sus manos se volvieron aún más rígidas que antes.

Durante sus diez años con artritis, sus médicos le habían recetado unos 15 medicamentos diferentes —desde la aspirina hasta los esteroides y narcóticos poderosos. Pero todo lo que produjeron fueron efectos secundarios dolorosos. Por último, Marjorie ya no podía ni cepillarse el cabello. Luego de muchos años de sufrimiento, ella se resignó a estar limitada físicamente de por vida.

A lo largo de sus años de dolor, Marjorie había asumido siempre que la artritis era algo ella no podía controlar. La curación era algo que sólo podía lograrse por medio de las recetas del médico.

Casi por accidente, aprendió acerca de la curación naturista y los beneficios de la terapia nutricional. Estaba tan desesperada que decidió intentarlo.

Marjorie se enroló en Villa Vegetariana, una escuela de salud nutricional en México. El médico a cargo estaba aterrado por la larga lista de los alimentos perjudiciales para la salud que Marjorie ingería a diario. Su propio médico jamás había mencionado nada con respecto a una dieta. Marjorie fue puesta de inmediato en una técnica de autopurificación natural diseñada para desintoxicar todo su organismo.

Exactamente seis días después de no ingerir sus alimentos acostumbrados, Marjorie estaba asombrada al encontrarse totalmente libre de dolor. Fue entonces cuando inició una dieta de frutas y verduras frescas. Al cabo de ocho días, recobró el uso total de sus manos.

Cada noche, Marjorie asistía a una conferencia para aprender cómo debía alimentarse por el resto de su vida. Le recomendaron que adoptara una dieta de por vida basada en alimentos frescos, naturales y ricos en fibras.

A pesar de que en ese entonces tenía 62 años de edad, una edad en la que los médicos creen que nuestros hábitos se han vuelto totalmente inflexibles, Marjorie no encontró ninguna dificultad en adaptarse a su nueva dieta.

Ya por muchos años ella se ha mantenido rigurosamente con una dieta de alimentos reconstituyentes de la salud. No ha tenido ni un solo ataque de dolor, y no ha sentido ninguna urgencia de regresar a sus antiguos hábitos alimenticios.

Marjorie ya no ve a los alimentos naturales como una desgracia. Lleva una vida completamente normal y activa, y estima que el renunciar a los alimentos problemáticos es un bajo precio que pagar por la liberación total de la artritis.

A pesar de que ella no se dio cuenta en ese momento, su decisión de actuar y cambiar su dieta fue el punto crucial para su recuperación. Su decisión de involucrarse activamente demostró una creencia firme en las habilidades de su propio cuerpo para recuperarse.

¿Está usted listo para hacer lo mismo?

Capítulo *2*

El asombroso poder curativo de los alimentos reconstituyentes

---

Este libro se inició cuando Norman Ford, escritor retirado, desarrolló un interés por la artritis. Cada año durante 30 años habló con cientos de hombres y mujeres de comunidades para personas de la tercera edad en el sur de Estados Unidos. Cuando Ford empezó sus investigaciones, aproximadamente uno de cada cuatro estadounidenses de la tercera edad sufría de dolores e incomodidad causados por alguna clase de artritis. Hoy en día, casi la mitad de todos los estadounidenses mayores de 65 años están afectados por esta enfermedad.[18] Puesto que la enfermedad artrítica constituye un gran impedimento para gozar de los años de la vejez, él se propuso averiguar todo lo que pudiera acerca de la artritis y las posibilidades de recuperarse de ella.

A juzgar por la cantidad de individuos que estaban lisiados por el agonizante dolor de la artritis reumatoide —una forma común de la enfermedad artrítica— que llegó a conocer, la artritis realmente parecía tan incurable como sostenía la *Arthritis Foundation*. Como indica su folleto, *Arthritis: The Basic Facts*: "Todavía no se conoce la causa de la artritis reumatoide. Todavía no se conoce una cura . . . No se ha creado todavía ningún medicamento para el

25

tratamiento de la artritis reumatoide que realmente detenga el proceso básico de la enfermedad".

Si, según la afirmación de la *Arthritis Foundation*, las formas más severas de la artritis son incurables y no pueden ser detenidas con los medicamentos, ¿entonces por qué, Ford se preguntaba, *sigo conociendo gente que declara haber experimentado una remisión completa y permanente de la artritis reumatoide y otras formas de artritis?*

Quince años más tarde, se le pidió a la doctora Lauri Aesoph que actualizara esta información. Luego de revisar detenidamente la literatura científica y hablar con varios médicos que se especializaban en la medicina naturista, ella descubrió que las observaciones hechas por el autor original acerca de los alimentos y la artritis eran aún más acertadas hoy en día.

Como parte de su investigación de la artritis, Ford hizo visitas regulares a algunos de los centros de salud Nature Cure —clínicas que ofrecen dietas naturales para la artritis— que abundan en la Florida y el sudoeste de Estados Unidos. Y empezó a asistir a convenciones sobre los alimentos naturales. En estos lugares, Ford conoció a más hombres y mujeres —gente de todas las edades— que habían logrado la remisión total y permanente de toda clase de artritis y de gota. Uno de ellos era Enid C.

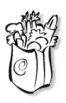

Enid C. se levantó de su silla de ruedas y caminó

Tres años después de que había sido afectada por la artritis reumatoide, Enid C. —una mujer de 41 años de edad— tenía las rodillas tan hinchadas que tuvo que renunciar a su trabajo como profesora y empezar a usar una silla de ruedas. Su médico intentó curarla con todos los medicamentos de costumbre pero sin obtener buenos resultados. Por último, desesperada, Enid consultó a un practicante de la higiene naturista (una ciencia de la salud naturista).

El higienista le instruyó a Enid que practicara una simple técnica de autopurificación durante siete días, luego que comiera comidas livianas y nutritivas de alimentos frescos y naturales. Ella tenía que seguir esta dieta en forma permanente.

En la noche del séptimo día de esta técnica de purificación, Enid se dio cuenta de repente de que habían desaparecido los dolores de la artritis. Dos semanas después, la hinchazón en sus rodillas había desaparecido casi por completo.

Luego de seis semanas de su visita al higienista, Enid se levantó de su silla de ruedas y caminó —libre por completo del dolor y la rigidez. Tres meses después, ella volvió a impartir sus clases en la escuela.

Enid ha seguido ingiriendo con fidelidad sus alimentos reconstituyentes y ha estado completamente libre de los síntomas de la artritis desde hace tres años.

21.000 estadounidenses se recuperan anualmente de la "incurable" artritis reumatoide

Según la *Arthritis Foundation*, una remisión " . . . es el término médico usado cuando una enfermedad parece desaparecer por sí sola. El dolor, la rigidez, y la hinchazón de la artritis, aun en los peores casos, pueden disminuir o desaparecer por meses o años. E*n casi uno de cada diez casos la enfermedad nunca regresa".*

Las letras en itálicas son nuestras. Sin embargo aquí, basado en encuestas de miles de pacientes artríticos realizadas por el gobierno, está la palabra oficial. EN CASI UNO DE CADA DIEZ CASOS LA ARTRITIS REUMATOIDE DESAPARECE ESPONTÁNEAMENTE Y NUNCA REGRESA.

Ya que 2.100.000[18] estadounidenses sufren de artritis reumatoide en algún momento, esto significa que aproximadamente 21.000 personas lograrán cada año una remisión completa y permanente de la artritis reumatoide —ya sea que reciban o no tratamiento médico.

De todas las personas con las que Ford habló, quienes tenían, o habían sufrido previamente de artritis reumatoide, aproximadamente uno de cada diez reportó que, como Enid C., habían experimentado una remisión total y duradera. Esto parecía estar de acuerdo con el estimado dado por la *Arthritis Foundation* de que en uno de cada diez casos la artritis reumatoide nunca regresa.

Se revela el secreto para recuperarse de la artritis

¿Cuál era su secreto? ¿Por qué, Ford se preguntaba, una de cada diez personas se recuperaba por completo de la artritis reumatoide con o sin la atención médica tradicional?

Durante unos 30 años, cada vez que Ford conocía a una persona que se había recuperado de cualesquiera de las formas de la enfermedad artrítica, trataba de averiguar cuál era la diferencia entre él o ella comparado con los demás que todavía padecían de la enfermedad.

Casi todas las personas que entrevistó habían recorrido toda la gama del tratamiento médico tradicional sin obtener un alivio ni un mejoramiento significativo.

Sin embargo, de poco a poco, un patrón común emergió de sus respuestas. En la mayoría de los casos, la recuperación ocurrió cuando, por accidente o planificación, cada persona había decidido darle a su cuerpo la oportunidad de curarse por sí mismo. Con pocas excepciones, cada persona que Ford entrevistó había hecho un mejoramiento radical en sus hábitos de vida justo antes de su recuperación.

Los asombrosos beneficios de un cambio en la dieta

Algunos habían dejado de fumar o de beber alcohol. Pero muchos más informaron haber hecho un cambio significativo en los hábitos alimenticios, por lo general cambiando a una dieta de alimentos frescos, naturales y sin procesar.

Sorprendentemente, la mayoría no lo había hecho creyendo que podrían eliminar la artritis, sino en respuesta a los numerosos libros y artículos que urgían a los estadounidenses a que redujeran el riesgo de un ataque al corazón, bajando de peso e ingiriendo menos grasas. Por 30 años se nos ha dicho que una dieta natural de alimentos ricos en fibra reduce el riesgo de padecer de enfermedades del corazón, diabetes, hipertensión, diverticulosis y otras enfermedades degenerativas.

A los estadounidenses no se les dijo que esto mejoraría también la artritis. Sin embargo, en la práctica, una cantidad sorprendente de ex-artríticos parecen haberse beneficiado.

En los años más recientes, los hombres y las mujeres están cambiando sus dietas, inscribiéndose en centros de rehabilitación cardiaca. Los registros actuales de los centros cardiacos muestran que la misma dieta de alimentos naturales bajos en grasas y ricos en fibra que ayuda a eliminar las enfermedades del corazón, puede beneficiar también a la artritis.

Un menor número de personas había cambiado de forma deliberada sus dietas, ya que habían leído que los alimentos naturales podrían ser beneficiosos para la enfermedad artrítica. Otros se habían enterado acerca de la terapia nutricional por medio de amigos, nutricionistas y quiroprácticos. Unos pocos como Marjorie W., (vea el Capítulo 1) se habían inscrito en alguno de los pequeños centros de salud natural esparcidos por todo el país, en donde ellos habían rehabilitado su dieta bajo la dirección de nutricionistas especializados.

De una forma u otra, por suerte o casualidad, estas personas habían aprendido los beneficios de la terapia nutricional y habían decidido tomar la iniciativa e intentarlo.

¿Por qué no hay una sola dieta antiartrítica que sirva para todos?

No todas las personas que habían cambiado su dieta se habían recuperado con éxito de la enfermedad artrítica. A pesar de que sentían una gran mejoría, aproximadamente cuatro de cada diez no se habían recuperado por completo.

Unos años atrás no se sabía por qué sucedía esto.

Pero, hoy en día sabemos que no existe una sola dieta antiartrítica que funcione para todos. La avalancha de información de los últimos años ha revelado que, mientras algunos alimentos son tan "desvitalizadores" que conducirán a casi todos hacia una salud deteriorada, incluyendo la enfermedad artrítica para algunos, cada uno de nosotros puede tener también sus propias alergias individuales a específicos alimentos que agravan la artritis.

Esta es una de las razones por las que en el pasado el cambio a una dieta natural beneficiaba a muchos artríticos pero no a todos. Varios de los que no pudieron mejorar de manera significativa la artritis tenían alergias que se extendían incluso a algunos alimentos naturales.

Gracias a las nuevas investigaciones en el tratamiento de la artritis, usted mismo puede identificar los alimentos que agravan algunas formas de la enfermedad artrítica.

Esto no niega el tremendo valor terapéutico que los alimentos naturales tienen para eliminar la artritis y otras enfermedades degenerativas. En las enfermedades del corazón, diabetes del adulto, osteoporosis, obesidad, senilidad, diverticulosis, hipoglucemia, colitis, y enfermedades similares causadas por las vicisitudes de nuestro propio estilo de vida, la mejor manera de empezar es con una dieta de alimentos naturales.

Pero algunos tipos de artritis difieren en que ellos son también enfermedades autoinmunes. Esto significa que las deficiencias nutricionales causadas por comer alimentos "desvitalizados" y procesados perturban la digestión y pueden preparar el camino para las alergias a los alimentos, las cuales pueden estimular a los glóbulos blancos a atacar a las células de las articulaciones.

De este modo, una remisión completa requiere, por lo general, una curación digestiva y la eliminación de alimentos alergénicos específicos.

Un programa de recuperación combina los secretos naturales con la ciencia nutricional moderna

Muchas de las observaciones de Ford encajan como un rompecabezas con los últimos descubrimientos de la ciencia nutricional.

La información científica de antes y de ahora explica por qué todos los individuos entrevistados habían podido mejorar o recuperarse de la artritis.

Este libro sintetiza los descubrimientos esparcidos e ignorados, de cientos de personas que se han recuperado de la artritis con los hallazgos de muchos médicos e investigadores, y los une con la colección de terapia nutricional empleada con éxito por los centros de salud naturista para revertir la artritis.

Cuando se junta todo esto, lo que surge es un programa simple y fácil de seguir —"Seis pasos para recuperarse de la artritis"— que cualquiera puede usar para beneficiar de gran manera a la artritis.

Queremos enfatizar que los "Seis pasos para recuperarse de la artritis" no es "nuestro" programa, y que esta información no tiene el propósito de reemplazar a los servicios de su médico o a un diestro practicante de la salud naturista.

Todo lo que hemos hecho es integrar los métodos usados para mejorar la artritis por los cientos de personas entrevistadas, con las más exitosas terapias naturales que son usadas actualmente en las numerosas clínicas pequeñas que tratan las alergias y la artritis y en los centros de curación natural de todo el país.

De este modo, mientras el programa de "Seis pasos para recuperarse de la artritis" no se basa por completo en descubrimientos recientes, los métodos usados *han sido comprobados* como eficaces mediante el trabajo de muchos científicos universitarios y médicos especializados.

Capítulo por capítulo, los historiales recopilados a través de los años proveen la prueba viviente de la eficacia de cada uno de los "Seis pasos para recuperarse de la artritis".

Lo que usted puede esperar de los "Seis pasos para recuperarse de la artritis"

El programa descrito está basado en métodos médicos bien fundados que ya se usan con gran éxito en varias clínicas para el tratamiento de las alergias y la artritis. Algunas son unidades experimentales asociadas con grandes universidades y centros de investigación médica. Varios destacados médicos de la salud naturista están usando también estos métodos.

Cambiar la forma en que usted come es el enfoque de este libro de autoayuda para el tratamiento de la artritis. Y de verdad, cada programa de salud (y tratamiento de enfermedad) debería comenzar siempre con una reparación nutricional. Este concepto tan básico es ignorado por demasiados médicos. Sin embargo, el tratamiento de la artritis y las enfermedades degenerativas requiere algo más que la dieta.

Mientras revisábamos este libro, hablamos con muchos practicantes de la medicina naturista que estaban de acuerdo con que la nutrición era fundamental para curar la artritis, pero que el comer en forma desequilibrada no crea en sí las articulaciones hinchadas en toda la gente. Se debe considerar la susceptibilidad genética, el punto débil del organismo. De este modo, mientras el comer alimentos procesados podría agravar la artritis reumatoide en su cuerpo, esto podría causar enfermedades del corazón en otra persona.

Se deben considerar también otros factores además de la dieta. No hay duda de que las repetidas lesiones de las articulaciones promueven la osteoartritis, la artritis "desgastadora". Las vacunas causan dolor en las articulaciones de algunos niños[19] y adultos.[20] Incluso los medicamentos contribuyen al desarrollo de algunos tipos de artritis. El clásico tratamiento con antiinflamatorios no esteroides (AINE) para la osteoartritis promueve la destrucción de las articulaciones a largo plazo.[6] La terapia de reemplazo del estrógeno, usada por muchas mujeres para compensar los síntomas de la menopausia, incrementa el riesgo de desarrollar el lupus eritematoso sistémico.[21] Incluso hay enfermedades, como la enfermedad de Lyme, que tienen síntomas parecidos a la artritis.[22]

En algunas ocasiones, el tratamiento de la artritis requiere un complejo trabajo de investigación por parte de usted y su médico. Aunque el mejorar la calidad de los alimentos que usted come aliviará sin duda la artritis —se estima que el 85 por ciento o más se han beneficiado de los cambios en la dieta— no ignore las otras causas.

Muy a menudo, el uso prolongado de tratamientos médicos tales como los de esteroides o las inyecciones de oro pueden causar un daño irreparable en nuestro organismo. Sin embargo, en la mayoría de los casos, usted puede esperar al menos algún alivio y tal vez una remisión completa de los síntomas de la artritis, mientras evita los alimentos que agravan la artritis y se mantiene fiel a una dieta reconstituyente de la salud.

Ralph A. se mantiene libre de la gota con los alimentos reconstituyentes

Diez años de discutir tratados de negocios durante ricos almuerzos y cenas dejaron a Ralph A., un hombre de 45 años, con dolores de gota agudos y punzantes en los dedos gordos de los pies, los empeines y los tobillos. A veces, más de una articulación era atacada al mismo tiempo, y la hinchazón y el dolor eran insoportables.

Por el consejo de un nutricionista, Ralph dejó de ingerir mariscos, carne, alimentos refinados, cafeína y alcohol y los reemplazó por alimentos naturales reconstituyentes de la salud. De forma gradual, la carne caliente, de color púrpura brillante, alrededor de las articulaciones afectadas, cambió a un color rosa saludable y los dolores de Ralph desaparecieron.

Un día, un amigo persuadió a Ralph a que probara algunas anchoas y sardinas en pan tostado y servidas con vino —todos alimentos que se destacan por causar la gota. Ralph pensó que una sola indiscreción en su dieta no se notaría.

¡Qué equivocado estaba! A la noche siguiente su pie gordo izquierdo empezó a palpitar y Ralph estaba de vuelta donde había empezado. Desde entonces, Ralph se ha mantenido alejado de manera estricta de todos los alimentos que producen la gota. Eso sucedió hace cuatro años, y ahora está libre de todos los ataques de dolor y los síntomas de la gota.

Los alimentos reconstituyentes trabajan de por vida

La experiencia de Ralph es de vital importancia. Para permanecer libre de los síntomas de la gota o la artritis —así como, probablemente, de otras enfermedades degenerativas— *usted tiene que mantener de manera estricta la dieta de los alimentos reconstituyentes durante el resto de su vida.* Si usted se desvía, y vuelve a ingerir sus viejos alimentos perjudiciales para la salud, aunque sea como una simple merienda, puede experimentar de repente un ataque de dolor. O, puede levantarse la mañana siguiente y encontrar que la rigidez ha vuelto a sus articulaciones.

Por supuesto, esto no significa que usted tenga que renunciar a *todos* sus alimentos favoritos para siempre. Sin embargo, sí significa que usted debería añadir una mayor variedad a su dieta. Si alguno de sus alimentos favoritos es identificado como uno de los que provocan la artritis, usted todavía lo puede comer, siempre y cuando no lo haga muy seguido y coma una variedad de otros alimentos reconstituyentes de la salud entre cada comida. Sin embargo, hay algunos alimentos que son tan nocivos que nunca se los debería volver a comer.

Como afirma correctamente la *Arthritis Foundation*, la enfermedad artrítica no puede ser curada. Sin embargo, usted puede reducir los síntomas e incluso lograr una remisión completa y permanente durante el resto de su vida.

Esencialmente, lo que este libro hace es revelar los secretos por los cuales una de cada diez personas se ha aliviado de la artritis reumatoide. Los mismos secretos prometen la remisión de todas las formas de la enfermedad artrítica.

¿Cura o remisión? Qué importa como la llamemos, con tal de que usted pueda llevar una vida normal, activa, sin dolor y sin ningún rastro de los síntomas de la artritis.

Dentro de las limitaciones descritas anteriormente, usted puede tomar el control de su salud y la artritis, y todavía disfrutar del buen comer.

La regeneración de las articulaciones con los alimentos reconstituyentes

Como lo ha demostrado el método natural de la curación, mientras más poderosas sean su fe y la confianza en su recuperación, mayores serán las posibilidades para una recuperación rápida. Como el razonamiento natural lo prueba, la nutrición es un factor esencial para una sana salud física, mental y emocional.

Los "Seis pasos para recuperarse de la artritis" constituyen el comienzo para lograr una salud mejor y una artritis más controlable. Mucha gente ha informado de la desaparición total de los síntomas de la artritis al cabo de una semana más o menos. Para otros esto puede demorar varias semanas. En otros casos, el alivio puede ser parcial o más gradual.

Gran parte depende del tipo de artritis que usted tenga. La artritis reumatoide y otras similares responden por lo general muy bien a un cambio en la dieta, mientras que la recuperación de la gota puede tardar más tiempo, y la recuperación de la osteoartritis puede ser muy gradual.

¿Y qué sucede con los huesos y las articulaciones deformados estructuralmente? Ningún terapeuta nutricional puede prometer milagros. Por medio de la terapia nutricional usted puede acabar con el dolor y volver a conseguir la movilidad de las articulaciones. Sin embargo, las articulaciones que están severamente deformadas puede ser que nunca se regeneren por completo. No obstante, usted habrá prevenido un daño aún mayor.

Sin embargo, entre aquellas personas (una de cada diez) que se recuperaron por completo de la más atroz de las enfermedades artríticas, la artritis reumatoide, han ocurrido ejemplos increíbles de regeneración.

Nunca se olvide de que el cuerpo puede curarse por sí mismo —de hecho, se "quiere" recuperar. Al mejorar la nutrición, su circulación mejorará también. Los ricos nutrientes constructores del organismo de los alimentos reconstituyentes —los que deberían abarcar su dieta completa— son llevados a través del torrente sanguíneo para nutrir al músculo lesionado, al hueso y al tejido.

Las personas que continúan haciendo de su salud una preocupación primaria por lo general experimentan una renovación o regeneración notoria en las articulaciones afectadas por la artritis. De forma gradual, mientras las células se dividen y se renuevan por sí mismas, el daño estructural de la articulación puede mejorar lentamente.

George R. pone a trabajar los poderes reconstituyentes de su propio cuerpo

Un caso a propósito envuelve a George R. de Denver, Colorado. Por casi diez años, George sufrió de artritis reumatoide en los tobillos y los dedos de los pies. Con los años, sus dedos se deformaron tanto que las articulaciones se extendieron en todas las direcciones.

Por consejo de un masajista, George se cambió a una dieta de alimentos frescos, naturales y reconstituyentes. Al cabo de tres meses, toda la hinchazón y todo el dolor habían desaparecido y George podía caminar casi tan bien como antes.

Sin embargo, los dedos de los pies seguían presentando articulaciones sobresalidas y todavía se extendían en todas las direcciones. Luego de tres años de comer nada más que alimentos reconstituyentes de la salud, acompañados con caminatas diarias y actividades especiales para los dedos y los tobillos, los dedos de los pies de George habían mejorado notablemente.

La distorsión y la deformidad existen todavía, pero para todos los propósitos prácticos, a los 52 años de edad, George se ha recuperado por completo. Durante los 3 años que él se mantuvo con una dieta estricta de los alimentos naturales, no ha vuelto a experimentar ningún ataque de dolor.

Nosotros no pretendemos milagros. Sin embargo, si usted entiende los principios del método natural; y si continúa dando a su organismo la oportunidad de curarse por sí mismo, entonces, tiene una buena posibilidad de lograr algún grado de renovación y regeneración de las articulaciones deformadas.

 ## Los alimentos que usted come controlan su salud más de lo que su médico puede controlarla con los medicamentos

Según los conocimientos y la actitud de su médico, es posible que le diga que es médicamente erróneo el usar una dieta para mejorar la artritis.

Si usted se encuentra entre los relativamente pocos sufridores de la artritis a quienes, por una razón u otra, la terapia nutricional no puede ayudar, lo peor que usted ha hecho es gastar su dinero en la compra de este libro.

A cambio, usted habrá mejorado su nutrición a tal punto en que seguramente mejorará su salud en general. De acuerdo con el mejor consenso de la opinión médica y del gobierno de Estados Unidos, usted habrá reducido de manera significativa el riesgo de contraer enfermedades del corazón, hipertensión, diabetes, y la mayoría de las enfermedades degenerativas que aquejan a los estadounidenses.

Por supuesto, nadie puede garantizar absolutamente que alguna terapia en particular servirá para todos. Su médico no le da la garantía de que su medicación aliviará el dolor y no tendrá efectos secundarios. Lo que sí podemos afirmar es que las terapias de este libro funcionaron muy bien para las personas en los historiales, y para muchos más cuyas historias no podrían ser reproducidas debido a la falta de espacio.

Una guía inicial para sentirse bien

A medida que usted modifica sus hábitos alimenticios para superar la artritis, deje que sus síntomas e instintos lo guíen. Por esta razón, la información y las sugerencias expresadas en este libro son *guías generales, pero no un tratamiento individualizado.* Este libro ofrece un plan básico para aliviar la artritis, pero usted tiene que ajustar la alimentación a sus necesidades físicas personales.

Mientras los investigadores en reumatología progresan rápidamente relacionando la artritis con la dieta, aquéllos en el campo de la medicina naturista están refinando sus conocimientos nutricionales. Ahora entendemos que dónde y cómo usted vive, los antecedentes culturales y étnicos, la composición genética y la fisiología individual determinan sus necesidades dietéticas.

Los alimentos reconstituyentes pueden ahorrarle dinero

La mayoría de los alimentos reconstituyentes que recomendamos no son exóticos ni costosos, sino que están disponibles en su supermercado local. La mayoría de las personas encuentran que estos alimentos por lo general cuestan menos que los alimentos ricos en grasa que comen regularmente.

Unos pocos alimentos reconstituyentes están disponibles solamente en las tiendas de alimentos naturales (*health food stores*), aunque esto está cambiando. Ya que todos nos damos cuenta de cómo los alimentos afectan a la salud, la demanda de los consumidores ha forzado a las tiendas regulares a vender algunos alimentos más saludables. Pero ningún alimento cuesta tanto como una visita al médico o el costo de una receta promedio. Miles de personas han gastado los ahorros de toda la vida en el tratamiento de la medicina tradicional para la artritis y la enfermedad ha empeorado. Algunas personas han fallecido.

Pues, si todo lo que usted ha conseguido del tratamiento tradicional son cuentas, decepciones y efectos secundarios, usted se debe a sí misFmo el leer y aprender más acerca de los increíbles poderes curativos de los alimentos reconstituyentes.

Cómo adquirir poder sobre las enfermedades artríticas

El conocimiento de la artritis y sus causas le da a usted una sensación de confianza y poder sobre la enfermedad. Usted se da cuenta de que ya no está indefenso ni desinformado. Su salud está en sus propias manos y su vida está bajo su control.

El aprender todo acerca de la artritis le ayuda a Carl S. a recuperarse por completo

Carl S., un agente de ventas de seguros, había sufrido de dolores de cabeza severos por cinco años. En el verano cuando cumplió los 35 años, los dolores de cabeza se volvieron tan fuertes que tuvo que pasar seis semanas en cama en un cuarto oscuro.

Los rayos X revelaron que la culpable era la artritis reumatoide. Grandes depósitos de calcio en las articulaciones de la columna y los hombros de Carl presionaban un nervio y causaban los dolores de cabeza. El médico de Carl le dijo que la enfermedad estaba degenerando progresivamente y que, al cabo de pocos años, estaría totalmente incapacitado.

La esposa de Carl, una auxiliar dental, conocía la literatura médica y nutricional. La pareja pasó el mes de agosto estudiando todo lo que estaba a su disposición acerca de la artritis. Ellos pronto concluyeron que el diagnóstico médico pesimista simplemente cierra las puertas a la autoayuda y al deseo de vivir y recuperarse.

"Tan pronto como aprendí que la artritis no es algo que nos ataca desde afuera, sentí una tremenda sensación de poder sobre la enfermedad," dijo Carl, "Me di cuenta de que ni los medicamentos ni cualquier otra cosa fuera de mí me iban a aliviar. Yo podía recuperarme simplemente cambiando mi dieta".

El primero de septiembre Carl cambió su dieta. A lo largo de sus diez años de matrimonio, él y su esposa habían vivido a base de alimentos enlatados y de preparación rápida con casi nada de frutas y verduras frescas. Sustituyeron los productos "convenientes" y enlatados con alimentos frescos y naturales.

Al cabo de tres semanas, los dolores de cabeza de Carl y el dolor de espalda habían desaparecido. Gradualmente, sus articulaciones se aflojaron y recuperaron su movilidad. Para mediados de noviembre Carl estaba de vuelta en su trabajo. Y muy pronto estaba practicando los ejercicios de flexibilidad del yoga y el "tai chi" para recuperar su agilidad.

A los cuarenta años Carl todavía sigue la dieta de alimentos naturales, nunca se ha sentido mejor y no ha experimentado ningún ataque de artritis.

La medicina naturista —la terapia del futuro

Una gran parte del conocimiento que tenemos en la actualidad acerca de la enfermedad artrítica ha surgido de las investigaciones de la terapia inmunológica para el cáncer. Diversos estudios han demostrado que la nutrición afecta la inmunidad y, por lo tanto, la posibilidad de desarrollar cáncer y otras enfermedades degenerativas como la artritis.

La artritis o, más precisamente, la enfermedad reumática, es el nombre que se le da a más de 100 enfermedades, síndromes y afecciones diferentes. La mayoría son dolencias no articulares que afectan solamente al tejido y no a la articulación. Estas incluyen la tendinitis y la bursitis, por lo general enfermedades leves para las cuales rara vez se busca tratamiento médico.

La mayoría de las variedades realmente dolorosas de la artritis son clasificadas como tipos articulares —lo que significa que afectan a las articulaciones. La osteoartritis es una enfermedad de "uso y desgaste" mientras que la gota es causada por los depósitos excesivos de ácido úrico, a menudo el resultado de las bebidas y los alimentos pesados. La fibromialgia, el segundo tipo más común de la artritis, consiste en un dolor generalizado y puntos musculares sensibles. (Vea el Capítulo 17 para más detalles.) Si excluimos estas tres por el momento, muchas de las demás enfermedades reumáticas tienen un factor en común sorprendente.

En la actualidad casi todas las ramas de la ciencia médica las reconocen como enfermedades autoinmunes, causadas por el mal funcionamiento del propio sistema inmunitario del organismo.

La autoinmunidad es una situación en la cual los glóbulos blancos de nuestro sistema inmunitario atacan los tejidos de nuestro organismo. A la luz de este descubrimiento importante, vamos a revisar brevemente las formas más comunes de la artritis y cómo es causada cada una de ellas.

Artritis reumatoide: 2.100.000 *casos en* EE.UU. *hoy en día*

Considerada como la forma más severa de artritis, la artritis reumatoide es más común en las mujeres entre las edades de 20 y 50; también afecta a los hombres mayores. Las áreas afectadas son las articulaciones de las manos, las caderas y las rodillas; también los hombros, los tobillos, el cuello y la columna. Las articulaciones en las manos y los pies se pueden distorsionar y deformar, mientras que las rodillas se pueden hinchar con el fluido. Las articulaciones afectadas están hinchadas, calientes, sensibles y adoloridas.

La artritis reumatoide es una enfermedad sistémica que afecta al cuerpo entero y está acompañada por lo general por pérdida de peso, falta de apetito, fiebre, fatiga y anemia. Los nódulos reumatoides (bultos) pueden aparecer debajo de la piel. Usualmente más de una articulación es afectada, y por lo general pares de articulaciones se vuelven rígidas e inflamadas. La enfermedad progresa en una serie de ataques y remisiones que se pueden extender por meses o años.

En casos severos, las articulaciones pueden fusionarse y volverse rígidas. Aproximadamente un cuarto de todas las víctimas de la artritis presentan el "síndrome de Sjögren" que resulta en complicaciones al tragar, sequedad en la nariz, blanqueamiento de los dedos, piel y ojos secos, sequedad vaginal, y afecciones del riñón.

Aproximadamente una de cada diez personas con artritis reumatoide experimenta una remisión completa y permanente, y la enfermedad nunca regresa. Una forma juvenil llamada la enfermedad de Still afecta a los niños, pero aproximadamente el 80% de las víctimas se recuperan por completo.

Los científicos consideran a la artritis reumatoide y el síndrome de Sjögren como enfermedades autoinmunes.

Espondilitis anquilosante: 318.000 *casos en* EE.UU. *hoy en día*

Esta enfermedad inflamatoria crónica (llamada también la enfermedad de Marie-Strümpell) afecta tradicionalmente a los hombres entre los 20 y 30 años de edad. Sin embargo, desde 1970, las mujeres de las mismas edades están volviéndose cada vez más susceptibles. Es muy rara después de los 40.

La espondilitis anquilosante empieza por lo general en las articulaciones sacroiliacas y prosigue lentamente hacia la parte superior de la columna. Las caderas, el cuello, y los hombros pueden ser afectados, y puede ocurrir una inflamación en los ojos (uveítis), el corazón y los intestinos, en cuyo caso se debería recurrir al tratamiento médico.

Sin embargo, usualmente sólo afecta a la columna. Por lo general, la columna se curva en forma gradual hacia adelante hasta que al final se calcifica y se fija en una curva rígida. O se puede volver tiesa como un palo de escoba. De todas maneras, los síntomas son por lo general más leves. Después de varios años, el dolor y la inflamación desaparecen gradualmente, y la víctima se queda por lo regular con una permanente curvatura en la columna.

La espondilitis anquilosante debería ser diagnosticada apropiadamente y se debería tomar cualquier tratamiento de emergencia necesario para salvar la vida. Algunos terapeutas naturales creen que la enfermedad no puede ser revertida luego de que la persona la haya tenido por cinco años.

Como muchas formas de la artritis, la espondilitis anquilosante es provocada por lo general por una lesión en el área afectada. Una indicación del papel del sistema inmunitario en causar esta enfermedad es que más del 90 por ciento de las personas que la padecen tienen el antígeno HLA-B27 en su torrente sanguíneo. El antígeno B27 también existe frecuentemente en las víctimas de otras formas de la artritis, sin embargo se encuentra en solamente del 5 al 8 por ciento de la población en general.

Cualquier persona con esta tendencia genética hacia la autoinmunidad tiene un riesgo considerablemente mayor de contraer la espondilitis anquilosante.

Lupus eritematoso sistémico (LES o SLE por las siglas en inglés)

El LES es una enfermedad inflamatoria crónica que ataca a los tejidos conjuntivos de todo el cuerpo. Las víctimas son por lo general mujeres entre las edades de 15 y 40 años —se cree que las hormonas femeninas influyen en esta enfermedad. Las mujeres afroamericanas e hispanas son más afectadas que las mujeres blancas. Ocasionalmente, los hombres también son víctimas. Los síntomas aparecen lentamente y van desde la pérdida de peso y la fatiga hasta la pérdida del cabello (el cual vuelve a crecer más tarde), el emblanquecimiento de los dedos, las úlceras en la boca, el agrandamiento de los nódulos del bazo y la glándula linfática, la inflamación y dolor de las articulaciones, y el mal funcionamiento del riñón (lo cual puede ser fatal).

Un sarpullido rojo y en forma de mariposa aparece en la cara de la mitad de los pacientes. Mucha gente tiene una forma leve del LES para la cual el tratamiento estándar requiere tanto reposo como sea necesario, ninguno o pocos medicamentos, y respaldo emocional. Las remisiones espontáneas y las recaídas son comunes. Para otras personas el LES es una enfermedad seria que requiere cualquier tratamiento médico vitalmente necesario. Pero hasta la fecha, no existe ninguna cura.

El LES está conectado íntimamente con el sistema endocrino y el sistema inmunitario de nuestro organismo. Aproximadamente del 10 al 12 por ciento de todos los casos de LES son realmente *seudo lupus* y son causados por medicamentos recetados por los médicos para tratar otras enfermedades. El seudo lupus puede ser producido en experimentos científicos sobrecargando el sistema inmunitario con drogas tóxicas. Cuando las drogas son retiradas, la enfermedad desaparece. Los ataques de la enfermedad ocurren frecuentemente cuando el sistema inmunitario está sobrecargado de infecciones o medicamentos tales como la sulfasalazina. Aquí encontramos un ejemplo, comprobado científicamente, de que los síntomas de la artritis son causados por toxinas que han sido ingeridas y que la artritis desaparece tan pronto como las toxinas son eliminadas del organismo.

Está bien establecido que el lupus LES es una enfermedad autoinmune.

Esclerodermia

La esclerodermia, llamada también esclerosis sistémica progresiva (PSS por las siglas en inglés), es una enfermedad sistémica que avanza lentamente y ataca a los tejidos conjuntivos de todo el cuerpo. Aparece en las mujeres dos o tres veces más frecuentemente que en los hombres y empieza generalmente entre los 35 y 55 años de edad.

Los síntomas empiezan con una piel seca, endurecida y espesa similar a la cera. La piel se vuelve tensa a través de la cara y las articulaciones. La PSS se puede propagar a los vasos sanguíneos y los músculos, así como a una variedad de órganos internos tales como el corazón, los pulmones, los riñones y el tubo digestivo. Los dedos, las muñecas, los tobillos y las rodillas pueden ser afectados también. La piel puede volverse tensa, hinchada y seca, y el tragar puede volverse dificultoso.

Los primeros síntomas de la mística enfermedad del colágeno son frecuentemente el síndrome de Raynaud en el cual las manos se vuelven moradas y con manchas circulares de color blanco cuando se las expone al frío. Actualmente, la esclerodermia es médicamente incurable pero es fatal sólo si afecta a algún órgano vital.

Los científicos señalan que la exposición ambiental a las toxinas puede apresurar la esclerodermia.[23]

La PSS es diagnosticada analizando la sangre para encontrar anticuerpos característicos y es considerada una enfermedad autoinmune.

Otras enfermedades y desórdenes

Otros desórdenes del tejido conjuntivo incluyen a la poliartritis nudosa, o inflamación de los vasos sanguíneos de todo el cuerpo y la dermatomiositis, una enfermedad sistémica de la piel, los músculos y el tejido conjuntivo que afecta generalmente a las mujeres mayores de 40 años. Se cree que todas se producen generalmente debido a la autoinmunidad.

La fiebre reumática, alguna vez una temida enfermedad infantil, puede ahora ser controlada con antibióticos. De todas maneras, su disminución comenzó antes de la introducción de la medicina, debido a mejores condiciones de salud —incluyendo la nutrición. Se cree que la fiebre reumática es provocada por una reacción inmune a la infección del estreptococo —*lo que significa que también puede tener una conexión autoinmune.*

Hasta ahora, todas estas formas comunes de la artritis han sido determinadas científicamente como de naturaleza autoinmune, una disfunción de los glóbulos blancos. Además, una digestión deficiente y las alergias a los alimentos pueden ser el origen del problema.

Osteoartritis (enfermedad degenerativa de las articulaciones): 20 millones de casos en EE.UU. hoy en día[24]

Esta es la forma más extendida de la artritis; aparece usualmente luego de los 40 ó 50 años y afecta 2 ó 3 veces más frecuentemente a las mujeres que a los hombres. A pesar de que su médico le dirá probablemente que la osteoartritis es una enfermedad de "uso y desgaste," no es tan simple como eso. En los viejos tiempos de intensa labor física y alimentos no refinados, la osteoartritis existía porque los cuerpos se usaban mucho y se desgastaban. A menos que usted esté envuelto en un trabajo físico capaz de romper su espalda, esto probablemente no le pasará. No hay duda de que las articulaciones viejas son también susceptibles a la erosión. Sin embargo, las articulaciones desgastadas no son sólo el resultado del envejecimiento.

La nutrición está detrás de muchos de los casos de osteoartritis. Esto se confirma por el hecho de que la típica víctima de la osteoartritis es una mujer o un hombre gordo y con exceso de peso. Las personas usualmente se vuelven obesas luego de muchos años de comer alimentos procesados y ricos en grasa, azúcar, levadura y proteína animal excesiva. Estos mismos alimentos roban al organismo nutrientes esenciales tales como las vitaminas C y D y el complejo B y el calcio, todos los cuales son esenciales en la producción de huesos fuertes y sanos, y el colágeno. (El colágeno es parte del tejido conjuntivo y el cartílago en las articulaciones.)

Sin estos y otros nutrientes, el hueso, el cartílago y otros tejidos de las articulaciones se vuelven débiles y fáciles de lesionar. Y no sólo eso, sino que sin la apropiada nutrición, el organismo no puede reparar las articulaciones lesionadas. Muchas personas con osteoartritis sufren también de una condición que debilita a los huesos llamada osteoporosis, en la cual los huesos se vuelven delgados, débiles, porosos y quebradizos debido a la falta de calcio. Las devastadoras moléculas de radicales libres, producidas por nuestro propio organismo para atacar la enfermedad y en respuesta a las drogas y el alcohol, motivan la degeneración de las articulaciones. Constituye un problema menor si usted come alimentos ricos en los nutrientes llamados antioxidantes, los cuales eliminan los radicales libres.[25]

Ahora bien, cuando las articulaciones que soportan peso, tales como las que se encuentran en la columna, las caderas y las rodillas, son cargadas con el peso extra de una persona obesa, estas articulaciones debilitadas nutricionalmente se lesionan y se produce lo que llamamos comúnmente osteoartritis. Los años de nutrición deficiente desgastan el hueso, el tejido y el cartílago en las articulaciones que soportan peso y otras, de tal manera que se vuelven fáciles de lesionar por el desgaste debido al uso. Y como esta misma nutrición deficiente produce la obesidad en la víctima, sigue un círculo vicioso en el cual un aumento en el peso del cuerpo produce un mayor desgaste en las articulaciones debilitadas nutricionalmente.

Esta es la razón por la cual las articulaciones que soportan peso en la columna, las rodillas y las caderas son afectadas más comúnmente. Sin embargo, los hombros, los codos, las muñecas y las puntas de los dedos pueden ser afectados también. Ya que la osteoartritis no es una enfermedad sistémica, la lesión se restringe usualmente a la articulación afectada. El dolor es generalmente moderado, la rigidez es más común que la inflamación, y la persona rara vez resulta lisiada.

Pero si las caderas son afectadas, esto *sí puede* resultar en la paralización total y permanente, que puede remediarse, por lo general, sólo con el implante de una articulación artificial de la cadera. A la osteoartritis se la llama también artritis hipertrófica o degenerativa. Una variedad leve, que usualmente afecta a las mujeres menores de 40 años, causa protuberancias óseas en las articulaciones finales de los dedos (nódulos de Heberden).

La osteoartritis es provocada generalmente por una presión o lesión severa o por el uso excesivo. Esto lleva a una condición de tensión en el cartílago, el tejido protector de la articulación, lo que causa la pérdida de la elasticidad. Conforme la degeneración va progresando, el cartílago puede desgastarse, descubriendo las superficies de los huesos de las articulaciones y dejándolos expuestos a que rocen uno contra el otro.

El cuerpo trata de curar esta área afectada con un nuevo cartílago alrededor de los bordes de la articulación. Pero, muy a menudo, éstos se calcifican creando unas espuelas duras que interfieren con la movilidad de la articulación. Pequeñas partes del hueso se pueden quebrar e incrustar en las articulaciones. En casos severos, la completa estructura interna de la articulación puede desintegrarse, deformarse y distorsionarse. Las articulaciones por lo general tienen una apariencia nudosa y deforme, y los músculos son débiles.

No se considera que la osteoartritis sea causada por la autoinmunidad. Sin embargo, los daños en las articulaciones causados por una artritis reumatoide preexistente, pueden causar la osteoartritis. Las articulaciones sanas dependen también de un saludable tracto gastrointestinal. Algunas veces, el tratar las alergias a las comidas, las cuales pueden desarrollarse cuando el intestino está funcionando mal, mejora la osteoartritis y alivia el dolor en las articulaciones.

Sin embargo, la recuperación requiere usualmente tanto descanso como sea necesario, junto con alimentos reconstituyentes ricos en nutrientes, una poderosa actitud positiva y la eliminación de aquellos factores que destruyen al cartílago y al hueso, tales como los medicamentos antiinflamatorios no esteroide AINE y la inactividad. Esta combinación reconstruirá los huesos y los cartílagos débiles, y gradualmente los llevará hacia una recuperación y regeneración óptimas.

La gota: Un millón de casos en EE.UU. hoy en día

La gota es una enfermedad metabólica degenerativa causada por un alto nivel de ácido úrico en la sangre. La típica víctima es un hombre sedentario y con exceso de peso —los hombres son veinte veces más propensos a desarrollar la gota que las mujeres. A pesar de que la gota es común entre familiares y puede ser debida a una tendencia genética que lleve a un metabolismo inapropiado de las purinas en los alimentos, el excederse con las bebidas y los alimentos pesados ayudan definitivamente a que se cree este problema.

Cada vez que alguien se permite ingerir alimentos perjudiciales para la salud, se produce un exceso de ácido úrico en el cuerpo, el cual se concentra en el cartílago de las articulaciones. Los cristales de ácido úrico, en forma de agujas, se forman y se asientan en las articulaciones, los riñones y otros tejidos —aunque el dedo gordo del pie es la principal área afectada.

A pesar de que Hipócrates describió la gota hace 2.500 años, el proceso real por medio del cual la gota produce dolor e inflamación fue apenas descubierto en 1981 como resultado de un estudio realizado por el doctor Gerald P. Rodnan de la Universidad de Pittsburgh. Según se informa, el estudio del doctor Rodnan demostró que los cristales de ácido úrico desmenuzan las articulaciones y flotan en el fluido sinovial que las lubrica. Entonces, el sistema inmunitario las reconoce como sustancias extrañas y los glóbulos blancos las atacan.

Sin embargo, los puntos filosos de los cristales perforan y matan estos glóbulos blancos grandes llamados fagocitos. Como mueren miles de fagocitos, ellos desprenden las mismas enzimas poderosas de sus bolsitas de lisosoma como en el caso de la artritis reumatoide (el proceso que está descrito más adelante en este capítulo). De ahí en adelante, el proceso es casi idéntico al de la artritis reumatoide.

El cuerpo produce prostaglandinas y otras sustancias inflamatorias para defender a las articulaciones contra la inundación de venenos desprendidos por los fagocitos. Mientras las prostaglandinas empiezan el proceso curativo, la articulación afectada se pone caliente, hinchada y extremadamente sensible. La gota es la forma más dolorosa de la artritis. Otras articulaciones, por lo general en las extremidades inferiores, pueden ser afectadas también. Los riñones, que no pueden excretar efectivamente el ácido úrico pueden formar piedras muy dolorosas dentro de ellos.

Mientras mayores cantidades de ácido úrico son depositadas alrededor de las articulaciones, el dolor se vuelve agudo y punzante, mientras que la irritación, la cicatrización y la inflamación se vuelven severas.

La naturaleza no perdona los pecados

Si la víctima continúa satisfaciendo sus gustos, los cálculos de ácido úrico pueden aparecer en el canal urinario y, por consiguiente, los riñones pueden ser lesionados o destruidos.

Los síntomas de la gota son hinchazón, enrojecimiento y dolor en la articulación afectada, que a menudo son acompañados por una fiebre leve. Sobre la articulación, la piel está por lo general caliente, brillosa y de un color rojo-púrpura. Ataques leves pueden durar sólo unos pocos días, pero los ataques más severos pueden continuar durante semanas.

Hoy en día, la gota puede ser detenida y controlada mediante el uso de medicamentos, a pesar de que algunos de ellos son muy tóxicos y al menos desagradables. Los esteroides son recetados con frecuencia, pero su uso puede causar impotencia. Además, la gota aparece frecuentemente como un efecto secundario del uso de medicación para combatir la alta presión sanguínea (la hipertensión). La gota está también asociada muchas veces con la enfermedad del corazón o la hipertensión y puede ser empeorada por el estrés. Quizás lo más sorprendente es que la aspirina, recomendada para el tratamiento de la gota,[26] disminuye la excreción de ácido úrico. Esto incrementa el nivel de ácido úrico en la sangre y puede causar una gota secundaria.[24]

Sin embargo, una causa de la gota que se puede evitar es una dieta rica en purinas, las que se encuentran en comidas tales como el alcohol, algunos pescados, extractos de carne, y carnes de órganos.

Un examen del nivel de ácido úrico en la sangre tomado por un médico puede ser usado para diagnosticar la gota, sin embargo, los niveles pueden estar altos aun cuando los síntomas están ausentes. O usted puede estar retorciéndose del dolor y al mismo tiempo tener un nivel normal de ácido úrico. Un examen médico, su historial médico y una aspiración de las articulaciones afectadas hecha por su médico, son maneras más eficaces para confirmar la gota.

Es importante controlar la gota debido a que pueden ocurrir trastornos en los riñones. La medicina tradicional ofrece el medicamento colchicina, pastillas para el dolor, reposo en cama y consejo dietético. Si usted prefiere el método natural, busque los servicios de un practicante calificado que conozca la nutrición, las hierbas y otras terapias seguras y eficaces.

Cuando los cristales de ácido úrico se precipitan en el fluido sinovial de la articulación afectada, crean una condición altamente estresante. La sobrealimentación con alimentos ricos en grasas produce la obesidad, que resulta en la inhabilidad de nuestro organismo para tratar con la exposición prolongada al ácido úrico. Entonces, ciertos alimentos agravan la reacción inflamatoria, la que empeora por lo general la enfermedad y la hace insoportable.

El sexo, la edad y la artritis

Lo que la ciencia está diciendo acerca de todas estas clases de artritis es que muchas de ellas son el resultado de, o son intensificadas por la autoinmunidad. Y la autoinmunidad, a su vez, puede relacionarse con un intestino enfermo y con una alergia a uno o más alimentos.

Mientras que los alimentos constituyen un exacerbador principal de muchos de los tipos de artritis, la enfermedad misma es ocasionada generalmente por el estrés emocional, una lesión física, una enfermedad o una infección. Muchos investigadores creen que ésta es la razón por la cual ciertas enfermedades artríticas atacan a un sexo más que al otro, y son más comunes en determinadas edades.

La artritis reumatoide y el lupus, por ejemplo, tienden a afectar a las mujeres durante los años del embarazo, los cuales son altamente estresantes, cuando la inmunidad de la mujer es baja antes o después del embarazo o durante ciertas etapas de su ciclo menstrual. Por otro lado, la mayoría de las mujeres que sufren de artritis reumatoide experimentan una remisión durante el embarazo debido a las bajas defensas del organismo, incluyendo la inmunidad en contra de sus propias articulaciones. De igual manera, la espondilitis anquilosante ocurre con mayor frecuencia en hombres jóvenes, luego de que han sufrido una lesión atlética. Además, el estrés emocional lleva en muchas ocasiones a una persona en la dirección del refrigerador en busca de consuelo en alimentos dulces o ricos en grasas. Los estudios demuestran también que la artritis reumatoide aparece por lo general después de una infección o un resfrío, cuando el sobrecargado sistema inmunitario puede activar la autoinmunidad en una persona susceptible.

El conocimiento le da a Larry A. confianza en sus propios poderes de autocuración

En algunas ocasiones, aun con la ayuda de análisis clínicos modernos, los médicos tienen problemas para diagnosticar con exactitud el tipo de artritis que tiene un paciente.

El médico de Larry A. no podía decidir si los dolores en los pies de Larry eran causados por la gota o la artritis. Le recetó 10 aspirinas diarias y le dijo a Larry que regresara en seis meses, cuando la enfermedad estuviera lo suficientemente avanzada como para poderla diagnosticar mediante los análisis de sangre.

Durante las siguientes seis semanas, Larry sufrió una agonía continua. Finalmente, un amigo le recomendó que visitara a un médico naturópata. El médico naturópata le explicó que un diagnóstico exacto no era esencial debido a que todas las formas de la artritis podían ser aliviadas mediante la terapia nutricional. Le ordenó a Larry que dejara de ingerir todo tipo de alimentos procesados y que comiera sólo alimentos completos, frescos y naturales.

El darse cuenta de que alguien sabía lo suficiente como para recomendar una terapia le dio a Larry una tremenda sensación de confianza en sus propios poderes de recuperación. El siguió al pie de la letra el consejo del médico naturópata. En lugar de las comidas rápidas y las meriendas llenas de azúcar que solía ingerir, Larry empezó a comer ensaladas deliciosas y frutas y verduras frescas.

Al cabo de cuatro semanas, Larry podía caminar sin dolor. Durante los cuatro años que han pasado desde aquel entonces, Larry nunca ha dejado de seguir su dieta, de la cual ha llegado a enamorarse.

Larry nunca averiguó si tenía gota o artritis reumatoide. Pero una cosa es segura: Desde que ganó suficiente poder sobre la enfermedad para sobreponerse totalmente a ella, Larry no ha sufrido ni un solo síntoma.

Vea primero a su médico

Debido a las posibles complicaciones causadas por los medicamentos u otras enfermedades, usted debería someterse a un examen médico y obtener un diagnóstico para cualquier síntoma o dolor artrítico recurrente. En los casos de la enfermedad del tejido conjuntivo y otras formas menos comunes de la artritis, quizás se requiera un tratamiento médico inmediato para prevenir el daño de los ojos y de otros órganos. Muchos practicantes diestros de la medicina alternativa están a su disposición y pueden decirle si las terapias naturales son apropiadas para su condición en particular. (Vea el Apéndice C: Cómo encontrar un practicante de la medicina naturista.)

La terapia nutricional descrita en este libro no es un substituto del tratamiento médico esencial. Si tiene cualquier forma de artritis que amenace su vida, usted debería obtener la aprobación de su médico antes de tomar en cuenta las sugerencias de este libro.

Se sugiere el uso de las terapias naturistas descritas en este libro solamente cuando todo el tratamiento médico de emergencia llegue a su fin y el paciente se encuentre permanentemente fuera de peligro.

Los alimentos estresantes facilitan el desarrollo de la enfermedad artrítica

La artritis comienza con la típica dieta estadounidense estándar, o SAD por las siglas en inglés que indican el lamentable estado de las comidas de la mayoría de la gente. Hoy en día, el típico estadounidense obtiene el 40% de sus calorías provenientes de las grasas y el 22% de los carbohidratos refinados (azúcar, harina blanca, arroz blanco). De hecho, una reciente encuesta realizada en los supermercados de la ciudad de Nueva York indicó que cinco de los diez primeros "productos comestibles" comprados fueron los refrescos gaseosos. Otras compras populares incluyeron a la cerveza, el azúcar blanco, y el café.[27]

Casi dos terceras partes de las calorías que la mayoría de nosotros ingerimos consisten solamente en dos clases de alimentos —grasas y carbohidratos refinados. Una dieta similar, blanda y que amenaza a la salud, es ingerida en otras naciones occidentales industrializadas. Entonces no debería sorprendernos el hecho de que Estados Unidos tiene el más alto índice de enfermedad artrítica del mundo, con otras naciones occidentales siguiéndole muy de cerca.

Al contrario, la incidencia de la artritis —y la mayoría de las otras enfermedades degenerativas— es muchas veces menor en aquellos países en vías de desarrollo en donde los alimentos tradicionales como los granos enteros y las legumbres constituyen los productos principales.

La mayoría de los estadounidenses están sobrealimentados pero desnutridos

Mientras continuamos comiendo carbohidratos refinados y grasas junto con alimentos congelados, enlatados, procesados y sobre cocidos, una condición de nutrición marginal va construyéndose gradualmente. Nuestro organismo se vuelve progresivamente deficiente en nutrientes esenciales como las vitaminas A, C, D, E, y el complejo B, y en minerales vitales tales como calcio, magnesio, manganeso, potasio y zinc.

Los nutrientes de los alimentos que sí comemos por lo general no pueden ser digeridos ni absorbidos apropiadamente debido a la menor cantidad de enzimas consumidas, las cuales se requieren para la digestión. Los alimentos crudos contienen algunas de las enzimas que se usan para la digestión. Pero, ya que muchas de las enzimas de los alimentos son destruidas al cocinarlos, la extensa gama de enzimas necesarias para digerir los alimentos cocidos deben ser sacadas del sistema digestivo.

Los alimentos falsificados trastornan los sistemas del organismo

La carencia de enzimas y nutrientes de la dieta del típico estadounidense deja agotado nutricionalmente a cada célula, tejido y órgano del organismo. Esto es particularmente cierto en el caso del páncreas, el cual produce la insulina para que el cuerpo pueda usar los carbohidratos, y el hígado que guarda y metaboliza los carbohidratos. Para reemplazar las enzimas perdidas al cocinar los alimentos, el páncreas debe trabajar tiempo extra para producir enzimas digestivas pancreáticas. El páncreas tiene que producir también insulina extra para compensar las grasas excesivas de la dieta estadounidense. (La grasa inhibe la función de la insulina para ayudar a que las células del organismo tomen y utilicen el azúcar de la sangre. Como resultado, la grasa ha sido implicada junto con otros carbohidratos refinados como una de las mayores causas de la diabetes de la vejez.)

Cuando las personas viven con una dieta nutricionalmente deficiente, rica en grasas y azúcar y pobre en enzimas naturales y fibra, durante unos cuantos años sus hígados y sus páncreas sufren y se fatigan.

La cantidad de estrés causado por vivir ingiriendo principalmente alimentos cocidos fue demostrada en un estudio realizado por el profesor Schroeder de la *Mayo Foundation* cuando él estudió a los malayos y los filipinos, quienes vivían ingiriendo exclusivamente una dieta de alimentos cocidos. Sus páncreas pesaban del 25 al 50% más que los de aquellas personas que recibieron un suplemento natural de enzimas de verduras, ensaladas y frutas crudas.

El cocinar y procesar los alimentos altera también su composición y estructura molecular, por ejemplo, creando más moléculas de radicales libres.[28]

Sin embargo, como señala la doctora Lisa Meserole —una médica naturópata entrenada en dietética— cocinar los alimentos no es del todo malo. Como en todos los aspectos de la nutrición, a algunas personas les va muy bien comiendo, por decir, la mitad de sus alimentos cocidos. Otros prosperan con una dieta basada mayormente en alimentos crudos. Las enfermedades del intestino como la de Crohn demandan alimentos bien cocidos durante los períodos de inflamación; luego de esto, los alimentos crudos pueden ser introducidos lentamente en las comidas.

Lo que es cierto es que cocinar todos o la mayoría de los alimentos privará a su hígado y páncreas, dos de los órganos más importantes del organismo. Cualquier desequilibrio en la nutrición produce el estrés y el desequilibrio de cada uno de los demás sistemas del organismo.

Puede causar una falla en el metabolismo de los carbohidratos empezando una diabetes en individuos propensos a ella. Puede suprimir el sistema inmunitario, dejando al organismo sin defensas contra el cáncer y las infecciones. Y puede dañar nuestra línea de vida, el tubo gastrointestinal, lo cual puede ocasionar alergias a los alimentos. La pobre digestión y las alergias a los alimentos pueden, a su vez, alimentar la tendencia autoinmune —una condición en la cual el sistema inmunitario, que se supone tiene que protegernos, se da la vuelta y ataca a nuestras propias articulaciones produciendo la artritis.

La nutrición deficiente conduce al desgaste de las articulaciones

Las deslumbrantes deficiencias nutricionales de la dieta del típico estadounidense dejan también débiles a las células de nuestras articulaciones —sin poder funcionar apropiadamente o recuperarse de los retos diarios. Dondequiera que se ejerza mayor tensión en una articulación, ya sea por una lesión, uso excesivo o infección, ello puede ser identificado para ser destruido por nuestro sistema inmunitario que se encuentra bajo la misma tensión, o simplemente decaer en un mal estado.

Una prueba de la escasez nutricional en la dieta del estadounidense común es el hecho de que la mayoría de las personas que sufren de artritis tienen una deficiencia de vitaminas A, C, D, E, y las del complejo B. En muchos pacientes con artritis, los niveles de vitamina C y del complejo B están del 50 al 70 por ciento por debajo de lo normal. Nuevamente, una deficiencia seria de calcio es casi habitual, junto con la escasez de magnesio, manganeso, potasio y zinc.

Muchas personas con artritis tienen también una carencia de enzimas digestivas que se derivan de los alimentos, así como también de superoxido dismutasa, una enzima que tiene las propiedades de control de los radicales libres. Es también común un desequilibrio severo en las proporciones de calcio, fósforo y magnesio.

Se requiere un balance adecuado de cada uno de estos nutrientes para suministrar las células que mantienen sanas a nuestras articulaciones.

Sin embargo, los alimentos que comemos cada día —las papas fritas, las hamburguesas, el pastel de manzana, los helados y el café— carecen tanto de los nutrientes esenciales y las enzimas, que crean tensión y desequilibrio en cada uno de los sistemas del organismo.

Esa es la razón por la cual las llamamos "comidas estresantes." Si usted hiciera un listado de los alimentos más peligrosos para la salud, cada uno de ellos sería un alimento estresante. Se ha identificado que estos alimentos que perjudican nuestra salud contribuyen también a la formación de *todas* las enfermedades degenerativas, incluyendo las enfermedades del corazón, la hipertensión, la diabetes, la osteoporosis y algunas clases de cáncer.

Los alimentos estresantes afectan también la digestión y son responsables de algunas de las alergias a las comidas más comunes.

El primer paso para recuperarse de la artritis consiste en eliminar drásticamente estos alimentos perjudiciales de su dieta —por el resto de su vida.

El nuevo poder de Helen W. le ayuda a vencer a la artritis

Helen W. empezó a sufrir de artritis reumatoide a la edad de 42 años. Durante los siete años siguientes, tomó grandes dosis diarias de aspirinas junto con inyecciones de cortisona. Varias veces al año, sus rodillas se hinchaban de tal manera que su médico tenía que extraer grandes cantidades de fluido aspirándolo con una aguja. Helen tenía un dolor tan severo en todo el cuerpo que sólo podía dormir con la ayuda de sedantes.

Un día, Helen leyó un libro de una mujer que se había recuperado de la artritis comiendo solamente alimentos naturales. El libro describía todo lo que en ese entonces se conocía acerca de la artritis y listaba los alimentos, que según pasadas experiencias, causaban ataques de dolor con mayor frecuencia en la mayoría de las personas.

Helen encontró que este conocimiento le dio un nuevo poder que le hizo sentir lista y confiada para actuar de inmediato.

Ella decidió que, a la mañana siguiente, comería solamente un solo alimento básico al día, como por ejemplo leche, huevos, trigo, maíz, azúcar, carne de res, y chocolate. De acuerdo con el libro, si ella sentía un ataque de dolor éste sería causado por los alimentos ingeridos el día anterior.

Esta sencilla técnica ayudó a Helen a identificar su sensibilidad a la leche, los huevos y el azúcar. Luego de reemplazar los alimentos que causaban la artritis por alimentos frescos y naturales, sus dolores empezaron a desaparecer gradualmente. La hinchazón en sus rodillas retornó lentamente a su forma normal y finalmente pudo caminar una vez más.

Hoy en día, cinco años más tarde, Helen lleva una vida activa, sin dolor y duerme profundamente sin necesidad de tomar píldoras.

Llegando al núcleo del problema

Mientras los alimentos estresantes disminuyen en general la salud del organismo, dos cosas suceden. Primeramente, debido a que nuestras articulaciones soportan más tensión física que la mayoría de las demás partes del cuerpo, una o más articulaciones se pueden agotar —degenerar más rápidamente que lo que ellas mismas pueden repararse. En segundo lugar, las deficiencias nutricionales de los alimentos estresantes afectan el metabolismo de nuestros alimentos, el cual, a su vez, afecta la química de nuestro cuerpo entero. Cada uno de los sistemas del organismo se desequilibra, pero ninguno tanto como el aparato digestivo que es de vital importancia.

El tracto gastrointestinal es su línea de vida; sin él usted no puede recibir, digerir o absorber los alimentos. Un tracto gastrointestinal lesionado afecta la entrega de nutrientes y cada proceso de nuestro cuerpo sufre las consecuencias.

Normalmente, la digestión comienza en la boca donde los dientes muelen los alimentos y la ptialina, una enzima que desintegra el almidón, los descompone. Los alimentos son luego tragados y enviados al estómago por vía del esófago. El jugo gástrico contiene las enzimas para desmenuzar las proteínas y las grasas y el ácido hidroclórico para aumentar la absorción de minerales y ayudar a la digestión.

El intestino delgado, un tubo muscular de 6 metros (18 pies) compuesto por el duodeno, yeyuno e íleon, recibe los alimentos digeridos previamente por el estómago. Con la ayuda de un líquido rico en enzimas del páncreas, todos los nutrientes principales —grasas, proteínas y carbohidratos— son divididos aún más y la mayoría de los nutrientes son absorbidos. La bilis, producida por el hígado pero guardada en la vesícula, ayuda también con la digestión de la grasa.

El tracto gastrointestinal termina en el colon de 1,7 metros (cinco pies) de largo, llamado también el intestino grueso. Aquí, el agua y las sales viajan a través de sus paredes dentro de vasos sanguíneos conservando agua, electrolitos y heces compactas. Este viaje completo de los alimentos se demora alrededor de 12 a 24 horas.

Cuando pobres selecciones de alimentos, mala digestión, infecciones intestinales, medicamentos, enfermedades, o cirugía, confrontan a su intestino, el resto de su organismo —incluyendo las articulaciones— sufre.

Un intestino sano —una persona sana

Un tracto intestinal sano e intacto es muy importante para su bienestar ya que es la única barrera que lo separa del resto del mundo. Una descarga de alimentos, gérmenes y compuestos químicos —conocidos como antígenos extraños— pasan a través de su intestino cada día. Si este tubo digestivo de 8 metros (25 pies) de largo se descompone en algún momento, estas partículas extrañas se infiltrarían en el resto de su cuerpo causando problemas como la artritis.

Piense que el intestino es como una muralla de ladrillo. Los alimentos estresantes, preservativos y aditivos, pesticidas, e incluso la forma como usted come, pueden aflojar los ladrillos intestinales y debilitar su fortaleza gástrica.

El bajo nivel de ácido estomacal y las enzimas digestivas inadecuadas separan los ladrillos de la digestión. Cuando las membranas mucosas y la inmunidad intestinal se desmoronan, antígenos no deseados se filtran a través de las grietas del intestino y van hacia el torrente sanguíneo. Las enfermedades gastrointestinales, como la de Crohn y la colitis ulcerativa, y la cirugía crean una inflamación que debilita aún más el intestino.

Los científicos admiten que las enfermedades autoinmunes, como la artritis reumatoide, por lo general se generan cuando el intestino no puede controlar y procesar su carga diaria de antígenos. Robert Inman, M.D., profesor de inmunología de la Universidad de Ontario, Canadá, dice que el rendimiento del tracto gastrointestinal varía dependiendo no solamente del tipo de antígeno extraño, sino también de la cantidad que ingerimos, por cuánto tiempo y con qué frecuencia lo hacemos. La flora intestinal da forma también a la salud gastrointestinal.[29]

Una metrópoli de 400 especies diferentes de bacterias benignas y otros gérmenes residen normalmente en un intestino sano. Estos organismos vecinos no sólo mantienen bajo control a los virus perjudiciales y a sí mismos, sino que a cambio de su hospedaje, producen vitaminas y otros compuestos beneficiosos como antibióticos naturales para usted. Algunas ayudan a luchar contra el cáncer.[30]

Normalmente el tracto gastrointestinal está bien preparado para batallar a los gérmenes entrantes con su arsenal de células inmunoactivas y su batallón de bacterias congeniales. Sin embargo, cuando los gérmenes patogénicos arrollan las tropas intestinales, llamadas disbiosa, su barricada intestinal se debilita. Entre los microbios enemigos están la Cándida —un tipo de hongo— y los parásitos.

La conexión entre las alergias a los alimentos y la artritis

No podemos decir que las alergias a los alimentos causan la artritis en todas las personas. Ni siquiera podemos decir que las alergias a los alimentos inician todas las instancias de la artritis.

Lo que sí está claro, de acuerdo con investigaciones recientes, es la relación entre la sensibilidad a los alimentos y la inflamación de las articulaciones en algunas personas.

En su resumen exhaustivo de 1991 titulado "Rheumatoid Arthritis, Food, and Allergy" (*Seminars in Arthritis and Rheumatism*), los doctores van de Laar y van der Korst señalan que un intestino en mal estado de salud y varios tipos de artritis por lo general van juntos. Tantos como las dos terceras partes de aquellos con artritis reumatoide están infectados con una complicación estomacal llamada gastritis atrófica crónica. Los que sufren de artritis reumatoide frecuentemente también tienen un nivel bajo de ácido en el estómago.[28]

Para entender completamente las alergias a los alimentos, debemos tolerar una lección rápida de inmunología.

El sistema inmunitario constituye la resistencia del organismo contra las enfermedades. Es una cadena de billones de pequeños glóbulos blancos errantes que patrullan el torrente sanguíneo para buscar y destruir células invasoras, virus, bacterias y otras partículas extrañas.

Los glóbulos blancos pueden ser comparados con soldados defensores. Los glóbulos blancos llamados linfocitos están programados biológicamente para atacar y destruir no solamente a los invasores extraños, sino también a las células cancerosas y cualquier tejido del organismo que esté desgastado y debilitado por las tensiones como lesiones físicas, acumulaciones tóxicas o el uso excesivo.

Los fagocitos son glóbulos blancos grandes que limpian después de que un linfocito ataca. Dentro de las membranas de las células se encuentran unas bolsas de enzimas altamente destructivas llamadas lisosomas. (Estas enzimas metabólicas son diferentes a las enzimas digestivas.) Luego de un ataque de los linfocitos, los fagocitos destruyen con sus enzimas cualquier célula enemiga restante e ingieren los restos para que sean destruidos por sus lisosomas.

Un mal funcionamiento que ocurre comúnmente en el sistema inmunitario es una alergia —una reacción exagerada a sustancias inocuas como los alimentos y el polen. Los individuos propensos a las alergias nacen con genes programados para poner a trabajar al sistema inmunitario a toda marcha cuando invade una mota de alimento o polvo. Las partículas de los alimentos son rechazadas de la misma manera que es rechazado un transplante de corazón o riñón. Sus antígenos son reconocidos como extraños.

Las partículas no toleradas de los alimentos causan la reacción inmune

Por ejemplo, una alergia a la leche puede causar artritis en una persona o puede causar migrañas en otra.

Los organismos de dos personas nunca tienen idénticas propiedades. Cada uno de nosotros puede tener una reacción única a ciertos alimentos. También, la mayoría de las personas con sensibilidades a los alimentos son alérgicas a varios alimentos, no simplemente a uno. Y al fondo de las intolerancias múltiples a los alimentos se encuentra por lo general un tracto digestivo tambaleante.

El desencanto de los establecimientos de la medicina tradicional con la nutrición como una causa de la artritis tiene sus raíces en el esfuerzo de la ciencia por aislar uno o más alimentos que sean *invariablemente* responsables de causar la artritis. Ahora sabemos que esto no es posible ya que el tratamiento de las alergias a los alimentos (y la artritis) requiere más que simplemente eliminar el alimento que causa el problema. Requiere una rehabilitación del sistema digestivo y quizás un estilo de vida diferente, así como también unos ajustes terapéuticos. Por consiguiente, la *Arthritis Foundation*, así como muchos médicos, continúan ignorando la relación entre la artritis y la dieta o la nutrición.

En realidad, lo que pasa es esto: una sustancia de proteína que lleva un código de reconocimiento llamado antígeno cubre cada célula o virus. Los linfocitos que patrullan el torrente sanguíneo reconocen al antígeno de cada célula que encuentran ya sea como "propia" y amigable, o "extraña" y hostil.

La reacción inmune pone a una célula en contra de la otra

Cada vez que un linfocito encuentra un invasor extranjero, hace que se encienda inmediatamente una alarma en todo el organismo. Los linfocitos asesinos emigran a través del torrente sanguíneo para atacar y neutralizar con enzimas tóxicas al invasor.

Mientras tanto, otros linfocitos crean anticuerpos, sustancias de proteínas que reconocen y atacan al antígeno del invasor.

Mientras ingerimos una comida, pequeñas partículas de alimento —algunas apenas partidas— son absorbidas por una pared intestinal, parecida a un colador, hacia el torrente sanguíneo. Un tracto gastrointestinal sano está intacto y permite pasar a la mayoría de las moléculas alimenticias que han sido digeridas hacia la circulación. Aquellos con enfermedades intestinales o alergias pueden tener una exagerada abundancia de largas moléculas alimenticias cruzando el umbral intestinal debido a una condición llamada "el síndrome del intestino goteador". El intestino goteador describe la creciente permeabilidad o la anormal función filtradora del intestino.

En 1995, científicos británicos publicaron en el *Journal of the Royal Society of Medicine* (volumen 88) lo que muchos practicantes de la medicina naturista ya sospechaban —24 de las 30 personas con intolerancias a los alimentos tenían también intestinos goteadores.[31] En muchos casos, las personas con artritis reumatoide tienen intestinos más permeables que aquellos que no sufren de artritis. Lamentablemente, los mismos medicamentos usados para tratar la osteoartritis y la artritis reumatoide, llamados antiinflamatorios no esteroide (AINE), aumentan también la permeabilidad intestinal.[28]

Un intestino goteador es el arquetipo del derrumbamiento de la barrera intestinal. Por eso es que a través de estos "huecos" las sustancias tóxicas, normalmente rechazadas por el organismo, se filtran en él. Los problemas se magnifican cuando una mala digestión sólo descompone los alimentos parcialmente. La disbiosa crea una confusión mayor interfiriendo con la digestión y creando su propios tipos de toxinas.

Partículas de alimento más grandes que lo normal, que pasan a través del intestino goteador, son identificadas como agentes extraños y así se produce la alergia a algún alimento. El esparcimiento crónico de los alimentos parcialmente digeridos, toxinas bacterianas y otras moléculas vagabundas a lo largo de la barrera gastrointestinal puede desencadenar un comportamiento inmunológico extraño en todo el sistema.

Estos son los alimentos e irritantes que el organismo, en su débil estado nutricional, no puede seguir tolerando. Usualmente, estos son los alimentos que comemos más a menudo. Hay muchas explicaciones para esto. Los residuos de los pesticidas, fertilizantes y otros compuestos químicos se impregnan en nuestros alimentos y pueden dar inicio a reacciones a los alimentos. Con la introducción de la irradiación, pasteurización y la ingeniería genética, algunos alimentos modernos son estructuralmente diferentes a aquellos que se consumían años atrás. Por ejemplo, científicos del medio oeste de Estados Unidos revelaron que una variedad de la soja, cruzadas genéticamente con nueces del Brasil, provocaron respuestas inmunes en sujetos que se sabía eran alérgicos a las nueces de Brasil *pero no a la soja.*[32]

La alergia que resulta por lo general es conocida como una alergia retardada o escondida. A diferencia de otras alergias como las causadas por las picaduras de insectos, polvo, polen, animales y algunos alimentos (que producen instantáneamente sarpullidos visibles, urticaria o polinosis), las alergias retardadas a los alimentos frecuentemente producen síntomas en todo el cuerpo.

La artritis se produce cuando el cuerpo se ataca a sí mismo

La respuesta inmune a pequeñas partículas de alimentos alérgicos en el torrente sanguíneo consiste en reconocerlas como invasoras extrañas. Se produce una reacción de rechazo exactamente como si fuera un virus infeccioso o una bacteria.

Mientras tanto, la población total de linfocitos se empieza a multiplicar en grandes cantidades. En un corto período, el número de glóbulos blancos aumenta, tal como sucede durante una enfermedad infecciosa. De repente, el torrente sanguíneo está lleno de ejércitos de linfocitos agresivos ansiosos por luchar.

En las personas que son genéticamente vulnerables, el enloquecido sistema inmunitario va un paso más adelante. La reactividad cruzada ocurre cuando una multitud de linfocitos excedentes se concentran no solamente en partículas de alimentos, sino también en las proteínas del cuerpo como las de las articulaciones —aún más si esa articulación está también débil. Se llama autoinmunidad cuando los linfocitos y otras facciones inmunes reconocen a las células de las articulaciones como extrañas.

Aquí nuevamente, los linfocitos que producen los anticuerpos producen una barrera de anticuerpos que reconocerá y atacará al antígeno de las células de las articulaciones.

Los anticuerpos emparejados con los antígenos extraños, llamados complejo antígeno-anticuerpo, invaden las ya debilitadas células de las articulaciones. Esta combinación tóxica acosa a la membrana sinovial que segrega el fluido sinovial, el lubricante de las articulaciones del cuerpo. Desgasta también el cartílago que amortigua la fricción entre los huesos mientras éstos se mueven. En el lupus LES y la esclerodermia, el mismo complejo de antígeno-anticuerpo es responsable por el daño de los vasos sanguíneos, los riñones y las membranas del corazón y los pulmones.

La reacción autoinmune está ahora en su punto más alto

El organismo responde incrementando el flujo de sangre hacia la articulación afectada y produce prostaglandinas curativas. En su esfuerzo por protegerse y curarse por sí misma, la articulación se pone caliente, roja, inflamada y dolorosa. Se segregan grandes cantidades de fluido sinovial para proteger las articulaciones de las rodillas. Esto crea el síntoma artrítico común de la hinchazón de las rodillas. La hinchazón puede ser tan severa que el fluido sinovial debe ser extraído por medio de aspiración con una aguja.

Mientras los linfocitos y los anticuerpos tienen un conflicto con los antígenos en la articulación afectada, los fagocitos se mueven para limpiar los restos. En lo que los inmunólogos llaman una reacción citotóxica, grandes cantidades de fagocitos en la articulación son envenenados por el complejo de antígeno-anticuerpo producido durante el choque del antígeno con el anticuerpo.

Mientras miles de fagocitos mueren continuamente en la articulación afectada, sus lisosomas se desmoronan y enzimas muy poderosas se escapan hacia las ya tambaleantes células del tejido.

El organismo se defiende a sí mismo en contra del ataque autoinmune creando inflamación, hinchazón, rigidez, fragilidad, calor, y dolor en la articulación afectada.

¡Así es como nace la artritis!

El propio cuerpo crea la artritis

Observe que el propio cuerpo crea la artritis. Ni el ataque autoinmune, ni las alergias a los alimentos, ni la nutrición deficiente, ni la obesidad, ni cualquier otra razón produjeron los síntomas de la artritis.

El mismo cuerpo los produce en un intento por defenderse del ataque autoinmune y estimular la curación.

Considere, también, que el cuerpo produce los síntomas de la gota mientras trata de defenderse —y curarse— de las enzimas destructivas liberadas por los fagocitos agonizantes.

La filosofía de la medicina naturista señala que el cuerpo puede crear, y el cuerpo puede también revertir. Cuando se elimina la causa de la enfermedad, el cuerpo se cura por sí mismo. Cuando curamos el intestino, dejamos de ingerir los alimentos estresantes y alérgicos que producen la artritis, y los reemplazamos con alimentos reconstituyentes que suministran nutrientes que el organismo necesita para curarse, entonces el organismo se curará por sí solo.

El programa ofrecido en este libro se basa en este principio.

Las lecciones de salud curaron las rodillas adoloridas de Nancy M.

Como médico de la salud naturista, Nancy M., de 43 años, sabía acerca de la importancia de una alimentación apropiada. Sin embargo, con las presiones de una profesión y una vida en familia atareadas, Nancy descuidó su normalmente buena dieta.

Durante un período de varios meses, Nancy sintió un dolor en sus rodillas y talones, algo que no había experimentado nunca. Ella sabía que no tenía artritis, pero sospechaba que su pobre elección de comidas, en especial dulces, era la culpable.

Sin poder seguir ignorando el problema, Nancy empezó a eliminar los dulces y las grasas y reducir el consumo de trigo. Ella comió durante diez días arroz moreno y verduras hechas al vapor. Inmediatamente después de eliminar el trigo, una posible alergia a los alimentos, y seguir un programa de purificación del organismo, sus articulaciones y talones se recuperaron. Los dolores del estómago, otra molestia que tenía, desaparecieron también.

La artritis —la enfermedad desgarradora del intestino

El proceso que produce la artritis que acabamos de describir entra en un círculo vicioso mientras continuemos ingiriendo alimentos que enfermen el intestino y causen alergias. Solamente dejando de comer los alimentos que nuestro cuerpo no tolera podemos romper este círculo de degeneración crónica.

Mientras tanto, la autoinmunidad crea un dolor y un mal funcionamiento, que siempre van en aumento, en la articulación artrítica. Mientras el cuerpo trata de mantener sus esfuerzos curativos, espuelas huesudas nacen en los costados de los huesos y el exceso de calcio se deposita alrededor de la articulación afectada.

Además de causar degeneración en las articulaciones, la autoinmunidad afecta al organismo en varias formas secundarias. En el caso de la artritis reumatoide, produce fiebre, fatiga, pérdida de peso, depresión, pérdida del apetito, y afecta a varios órganos. Y debido a que frecuentemente se nos antojan los alimentos alergénicos, los comemos en cantidades tan grandes que pueden causar dolores de cabeza, indigestión, diarrea, y otros tipos de molestias estomacales, relacionadas por supuesto con el ya enfermo tracto digestivo.

Mientras que una mala dieta impulsa gradualmente al organismo hacia la dolorosa artritis, la misma artritis sabotea el estado nutricional. Las limitaciones físicas de la artritis hacen que sea difícil para algunas personas el comprar y preparar comidas nutritivas. Las articulaciones inflamadas aceleran el ritmo del metabolismo, de manera que el cuerpo quema combustible y nutrientes más rápido que lo normal.

La conexión entre el tracto gastrointestinal y las articulaciones es una situación sin salida. Mientras que la indigestión agrava los problemas de las articulaciones, los problemas del intestino son causados también por la artritis. De cualquier manera, la absorción y la digestión de los alimentos disminuye, lo que debilita aún más las articulaciones afectadas. Incluso los medicamentos para la artritis reducen las vitaminas y los minerales que las articulaciones debilitadas necesitan desesperadamente.[28]

Mientras continuemos comiendo los alimentos que nuestro organismo no tolera, los síntomas de la artritis reumatoide en las articulaciones afectadas permanecen y se intensifican. Cuando consumimos cantidades grandes de alimentos no tolerados, casi siempre se estalla un ataque de la enfermedad.

Cuando por accidente o coincidencia, uno o más alimentos no tolerados son eliminados, la enfermedad decae por lo general. Puede permanecer en remisión hasta que los alimentos no tolerados sean ingeridos otra vez.

Si no se los come nuevamente, la enfermedad puede permanecer en remisión indefinidamente.

El segundo paso en la recuperación de la artritis consiste en reparar el tracto gastrointestinal; el tercer paso requiere la identificación de todos los alimentos alérgenos y su completa eliminación de la dieta.

Capítulo *4*

Seis pasos para

recuperarse de la artritis

La gota, la osteoartritis y la artritis reumatoide son tres enfermedades completamente diferentes. Los alimentos afectan a cada una de esas enfermedades en forma diferente y producen síntomas diferentes.

No obstante, los pasos para recuperarse de las tres enfermedades son bastante semejantes.

Los seis pasos para la recuperación

Paso N° 1. *Deje de ingerir los alimentos que producen estrés* (Capítulos 10 y 11). Esos alimentos son la llamada comida basura (*junk food*) que afecta la salud, socava el organismo y repercute en las enfermedades de las articulaciones. La falta de nutrientes debilita las articulaciones y, por consiguiente, es preciso hacer esfuerzos reparadores. La mala alimentación produce un tracto digestivo "goteador" que propicia las alergias a los alimentos y muy probablemente problemas de autoinmunidad como la artritis reumatoide. La mala alimentación y la inactividad dan como resultado el exceso de peso que sobrecarga las articulaciones que ya padecen de una nutrición deficiente; el resultado es la osteoartritis. Los niveles altos de ácido úrico, empeorados por comidas con alto contenido de purina, favorecen la gota.

Paso N° 2. *Corrija las deficiencias del tracto gastrointestinal con hábitos alimenticios sanos* (Capítulos 5 y 6). La causa subyacente de la mayoría de las alergias causadas por alimentos, y posiblemente de las enfermedades autoinmunes, es el mal funcionamiento del tracto digestivo. Habida cuenta de que la premisa principal de la medicina naturista o natural es encontrar y tratar las causas de los problemas de salud, el hecho de curar los intestinos mediante prácticas alimenticias coherentes es fundamental si quiere curar la artritis.

Paso N° 3. *Deje de ingerir los alimentos que le causan alergias* (Capítulos 5, 7, 8 y 9). La artritis reumatoide y formas similares de artritis, como la espondilitis anquilosante, el lupus, la esclerodermia, entre otras, se producen cuando el sistema inmunitario ataca las articulaciones y el tejido del organismo. Las partículas parcialmente digeridas de los alimentos que causan alergias en la sangre pueden precipitar esos ataques. Cuando dejamos de ingerir esos alimentos a los que somos alérgicos, el sistema inmunitario, a menudo, deja de atacar nuestras articulaciones y tejidos y el dolor y la inflamación causados por la artritis desaparecen en forma gradual.

Paso N° 4. *Reconstruya las articulaciones dañadas y cúrelas con alimentos reconstituyentes* (Capítulos 12, 13 y 14). Los alimentos reconstituyentes son alimentos enteros con nutrientes que el organismo necesita para sanarse y restablecer la salud. Cuando curamos nuestro intestino y dejamos de comer todos los alimentos que causan estrés y alergias, la artritis mejora considerablemente. El hecho de comer alimentos reconstituyentes le da al organismo los nutrientes que necesita para reconstituir las articulaciones afectadas, los intestinos y otros tejidos, y para restablecer la regularidad de los intestinos y la buena digestión.

Paso N° 5. *En los casos de sobrepeso, adelgace gradualmente hasta llegar a un peso normal mediante los alimentos reconstituyentes* (Capítulo 15). Recuperar el peso normal es un paso esencial para lograr una recuperación completa de la gota o la osteoartritis. Los alimentos naturales con alto contenido de fibras y bajo contenido de grasas permiten adelgazar en forma sana y gradual, sin necesidad de contar calorías ni sentir hambre.

Paso N° 6. *Elimine la tensión gastrointestinal aprendiendo a comer apropiadamente.* Todos los tipos de artritis se ven empeorados por las prácticas alimenticias irresponsables. (Hablamos de la forma de comer, no de los alimentos en sí mismos.) En el Capítulo 16 se describe la forma de mejorar las técnicas alimenticias a fin de eliminar la mayoría de los problemas gastrointestinales y la artritis a la que están vinculados.

Aumente al máximo las posibilidades de recuperarse de la artritis

Un hombre obeso que tenía osteoartritis, indigestión crónica y constipación leyó un borrador de este libro. Le dijo a uno de los autores lo siguiente: "Le alegrará saber que he decidido dejar de ingerir azúcar y he agregado avena a mi dieta."

Eso fue todo. Ningún alimento reconstituyente para bajar de peso. Ningún mejoramiento de sus hábitos alimenticios que pudieran eliminar su indigestión crónica. Ni hablar de dejar de comer alimentos con alto contenido graso y que causan estrés.

Transcurridos unos meses su constipación mejoró. Pero aún tenía un importante sobrepeso y aún padecía de artritis e indigestión crónica.

Llevar a la práctica un par de pasos no es generalmente suficiente para superar la artritis. Si realmente quiere recuperarse de la artritis debe actuar cabalmente y sin reservas y aplicar todos los pasos que le conciernen.

Si no tiene problemas de sobrepeso, o si su artritis no se ve agravada por alimentos que causan alergias, sólo necesita aplicar cinco pasos. Más adelante nos referiremos a estas excepciones.

Sin embargo, si quiere aumentar al máximo las posibilidades de recuperarse pronto de la artritis debe llevar a cabo ahora mismo los pasos que le corresponden.

Cómo comenzar a aplicar los pasos para la recuperación

La manera de comenzar es leyendo todo el libro tan pronto como sea posible. Los capítulos siguientes están relacionados directamente con la forma de curar el tracto gastrointestinal (Capítulo 6); identificar los alimentos que le causan alergias (Capítulos 7, 8 y 9); la forma de dejar de comer los alimentos que causan estrés (Capítulos 10 y 11); de recomponer su salud mediante los alimentos reconstituyentes (Capítulos 12, 13 y 14); y la forma de adelgazar comiendo alimentos sanos (Capítulo 15). También debe leer el Capítulo 16 en el que se describen técnicas importantes de alimentación que pueden poner fin a los problemas gastrointestinales y acelerar su recuperación.

Pruebe otras técnicas naturales de curación, además de las dietas, que no se contemplan en este libro pero que, de todos modos, son buenas para la artritis. Por ejemplo, el sulfato de glucosamina es muy útil para reconstruir los cartílagos que se desgastan con la osteoartritis. Si padece de fibromialgia, una enfermedad reumática del futuro, lea el Capítulo 17.

Si bien el cuidado por cuenta propia a veces da buenos resultados, consultar al médico naturópata mejorará sus posibilidades de recuperación. (Vea el Apéndice C.)

Eche una mirada a estos capítulos en primer lugar a fin de hacerse una idea general, y aprenda cómo los pasos para recuperarse brindan un enfoque completamente natural para ayudarlo con la artritis. Luego, a medida que aplica cuidadosamente cada paso debe estudiar los capítulos pertinentes en detalle.

¿Qué pasos debe aplicar en primer lugar?

En un plano ideal, debe aplicar al menos cuatro pasos tan pronto como pueda. Pero como, probablemente, aplicará un paso a la vez, comience con el Paso Nº 1 —deje de ingerir todos los alimentos que causan estrés.

El Paso Nº 2, curar su conducto gastrointestinal, es vital ya que los problemas intestinales son los que generan muchos de los problemas de artritis. Como parte de la recuperación digestiva debe utilizar la Técnica de Autopurificación durante siete días (Capítulo 5), que también se utiliza para determinar los alimentos que causan alergias. Ya está preparado para hacer los ajustes dietéticos que curan y previenen los males intestinales (vea el Capítulo 6).

El Paso N° 3 le permite detectar los alimentos que le producen alergias. Se recomienda aplicar la Técnica de Autopurificación durante siete días (Capítulo 5) a fin de prepararse para las pruebas de alimentos durante diez días consecutivos (Capítulos 7 y 8). Este sistema de identificación de alimentos que causan alergias es la llamada técnica de la eliminación.

Durante los diez días en que prueba diversos alimentos, ingiera un solo alimento por día junto con la dieta de curación establecida. Durante esos diez días debe evitar reuniones sociales en las que se puede ver obligado a ingerir alimentos o bebidas que contaminen las pruebas.

¿Qué sucedería si no pudiera aplicar todos los pasos inmediatamente?

La Técnica de Autopurificación de siete días, generalmente, exige que, al menos, se ausente del trabajo uno o dos días. Por consiguiente, tal vez prefiera aplazar esta técnica hasta que haya un fin de semana largo por algún feriado o hasta sus próximas vacaciones.

Mientras tanto, puede aplicar técnicas alternativas para determinar cuáles son los alimentos alergénicos, como las que se señalan en el Capítulo 9. Algunos de estos métodos alternativos no son tan sensibles ni tan positivos como la técnica de eliminación de alimentos. Sin embargo, puede identificar sin problemas todos si no la mayoría de alimentos que empeoran la artritis sin interrumpir su vida activa. Otros métodos que se sugieren son los análisis clínicos, para lo que es necesario contar con la asistencia de un médico. Esos análisis no insumen tanto tiempo y esfuerzo como los métodos de eliminación y en algunos casos pueden ser más exactos.

Si está dispuesto a hacer esos análisis caros, tal vez pueda aplicar la Técnica de Autopurificación para detectar algún alimento que no haya sido detectado.

Si no le resulta conveniente aplicar todos los pasos de inmediato, al menos aplique los Pasos N° 1 y 4.

Beneficios sorprendentes al dejar de ingerir los alimentos que causan estrés

Al aplicar el Paso N° 1 y dejar de ingerir los alimentos que causan estrés, de inmediato elimina todos los alimentos más perjudiciales que come. Estos alimentos agravan la artritis, el estreñimiento, los problemas gastrointestinales, la obesidad y la falta de nutrición, y afectan el equilibrio de la química en su organismo, todos éstos factores que pueden causar artritis.

También puede ser alérgico a los alimentos que causan estrés. Cuando aplica el Paso N° 1 completamente, está dando un paso enorme en aras de una salud mejor y de liberarse de la artritis. Luego, al aplicar el Paso N° 4, reemplaza todos los alimentos nocivos por aquellos que restauran su salud.

El Paso N° 4, por cierto, está a mitad de camino del Paso N° 5: recuperar su peso normal con alimentos saludables. Y, sin mayores problemas, puede incorporar el Paso N° 6, mejorando sus hábitos alimenticios, leyendo el Capítulo 6.

Cómo un intestino "goteador" y los alimentos alergénicos pueden empeorar la gota o la osteoartritis

Ahora bien, los Pasos N° 1, 4, 5 y 6 solamente pueden ayudarlo a cura la gota y la osteoartritis siempre y cuando no se vean complicadas por un componente reumatoide.

¿Qué es un componente reumatoide?

La gota o la osteoartritis no son causadas generalmente por los alimentos alergénicos. La gota se agrava si come alimentos con alto contenido de purina, el elemento básico del ácido úrico. La osteoartritis se debe al desgaste causado por el exceso de peso.

Por lo tanto, si padece de alguna de estas formas de artritis, el Paso N° 3 no lo ayudará, aunque el N° 2 lo puede ayudar.

Pero, la gota y la osteoartritis pueden debilitar las células en las articulaciones afectadas a tal punto que si padece de alergias, estas articulaciones pueden pasar a ser blancos de los ataques autoinmunes. Esto se llama interreactividad en los casos en que la alergia a determinados alimentos se infiltra incluso hasta las articulaciones.

La autoinmunidad puede ser el resultado de las alergias a alimentos, y habida cuenta del deterioro de la salud causado por la gota y la osteoartritis, algunas personas desarrollan alergias por alimentos.

Si esto sucede, puede padecer dolores de tipo reumático, inflamación, calor e hinchazón además de los síntomas de la osteoartritis o la gota.

Cuando los síntomas reumáticos se superponen a la osteoartritis, padece de lo que los doctores llaman "artritis doble". La artritis reumatoide y la osteoartritis existen al mismo tiempo.

Los síntomas reumatoides se pueden superponer a la gota también.

Si ya le han diagnosticado osteoartritis se puede dar cuenta si desarrolla la artritis doble por la inflamación, el calor y la hinchazón que aparecen en una o más articulaciones. Normalmente, la osteoartritis es una enfermedad bastante leve que acarrea un dolor moderado acompañado de rigidez más que de inflamación.

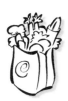

Pasos para recuperarse de la gota

Habida cuenta de que la gota produce dolores muy fuertes e inflamación, la única manera de darse cuenta si también tiene los síntomas de la artritis reumatoide es mediante análisis clínicos. En vez de incurrir en esos gastos, sugerimos primero aplicar los Pasos N° 1, 4, 5 y 6.

Si tras varias semanas, no hay mejorías significativas, entonces considere la posibilidad de aplicar los Pasos N° 2 y 3. No obstante, debe saber que la Técnica de Autopurificación probablemente intensifique los síntomas de la gota en vez de aliviarlos. Ello se debe a que el organismo se desintoxica, los cristales de ácido úrico acumulados en las articulaciones se rompen y se liberan en la sangre donde de inmediato producen el dolor de la gota y la inflamación.

Por consiguiente, si padece de gota, usted o su médico tal vez prefieran hacer análisis clínicos para detectar las alergias por alimentos utilizando los métodos de laboratorio descritos en el Capítulo 9.

Pasos de recuperación si está excedido de peso

Además de intensificar la gota, en forma temporaria, la Técnica de Autopurificación es un modo excelente de iniciar el programa de adelgazamiento, aunque con el ayuno y la falta de alimentación rara vez se pierde peso en forma permanente. Toda persona con problemas de alimentación debe evitar ayunar y los programas de desintoxicación sin una supervisión cuidadosa de un médico reconocido en esas disciplinas. Recuperar su peso normal es un paso esencial hacia la recuperación total de la gota y la osteoartritis.

La utilización de alimentos sanos para adelgazar sin una dieta estricta o contando calorías se encuentra en el Capítulo 15. Asimismo, a medida que se sienta mejor, sentirá más ganas de hacer ejercicios, algo absolutamente necesario para mantener el peso ideal y las articulaciones sanas.

Los pasos de recuperación que pueden aliviar el dolor rápidamente

Los Pasos N° 2 y 3 son, a menudo, fundamentales para recuperarse de la artritis reumatoide y otras formas similares de artritis que se ven agravadas por los alimentos alergénicos y la mala salud de sus intestinos. Dado que el exceso de peso es a menudo un problema para la artritis reumatoide, el Paso N° 5 puede ser innecesario. Sin embargo, los Pasos N° 1 y 4 son vitales para recuperarse y el Paso N° 6 casi siempre es necesario.

La parte fundamental de los Pasos N° 2 y 3 es la Técnica de Autopurificación, la que con frecuencia detiene los ataques del sistema inmunitario a las articulaciones enfermas. Debido a que el ataque del sistema inmunitario es la razón principal para sentir dolor y tener inflamación en los casos de artritis reumatoide y formas similares, la inflamación, la hinchazón y el calor causados por el ataque autoinmune a menudo siguen aún cuando el dolor puede cesar completamente.

Observaciones realizadas han demostrado que el 70% del dolor causado por la artritis, sin considerar la gota, se mejora, o lo que es mejor desaparece, al séptimo día de aplicación de esta técnica.

Debe poder reconocer que ese dolor y esa inflamación se deben a la artritis reumatoide a la que ayudan los Pasos N° 2 y 3. Las personas que padecen artritis doble o gota, podrán observar que el dolor y la inflamación agudizados por los alimentos alergénicos pueden disminuir. Pero la gota y la osteoartritis no se mejoran tan pronto.

Dado que en los casos de doble artritis el componente reumático causa el dolor, los Pasos N° 2 y 3 brindan, sin lugar a dudas, un importante alivio. Sin embargo, tal vez no cese el dolor ni la inflamación. El componente de osteoartritis se trata con el Paso N° 4, que es un proceso más gradual.

Cómo leer este libro para recuperarse más rápidamente

Teniendo en cuenta que los Pasos N° 2 y 3 han demostrado ser la vía más directa para aliviar el dolor causado por la artritis, muchos lectores, por cierto, desearán aplicarlos lo antes posible. Por ello, se describen en los Capítulos 5, 6, 7, 8 y 9 que se presentan a continuación.

Una vez más, dado que puede ser alérgico a algunos alimentos que causan estrés, informarse acerca de las alergias causadas por los alimentos es el requisito previo para leer más acerca del Paso N° 1, alimentos que causan estrés. Por lo tanto, estos alimentos se tratan en los Capítulos 10 y 11.

Señalamos este, al parecer, orden revertido, a fin de evitar malos entendidos. El hecho de que se trate el Paso N° 1 en capítulos posteriores no implica, de ninguna manera, que deba aplazar la aplicación del Paso N° 1.

Jenny K. se recupera de la artritis al superar su propia inercia

¿Cuántos lectores que padecen artritis leerán el resto del libro, lo pondrán a un lado y dirán: "Todo es muy interesante" y nunca harán nada más al respecto?

Si la inercia y la comodidad que brindan los hábitos alimenticios familiares pero malos lo tienen encerrado en una trampa, cobre impulso y pónganse en movimiento.

Jenny K. tuvo artritis reumatoide durante tres años y en ese momento leyó un libro publicado hacía más de diez años acerca de una señora que se había recuperado de la artritis con alimentos naturales. Jenny pensó que el libro era sorprendente. Pero era necesario que hiciera cambios radicales en sus hábitos alimenticios. Aunque Jenny se dio cuenta de que comía mal, se sentía muy cómoda con sus alimentos y bebidas familiares.

"Además, tal vez, a mí no me sirvan", se consoló a sí misma.

Entonces una amiga la llamó y le comentó acerca de un curso que había tomado sobre pensamiento positivo. Su amiga le explicó las diversas razones por las que mucha gente no podía vivir de acuerdo a sus decisiones. Cuando Jenny descubrió lo fácil que era mentalizarse para cambiar su dieta, decidió hacerlo de inmediato.

"Inmediatamente, aprendí que debía ser responsable de mi salud," dijo. "Ninguna cosa o persona puede cambiar tu salud y hacerte sentir mejor. Debes hacerlo tú misma. Aprendí que nunca es demasiado tarde para comenzar. Y no importa con qué frecuencia se salga de la dieta, no se sienta desalentado. Retómela de nuevo".

La amiga de Jenny le dijo que no esperara milagros.

"Me dijo que me preparara para algunos malestares", dijo Jenny. "También me aconsejó fijar objetivos que se ajustaran a la realidad. Por lo tanto, en vez de cambiar en un 100% a alimentos naturales en mi dieta de inmediato, aumenté los alimentos naturales en un 20% cada semana. Me di cuenta que podía vivir muy bien así".

El libro que seguía Jenny aconsejaba simplemente dejar de ingerir alimentos malos para la salud y reemplazarlos por alimentos naturales frescos. Gradualmente, semana tras semana, a medida que Jenny comenzó a sentirse mejor, eso la alentó a continuar. Pero, a pesar de la mejoría, continuó padeciendo un poco de dolor e inflamación residuales.

Jenny comenzó a leer más literatura reciente. Se informó acerca de las alergias causadas por alimentos y su relación con la artritis.

"Probé varias comidas que sospechaba me causaban alergia", señaló. "Me enteré que era alérgica al trigo, el maíz y la avena, todos alimentos que el primer libro señalaba como buenos".

Cuando Jenny dejó de incluir estos granos en su dieta, desaparecieron completamente su dolor e inflamación. "Eso sucedió hace dos años, no he tenido un rebrote desde entonces", dijo Jenny. "He seguido estrictamente la dieta con alimentos naturales". Una vez que superé la inercia y me hice cargo de mi vida, me di cuenta que era mucho más fácil y más cómodo cambiar mi dieta y sentirme mejor que seguir haciendo nada y sufrir el dolor".

Los pasos para recuperarse pueden complementar la medicina tradicional

Otro factor que puede influirlo acerca del momento y la forma de aplicar los pasos reparadores es la manera en que estos pasos complementan la medicina tradicional.

No es nuestra intención desalentarlo de tomar medicinas esenciales o de hacer un tratamiento médico necesario.

El hecho de utilizar tratamientos con medicinas naturales no descarta las medicinas convencionales. En realidad, los dos métodos se pueden utilizar en forma simultánea y se complementan mutuamente. Es alentador observar que todos los médicos, quiroprácticos, osteópatas y naturópatas comenzaron a trabajar en forma conjunta en beneficio de sus pacientes.

Algunos tipos de artritis, en particular las que afectan el tejido conectivo, pueden dañar sus ojos, corazón o riñones si no se tratan a tiempo. Por cierto, no desalentaremos a nadie de hacer un tratamiento decisivo o tomar cualquier otro tipo de tratamiento de emergencia que se hayan aconsejado por un médico o un naturópata.

No obstante, cuando el peligro y la emergencia pasan, debe, por cierto, considerar la posibilidad de usar las terapias de autoayuda que se incluyen en este libro. Si aún está bajo tratamiento médico necesario, debe consultar a su médico antes de hacer cambios en su dieta, aplicar la Técnica de Autopurificación, hacer la prueba de los alimentos, adelgazar o hacer algo que pudiera tener un efecto negativo en su salud. Tal vez necesite la ayuda de su médico para empezar algunas de estas técnicas.

Cómo saber si su médico le ayuda

No obstante, el problema es que muchos doctores tradicionales se oponen tan enérgicamente a las terapias alternativas que las vetan automáticamente. Si así sucede, su médico, tal vez, no le ayude.

Si sospecha que su médico tiene recelos acerca de las terapias alternativas, la solución es cambiar de médico, a otro que tenga una orientación más naturista. Elija un profesional moderno que contemple la posibilidad de terapias alternativas nuevas en lugar de uno que pertenezca a la escuela tradicional de la cirugía y los medicamentos.

Permita que su nuevo médico decida si es conveniente o no que siga una terapia alternativa. Cabe esperar que su nuevo médico le quite todos los medicamentos que no son esenciales.

Una vez más, lo instamos a que si está en tratamiento médico consulte a su médico antes de reducir cualquier medicamento o hacer otro tipo de cambios en su dieta.

Desobedecer a su médico no es la solución. La respuesta es cambiar de médico, por uno que coopere y trabaje con usted permitiéndole utilizar sin riesgos las terapias que se señalan en este libro. Aun cuando ese profesional no sepa nada acerca de la medicina naturista, si es suficientemente flexible para aprender, usted estará más cerca de la recuperación.

Shirley N. supera la artritis con terapias naturales

Shirley N. padecía dolores y rigidez cada vez más intensos en sus tobillos, pies, muñecas y dedos. Las hinchazones empeoraban y sufría casi continuamente de malestar intestinal. Luego de una serie de exámenes clínicos su doctor le diagnosticó esclerosis sistémica progresiva. La esclerodermia, llamada también esclerosis sistémica progresiva (PSS por las siglas en inglés), es una enfermedad lenta pero peligrosa del tejido conectivo. Si no se controla, causa un progresivo endurecimiento de la piel, deformando los dedos y aumentando el daño a las articulaciones y a los órganos internos del cuerpo.

Shirley mejoró con los medicamentos y, al parecer, se detuvo el progreso de la enfermedad. Sin embargo, los medicamentos le produjeron una serie de incómodos efectos secundarios que iban desde las náuseas hasta el vómito, la diarrea y las hemorragias internas.

Mientras tanto, Shirley había leído todo el material a su alcance sobre las terapias alternativas para la artritis. Le preguntó a su médico si podía cambiar su dieta y ver si era alérgica a los alimentos.

Obtuvo como respuesta un enfático "¡No!"

Un día, Shirley vio un letrero en el que se leía, "Centro de salud holístico" (*Whole Person Health Center*). En ese anuncio estaban los nombres de cuatro médicos. Shirley inmediatamente consultó a uno de ellos que la aceptó como paciente.

"De inmediato, él me dijo que los medicamentos sólo ocultaban los síntomas de la esclerodermia," dijo ella. "Dijo que el único camino para curarse era quitar la causa de su enfermedad. Se mostró muy decidido a cambiar la dieta a alimentos naturales y a hacer estudios para ver cuáles eran los alimentos alergénicos.

"Mi nuevo médico redujo los medicamentos al mínimo necesario. Luego me dijo que debía seguir con la Técnica de Autopurificación durante siete días.

"Cuando me examinó, al séptimo día, habían desaparecido todos mis dolores intestinales y ya me sentía mejor del dolor y la rigidez de mis articulaciones.

"Mi médico me autorizó a hacer la prueba de los alimentos durante diez días y me ayudó a hacerlo. Era una nueva experiencia para él también. Decidimos, de común acuerdo, que yo era alérgica al azúcar, la leche, el café, la carne de res, el cerdo, el trigo y las patatas. Dijo que no tenía sentido que comiera esos alimentos de todos modos. Me dijo que dejara de comer otros alimentos con alto contenido graso y harina refinada y azúcar.

"De modo que seguí una dieta de alimentos naturales. Pronto pude tragar sin malestares. La hinchazón e inflamación en mis dedos y pies desapareció y la rigidez empezaba a desaparecer de mis articulaciones. Unos cuatro meses después de cambiar de médico me dijo que estaba completamente curada."

Le advirtió que esa cura duraría siempre y cuando ella mantuviera una nutrición razonable y buenos hábitos de salud. Desde la publicación de este libro, no ha pasado tiempo suficiente para decir que la curación es permanente. Pero Shirley, por cierto, es una nueva persona con un poderoso deseo de superar todos los obstáculos y de seguir teniendo buena salud durante toda su vida.

Sin embargo, como ella misma lo señaló, "Si no hubiera visto ese anuncio del centro de salud holístico, me hubiera convertido en una inválida de por vida".

Los pasos de recuperación son un programa de por vida

Como lo señaló el médico de Shirley, debe comer alimentos reconstituyentes toda su vida. Debe evitar los alimentos que causan estrés. No obstante, en el Capítulo 16 se indica la forma de comenzar a ingerir algunos alimentos alergénicos más adelante para hacer su dieta más variada.

Sin importar el tipo de artritis que padezca o en qué orden decide comenzar los pasos de recuperación, debe eliminar de su dieta los alimentos que causan estrés tan pronto como sea posible y reemplazarlos por alimentos reconstituyentes.

Por ejemplo, si decide que debe esperar 10 días antes de comenzar la Técnica de Autopurificación y las pruebas de los alimentos, debe tratar de aplicar los Pasos Nº 1 y 4 enseguida.

Si lee este libro despacio, por ejemplo un capítulo cada dos días, o por día, recomendamos que lea los Capítulos 10, 11, 12 y 13 en primer lugar y los aplique para mejorar su dieta a la brevedad.

Si hace eso, tal vez se restablezca de la artritis antes de terminar de leer este libro. ¡Esto ha sucedido!

Capítulo *5*

La técnica de curación milagrosa que termina en siete días con la mayoría de los dolores causados por la artritis

---

Imagínese una simple técnica casera que puede aplicar en su hogar, sin hacer ejercicios y con un gasto mínimo, que en siete días logre lo siguiente:

- Terminar con la mayoría de los dolores causados por la artritis.
- Disminuir el calor y la hinchazón en las articulaciones artríticas.
- Flexibilizar las articulaciones rígidas.
- Convertirlo en una persona nueva, positiva, optimista, de mente clara que se siente bien y mejor que en muchos años.

¿Estaría dispuesto a probarla?

Bueno, sorprendentemente esta terapia existe y no tiene que tomar pastillas o medicamentos de ningún tipo.

Durante cinco días disfruta de ensaladas deliciosas, sopas y jugos. Los otros dos días no hace nada, sólo necesita seguir respirando y bebiendo agua.

Hemos preparado un plan seguro de purificación para que siga en su casa en el que se combinan dos días de ayuno bebiendo agua acompañados, al comienzo y al final, por varios días de alimentos que limpian el organismo. Este tipo de plan es la forma más segura y rápida en que el organismo puede aliviarse de los alimentos que agravan la artritis y puede utilizar sus energías para la autocuración.

Aunque su médico, posiblemente, no conoce la terapia de purificación, y si la conociera no creería en ella, ésta se usa ampliamente en las curaciones naturales.

Un plan de purificación de siete días es también la primera parte del método más confiable y exacto para comenzar a curar el tracto gastrointestinal y diagnosticar los alimentos alergénicos. A medida que el organismo se purifica, es mucho más sensible a los alimentos que se prueban. Asimismo, elimina los alimentos que dañan las paredes de los intestinos.

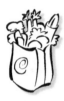

La droga milagrosa natural que pone fin al dolor de la artritis

El ayuno y la purificación brindan un rápido alivio a la mayoría de los dolores causados por la artritis por varias razones. Cuando disminuye la ingestión de alimentos, también disminuye la respuesta inmune,[28] en particular el complejo de anticuerpos antígenos que se acumula en las articulaciones y causa problemas.[33] En el caso de la artritis reumatoide, en que los síntomas son provocados por defensas del organismo muy sensibles, una inmunidad más leve permite que se produzcan menos dolores e hinchazones.

El ayuno o el consumo solamente de jugos fáciles de digerir, caldos y alimentos frescos, le permite aliviar el tracto gastrointestinal de los alimentos refinados y los aditivos. Esto alivia los dolores de las articulaciones, especialmente si la mala digestión u otras complicaciones gastrointestinales son las causantes de los dolores de la artritis. El ayuno y el menor consumo de alimentos también disminuye la permeabilidad de los intestinos lo que dificulta el paso de las moléculas grandes que pueden causar alergias de los intestinos a la sangre.[34]

Estas técnicas dietéticas de inmediato interrumpen los alimentos alergénicos que causan los síntomas de la artritis. Pero cuando un alimento alergénico se incorpora varios días después, con frecuencia los síntomas de la artritis reaparecen con renovada intensidad. Debido a ello, podemos identificar algunos alimentos que empeoran la mayoría de los tipos de artritis.

Por ejemplo, el doctor Theron Randolph, un alergista eminente de Chicago y uno de los pioneros en la investigación de las alergias, ha hecho ayunar a más de 6.000 pacientes. El ayuno para sus pacientes que padecen de artritis dura entre 4 y 7 días. Después que el dolor artrítico se detiene, los alimentos sospechosos se incorporan nuevamente uno por vez. Los alimentos alergénicos a menudo causan un leve recrudecimiento de los dolores artríticos y de lo síntomas.

Un método similar se utiliza con éxito abrumador en muchas clínicas pequeñas de tratamiento de la artritis y en los lugares de cura y reposo del país. De acuerdo a lo que han informado, existe consenso acerca de que después de no comer durante cinco días el 70% de los enfermos de artritis pierden en forma temporal el dolor en sus articulaciones, ya sea en su totalidad o en forma parcial.

Por ejemplo, en 1980 un grupo de 15 pacientes con artritis reumatoide ayunó entre 7 y 10 días en el hospital regional de Linkoping en Suecia. Otros 10 en un grupo de control no ayunaron. Tras terminar su ayuno, los 15 pacientes informaron que se había reducido en forma significativa el dolor, la hinchazón y la rigidez de las articulaciones, mientras que ninguno en el grupo de control se sintió mejor.

Es preciso señalar que el estudio se realizó sólo para probar los efectos del ayuno. Tras lo cual, los 15 pacientes reanudaron su dieta original y en 2 ó 3 semanas reaparecieron todos los síntomas artríticos previos.

Desde luego, nuestro programa consiste en hacer un ayuno modificado o dieta de purificación a fin de permitir que el intestino comience a recuperarse y para identificar los alimentos que empeoran la artritis y eliminarlos de su dieta. Por ello, excepto cuando esté probando los alimentos alergénicos después del ayuno y el período de purificación, usted debe, siempre y cuando cumpla su programa de comidas fielmente, sentir un alivio considerable en relación con los síntomas de la artritis reumatoide. Las únicas excepciones son la gota y la osteoartritis en las que la necesidad de adelgazar a un peso normal tal vez retrase la recuperación.

Siete días sin alimentos no tolerados es suficiente para saber cuáles son los alimentos que causan alergias. En muchas de las historias positivas que figuran en este libro se mencionan ayunos de cinco días para curar la artritis. No obstante, todos contaron con la supervisión de un médico. *No inicie un ayuno de agua durante más de dos días sin la supervisión médica profesional.*

Dennis M. logra un alivio permanente de la artritis reumatoide en sólo cinco días

Dennis M. es un ejemplo típico de los miles de enfermos de artritis a quienes les ha ayudado el ayuno. Lo dejaremos que nos cuente su historia él mismo.

"Durante años, padecí dolores terribles en las manos y rodillas. Mis manos estaban tan endurecidas que apenas podía abrir una puerta. Ningún medicamento me ayudó. Pero mi médico siguió recetándome dosis normales de cortisona.

"Finalmente, el dolor constante se volvió insoportable. Estaba dispuesto a hacer cualquier cosa. Así que me inscribí en una pequeña clínica de alimentos naturales en Nuevo México.

"El quiropráctico que la dirigía me hizo ayunar de inmediato. Durante cinco días no comí nada de nada. Pero al tercer día mis dolores cesaron.

"Ninguno de mis amigos me creerá, pero para el último día de ayuno estaba totalmente libre de dolores. Por primera vez en muchos años todo mi dolor había desaparecido.

"Rompí el ayuno comiendo cuatro naranjas. Ese fue el comienzo de 10 días de prueba de alimentos en los que probé 10 alimentos diferentes, uno por día. Cada día comía un alimento como huevos, trigo o chocolate. Tres de los alimentos me causaron un recrudecimiento severo. Me enteré que las alergias al azúcar, la carne de res y el trigo me causaban artritis.

"Me aconsejaron dejar de comer esos alimentos junto con otros alimentos despreciables como el pan blanco, los alimentos fritos y todos los enlatados.

"En forma gradual, la rigidez y la hinchazón en las articulaciones desaparecieron. Hice la dieta al pie de la letra. En un año jugaba de nuevo al tenis. Y desde entonces he tenido una vida completamente normal".

Despierte su mecanismo interno de buena salud

Sin embargo, lo escuchamos decir que de ninguna manera podría estar dos días sin comer nada. Nunca he dejado de comer en mi vida.

Si ese es el caso, tal vez esa sea la razón por la que ahora padece de artritis. A menos que sea muy delgado, casi todos los estadounidenses tienen la tendencia de comer mucho más de lo que necesitan.

Además, los alimentos contribuyen mucho a que sufra de artritis. Así pues, ¿qué tiene de malo darle a su digestión unos días de descanso? Especialmente cuando esos pocos días pueden poner fin a los dolores causados por la artritis para siempre.

Las tres categorías de ayuno

Este libro puede ser su primer acercamiento al ayuno. Por ello ofrecemos una versión modificada, dos días de agua solamente, acompañados de otros cinco días de alimentos y líquidos nutricionales simples. Obtendrá beneficios considerables de curación y eliminará los alimentos alergénicos de su dieta durante siete días.

Hay diferentes niveles de ayuno, dependiendo de su salud, su experiencia con el ayuno, y de si lo hace por cuenta propia o bajo la supervisión de un profesional de la salud. Los principiantes que desean ayunar con agua por cuenta propia lo pueden hacer durante tres o cuatro días.

Los que ayunan durante más tiempo, desde 5 días a un par de semanas, *deben hacerlo solamente con la ayuda de un médico con experiencia en técnicas de ayuno.* Desde el punto de vista terapéutico, un ayuno prolongado puede dar muy buenos resultados, sin embargo, su intensidad puede resultar demasiado para que una persona común lo haga sin ayuda.

Otras formas de purificación

Si de ninguna manera puede ayunar con éxito —la constitución de algunas personas no les permite ayunar y se sienten mal con una dieta de agua solamente—, puede tratar una dieta restrictiva. En lugar de beber sólo agua, agregue té de hierbas, caldo de verduras casero y jugos de verduras frescas a su dieta.

Un ayuno con jugos no es un verdadero ayuno porque se consumen nutrientes, de ahí el nombre de dieta restrictiva. Pero es lo mejor para aquellas personas que no pueden o no quieren emprender un ayuno sólo con agua.

En cuanto al ayuno con agua, consuma todo el caldo y jugo que desee. Evite los jugos de fruta en esta etapa, debido a que tienen un alto contenido de azúcar que puede elevar mucho el azúcar en la sangre y deprimir su inmunidad. Diluya los jugos de verduras en un 50% de agua.

Si bien los jugos y los caldos, en comparación con el agua, pueden ser más tolerados por algunas personas, tienen sus desventajas. Una dieta de jugo y caldo exige preparación. Los nutrientes de los caldos y los jugos le pueden causar más hambre que si sólo bebiera agua. Debe tener cuidado de no incluir alimentos alergénicos (vea el Capítulo 8).

En el Capítulo 6 se incluyen planes de comidas detallados y recetas que puede utilizar para un menú sólo de jugos y caldo.

¿Quiénes no pueden aplicar la técnica de purificación?

Un ayuno o purificación beneficiará a todas las personas excepto a las mujeres embarazadas, las madres que están amamantando, los bebés o los niños y a toda persona que esté en tratamiento médico o que tenga alguna de estas enfermedades:

Asma severa, epilepsia, diabetes, enfermedades del corazón, enfermedades cerebrales, hipoglucemia descontrolada, cáncer, enfermedades de la sangre, enfermedades pulmonares activas, anemia, nefritis, úlcera péptica, desórdenes alimenticios como anorexia nerviosa y bulimia, o cualquier otra forma de enfermedades mentales. Si se siente incómodo con la idea de ayunar o purificarse, consulte a un médico.

Esto no significa que el ayuno o la purificación no podrían ser beneficiosos para esas enfermedades. Por lo general así sucede. Pero podrían surgir complicaciones que exigen una supervisión profesional. Si su médico está de acuerdo con el ayuno y usted padece de cualquiera de estas enfermedades, ¡mejor! Si no lo está, debe ayunar sólo con la orientación de un profesional con experiencia.

Una vez más, si está tomando medicamentos esenciales para tratamientos de emergencia, o con fines de mantenimiento, debe pedir la autorización de su médico antes de empezar a ayunar. No se deben tomar medicamentos durante el ayuno o la purificación.

Si está tomando medicamentos esenciales para la artritis u otra enfermedad y no pone su vida en riesgo si los deja de tomar, entonces puede dejarlos. Consulte a su médico para estar seguro. Probablemente, le aconsejará que no ayune ni se purifique. Pero debe preguntarle si hay algún peligro en dejar de tomar los medicamentos para la artritis u otra enfermedad. Si los medicamentos son sólo para el dolor y para reducir la inflamación, rara vez hay peligro si los deja de tomar durante algunos días.

Puede desembarazarse de todos los medicamentos no recetados sin problemas antes de comenzar a purificarse. Los calmantes, los somníferos, los digestivos o laxantes son todos medicamentos no esenciales y un poco tóxicos que interferirán con su purificación y con las pruebas de alimentos. Demasiadas personas son alérgicas a las aspirinas.

No deje de tomar medicamentos de repente. Déjelos en forma gradual durante algunos días antes de la purificación. Esto también sirve para los que toman mucho café. Si lo deja de golpe, la adicción al café puede causarle 8 o más horas de dolor de cabeza al día siguiente de haberlo dejado. Puede evitar estos malestares dejando el café en forma gradual y reemplazándolo por té de hierbas o un sustituto del café descafeinado. Deje de beber las bebidas con cafeína de la misma manera.

Los medicamentos también deben dejarse durante los días de prueba de alimentos que siguen a la purificación. Si de ninguna manera puede dejar todos los medicamentos, siga adelante al tiempo que reduce su ingestión al mínimo posible. A medida que se purifica y desaparece el dolor trate de reducir la dosis aún más.

Finalmente, no debe realizar ayuno o purificación si está muy delgado.

Para aquellos que no pueden ayunar o purificarse en forma segura, en el Capítulo 9 se describen alternativas. No son tan buenas para poner fin al dolor o diagnosticar alergias, pero son una buena solución para los que no deben ayunar. Investigue también la dieta de purificación modificada que se incluye en el Capítulo 6.

Siete días puede ser todo lo que necesite para terminar con los dolores de la artritis

Ayunar no significa morirse de hambre. Ayunar significa que su organismo se alimenta de las reservas de grasa almacenadas. Las toxinas son proclives a la grasa. A medida que diversas toxinas entran al organismo, como residuos de plaguicidas, medicamentos, estimulantes y aditivos químicos de alimentos, se transforman en células de grasa.

Durante el ayuno, y en menor medida durante la dieta de purificación, las células de grasa se rompen y proporcionan energía que alimenta el metabolismo del organismo. A medida que se rompen, las células de grasa liberan sus toxinas almacenadas. Luego, el organismo elimina esas toxinas por conducto de los riñones, la piel, los pulmones y la boca.

Como resultado de ello, la lengua se recubre de una película de color amarillo blancuzco, el aliento y la piel despiden mal olor, el blanco de los ojos puede descolorirse y la orina es de color marrón. También es posible que tenga fatiga, dolores de cabeza, mareos y náuseas durante los días de ayuno. Si cualquiera de estos malestares son inusuales o se mantienen, interrumpa el ayuno con alimentos purificantes. En tanto estos síntomas se mantengan, ello señala que el organismo aún está rompiendo las células de grasa y aún, por consiguiente, se está purificando.

Cuando estos síntomas desaparecen, el ayuno termina y comienza a sentir hambre. Cuando el aliento y la piel se asemejan a los de un bebé, la lengua perdió la película que la recubría, el blanco de los ojos está claro y la orina también, eso indica que es preciso interrumpir el ayuno o la dieta de purificación.

Salvo que una persona ya sea delgada, es casi imposible que llegue al punto de tener demasiado apetito tras ayunar sólo dos días. Cuando interrumpe su ayuno, aún puede tener la película en la lengua, la orina marrón, el mal aliento y olor en la piel que indican que la desintoxicación no se ha completado.

Dependiendo del grado de exceso de peso, la desintoxicación completa para un estadounidense promedio puede llevar entre 14 y 45 días o aún más tiempo, y será preciso que adelgace de 10 a 45 libras (4 a 20 kilos) o más. Las personas extremadamente obesas han ayunado durante meses y han adelgazado hasta 200 libras (90 kilos). Nuestra dieta modificada de ayuno y purificación le permite tener siete días de purificación leve del organismo, muy diferente de esos ejemplos extremos.

Un único ayuno de dos días con agua acompañado de otros cinco días de purificación moderada, no pondrá fin a años de mala alimentación. Por otra parte, es importante que si es una persona que nunca ha ayunado se sienta cómodo y disfrute su primera experiencia de purificación. Por ello sugerimos sólo dos días de ayuno con agua.

Piense en el ayuno y la purificación de la misma manera que lo hace en relación con los ejercicios. Los dos son muy beneficiosos para la salud cuando se realizan con periodicidad. Así como correr 10 millas (16 kilómetros) un día por año no mejorará mucho su bienestar (y lo hará sentir mal y todo dolorido), el ayuno intenso una vez cada tanto no es particularmente útil.

En este mundo obsesionado por la rapidez, es fácil desarrollar la adicción al café, al alcohol, al sexo y aun al ayuno. Los ayunos más prolongados y severos no son necesariamente mejores. Adopte el enfoque moderado; conviértase en un pasajero frecuente del ayuno.

Si la idea de la purificación le atrae, contemple la posibilidad de incorporar ayunos periódicos y cortos a su plan de salud. Algunas personas ayunan un día por semana. Otras tal vez hacen un ayuno de dos días con agua y jugos una vez por mes. Aun un par de días con sólo jugos de verduras y frutas y bebiendo caldos sanos y jugos de verduras una o dos veces por mes o dos es algo apropiado.

 ## Un método fácil que reconstituye la salud cambia la química del organismo de René N. a la de una adolescente

René N. tenía 40 años cuando por primera vez tuvo artritis reumatoide en su codo izquierdo. Pronto apareció en su rodilla izquierda. En unos meses, René no podía caminar. Su médico le dijo que no tenía cura y le recetó 15 aspirinas por día de por vida.

La rodilla izquierda de René se hinchó tanto que fue necesario extraerle el líquido sinovial con una jeringa. Luego, le dieron cortisona. Pero el único efecto visible era una nueva hinchazón en su rodilla derecha. Las dos rodillas estaban tan hinchadas que René pasó sus días en una silla de ruedas.

Transcurridos tres años desde que su enfermedad apareciera por primera vez, René se enteró de la existencia de una terapia de ayuno por un amigo que acababa de regresar de un centro de curación natural. René decidió comenzar un ayuno de 5 días de inmediato. (No trate de hacer esto en casa.) Aunque su dolor era muy fuerte como para dejar de tomar aspirinas, redujo la dosis durante los días de ayuno. Cuando terminó el ayuno estaba tomando sólo cuatro aspirinas por día y, al menos, su dolor se había aliviado en un 50%.

René siguió comiendo sólo alimentos naturales como le había aconsejado su amigo. Continuó mejorando lentamente. Pero luego, René notó que podía tener un recrudecimiento cuando comía tomates, patatas, ajíes o berenjenas. Aunque en ese entonces poco se sabía de los alimentos alergénicos, René llegó a la conclusión de que alguno de esos alimentos, todos de la familia de las solanáceas, eran los causantes de su artritis. Los eliminó por completo.

En 15 días de abstenerse de comer alimentos de la familia de las solanáceas, la hinchazón cedió en sus dos rodillas y en su codo. Dos semanas más tarde, se levantó de su silla de ruedas y caminó. Pronto, subía escaleras y saltaba y hasta pudo bailar el charlestón.

En los 15 años siguientes no tuvo ni un solo recrudecimiento. Hoy, a los 60 años, René se siente tan bien como a los 18.

¿Cómo funciona la Técnica de Autopurificación de siete días?

Durante las 24 horas en que deja de comer o se restringe en las comidas, comienzan a producirse profundos cambios bioquímicos en el organismo. Se liberan grandes cantidades de sangre y energía del proceso digestivo y se concentran en la curación. Cada órgano y sistema del organismo descansa y se rejuvenece. A medida que los riñones liberan a los ganglios y a la sangre de los excesos tóxicos, se purifica cada célula del organismo en forma gradual. Se restablece el equilibrio de la química del organismo y de cada uno de los sistemas autorreguladores del organismo.

Además de alimentarse con sus propias células, el organismo consume también toda célula y tejido que pueda haber muerto, envejecido y debilitado. De esta manera, algunas de las células dañadas de las articulaciones artríticas son reemplazadas.

No olvidemos que toda la recuperación es una autorrecuperación. Cuando un cirujano arregla un hueso quebrado, no cura el hueso. Sólo los propios poderes de recuperación del organismo pueden unir un hueso quebrado. El ayuno y la purificación son formas maravillosas de reducir la enfermedad e iniciar una total reconstitución de su salud.

Mientras todo esto sucede, dos hechos ocurren que son de fundamental importancia para recuperarse de la artritis.

En primer lugar, el organismo se libera de la interminable tarea de digerir alimentos refinados. En su lugar, es posible encauzar los nutrientes y la energía a los tejidos dañados para curarlos.

En segundo lugar, a medida que las partículas de los alimentos alergénicos dejan de entrar en la sangre, dejan de provocar la respuesta del sistema inmunitario. Las enormes cantidades de exceso de linfocitos comienzan a desaparecer. La cantidad de glóbulos blancos disminuye. Los linfocitos dejan de atacar a las articulaciones artríticas en algunas personas.

Esta es exactamente la forma en que el ayuno y la purificación ponen fin al dolor y a otros síntomas de muchos tipos de artritis.

Sin embargo, a diferencia de otros tipos de medicamentos inmunosupresores que suprimen la actividad de los linfocitos sólo a expensas de bajar su resistencia, el ayuno y la purificación no tienen efectos secundarios negativos cuando se los realiza de manera responsable. De hecho, algunas partes del sistema inmunitario se tornan aún más agresivas en la protección del organismo.

Vea y sienta cómo los poderes curativos del organismo destruyen la artritis

Se experimenta poco malestar con la liberación de las toxinas en la sangre. Pero a medida que se interrumpe o disminuye la ingestión de alimentos, los síntomas de supresión surgen con frecuencia.

Todo leve dolor de cabeza, mareo, taquicardia, náuseas, vómitos o erupción cutánea pueden ser causados por la supresión de los alimentos. Generalmente, los síntomas de supresión de alimentos aparecen como dolores del tipo de la influenza y malestares durante el primer o segundo día de purificación o ayuno.

Algunas personas dicen que son adictas a ciertos alimentos, teniendo así una necesidad irresistible por los alimentos alergénicos. Theron Randolph, M.D., aduce que algunas personas se acostumbran a los alimentos tanto como otras a las drogas. Otros médicos están en desacuerdo. La doctora Lisa Meserole de Seattle dice lo siguiente: "Las alergias a los alimentos se pueden manifestar como síntomas adictivos debido a las idiosincrasias bioquímicas personales y crear un tipo de ansia. Pero el hecho de comer un alimento repetidamente no crea adicción".

La purificación puede aumentar sus deseos de comer sus alimentos favoritos, pero sus síntomas molestos, dice la doctora Meserole, probablemente se originan en la supresión de los estimulantes (como el café), los medicamentos u otras drogas. El bajo nivel de azúcar en sangre y la acidosis también crean malestares físicos como la eliminación de los desperdicios y la curación.

Por ello, debe estar preparado a sentir algún malestar. En los casos de gota, puede surgir algún recrudecimiento a medida que los cristales ácidos se rompen y se introducen en la sangre.

Trate de no ceder ante el menor malestar. *Cuando finalice el cuarto día, la mayoría de los síntomas deben haber desaparecido.* Desde ese momento en adelante, su mente estará extremadamente lúcida, su nariz libre de congestiones y sus sentidos del olfato y el gusto asombrosamente agudos. Muchas personas experimentan una euforia calmada, libre de cualquier tensión y ansiedad. La depresión y el insomnio pueden desaparecer. A más tardar al séptimo día, la mayoría de las personas se sienten bien y más fuertes que cuando comenzaron la purificación.

No obstante, si algún síntoma le preocupa durante los dos días de ayuno con agua, siéntase libre de interrumpir el ayuno en cualquier momento. Hágalo comiendo un trozo de manzana o melón.

Si la diarrea o los vómitos continúan, si su ritmo cardiaco se mantiene alto, si se siente débil por mucho tiempo, si tiene dolores de cabeza, mareos o espasmos intestinales, o cualquier otro tipo de síntomas alarmantes, no dude en interrumpir el ayuno.

Durante las primeras etapas del ayuno y de la purificación, muchas personas se sienten débiles. Simplemente acuéstese y descanse hasta que se sienta más fuerte.

Técnicas milagrosas que lo ayudan a superar el apetito

Puede aliviar las ansias de comer mientras ayuna durante dos días si toma una taza de agua caliente de a poco.

La digitopuntura es otra forma de aliviar estas ansias por alimentos. Ubique el lóbulo grande en la parte inferior de su oreja. Sobre ese lóbulo hay otro que cubre el tímpano. Tome este lóbulo con firmeza entre su dedo índice y su pulgar. Haga lo mismo con las dos orejas en forma simultánea. Apriételos tanto como pueda. Manténgalos así durante 20 segundos, luego suéltelos.

Ahora, ubique un hueco que se encuentra inmediatamente a la altura de este lóbulo (cerca de los ojos). Presione con la punta del dedo índice este hueco a los dos lados de la cabeza. Comience presionando bastante fuerte. Mantenga la presión hasta contar hasta 20, luego deje de hacerlo.

Puede repetir este proceso completo dos o tres veces, de ser necesario. Sus ansias de comer deben cesar durante 1 hora y tal vez más. Puede repetir el proceso siempre que sienta hambre.

Otra forma de aliviar el malestar que causa la supresión de alimentos, parecido al malestar que causa la influenza, es tener esa experiencia. Los psicólogos han llegado a la conclusión de que si se tiene la experiencia de algo, ya se trate del dolor, la soledad o el aburrimiento, eso desaparece. Por lo tanto, concéntrese exactamente en el apetito. Pregúntese dónde se encuentra, qué color tiene, qué forma y la cantidad de agua que podría tener.

Mantenga su atención exactamente en el lugar que ocupa su malestar y responda a las 3 preguntas mencionadas, una tras otra. En poco tiempo sus ansias de comer desaparecerán. Si regresan, repita el proceso hasta que desaparezcan para siempre.

Cómo y cuándo comenzar

Para las personas que trabajan, el momento más conveniente de empezar los planes de purificación es el jueves a la mañana. Generalmente, pasa el viernes sin demasiados malestares. Puede relajarse en su casa el fin de semana y ayunar con agua. Para el lunes, podrá comenzar a comer de nuevo.

Para hacer su ayuno, elija un lugar tranquilo, descansado sin ruidos molestos ni televisión. En televisión sólo mire programas humorísticos y escuche música sedante. No canse su vista leyendo demasiado. Recuerde, el descanso es fundamental.

Evite comer una gran comida la noche antes de comenzar su purificación. Es bueno dejar de comer mucho 2 ó 3 días antes.

Los 2 primeros días de su programa de 7 días de purificación debe comer mucha fruta fresca y verduras crudas o apenas hervidas. Evite la carne, los productos lácteos, los huevos y los alimentos procesados. Aunque los pescados de agua fría, las semillas, las nueces, las judías y las legumbres serán parte de su plan de comidas sanas, no los coma durante el programa de purificación. Use aceite de oliva y de canola para sazonar las verduras y los cereales. Puede mezclar el jugo de limón con los aceites para sazonar las ensaladas. Los cereales se agregarán los tres días siguientes a su ayuno con agua.

Desayune, almuerce y cene todos los días y coma algo entre las comidas y antes de acostarse. Recuerde, la idea de ayunar es purificarse —no tener hambre.

Preste atención a la sabiduría instintiva de su organismo

Si tiene duda alguna acerca de ayunar, trate un ayuno de prueba. Comience con no desayunar y note cómo se siente. Verdaderamente sienta el hambre. Unos días después, no desayune ni almuerce. Note cómo se siente. Note la reacción de su cuerpo. Aprenda cómo es el sentir hambre.

Trate de comer menos de lo que acostumbra durante unos días. En cada comida, deje la mesa sintiendo un poco de hambre. Aprenda cómo reacciona su cuerpo al hambre.

Algunos alergistas piensan que cuatro días de purificación son suficientes para hacer la prueba de alimentos. Pero la mayoría prefieren un ayuno de 5 días de los alimentos que ocasionan la alergia.

El ayuno verdadero y la purificación significan que solamente ingiera agua y/o alimentos purificadores. Esto significa ninguna droga, alcohol, complemento de vitamina y/o minerales, pasta dentífrica, chicle (goma de mascar), tabaco para mascar, caramelos, jugos de fruta, bebidas o estimulantes artificiales. Evite también los desodorantes, detergentes, aerosoles para cabello y sopas y champúes comerciales. También significa no fumar.

Barbara H. está revivificada con salud rejuvenecida

Suponga, como en el caso de René N., que el dolor sea muy fuerte y que no puede eliminar completamente los remedios para el dolor. En ese caso, haga lo que hizo René, reduzca la dosis según lo permita su enfermedad.

Piense en el caso de Barbara H., una secretaria de 47 años que padecía de polimiositis. Este tipo menos común de artritis se presenta cuando muchos músculos y articulaciones se inflaman en todo su cuerpo.

Al principio, las aspirinas aliviaron el dolor de Barbara, pero la agonía regresó pronto. El dolor se extendió a sus dos brazos y piernas. Constantemente, Barbara se sintió como si la hubieran envenenado. En poco tiempo, tomaba 18 aspirinas por día.

Pasaron 2 años sin que sintiera ninguna mejoría. Luego, un amigo le informó acerca de un clínica para el tratamiento de la artritis en una zona rural del estado. Aunque Barbara no creía en las curaciones naturales, decidió registrarse como en un último intento de curarse.

"Una hora después de haber llegado, me pusieron en un programa de ayuno rápido de 5 días", dijo Barbara. "Mi dolor era demasiado fuerte para dejar de tomar aspirinas. Por lo tanto, seguí con mis 18 aspirinas diarias".

Las aspirinas, al parecer, no la aliviaban.

"Transcurridos 5 días, mis dolores se habían reducido a la mitad, el primer alivio del dolor en 2 años", comentó. "Estaba encantada. Reduje la dosis de aspirina a sólo 6 por día".

Barbara inició una dieta de alimentos frescos y naturales que debía seguir de por vida.

"Tres semanas después, mis dolores casi habían desaparecido", dijo. "Y dejé las aspirinas del todo. Pude caminar y hacer las tareas domésticas con poco dolor".

Gradualmente, sus dolores desaparecieron completamente y recuperó su movilidad. En 6 meses, Barbara había recuperado su rutina. Ahora, 13 años más tarde, se siente joven y activa y tiene tanta energía que baila y juega al tenis varias veces por semana.

Cómo cuidar su organismo a medida que la artritis desaparece

Durante su ayuno de 2 días, lo único que puede beber es agua potable, de ser posible destilada o filtrada, o de manantial. Evite tomar agua de pozo o mineral. El agua corriente con cloro o tratada no es aconsejable. Beba agua siempre que sienta sed, al menos 5 tazas por día. Pero no es necesario beber agua copiosamente.

Durante los días de la purificación y el ayuno, lávese los dientes varias veces al día con agua potable y enjuague su boca. Hacer esto, además de raspar su lengua con una cuchara o un cepillo de dientes con suavidad, le quitará el mal aliento y la película que cubre la lengua. Báñese con agua fría todos los días y frótese con un cepillo duro o una esponja luffa para eliminar más toxinas, la piel es un órgano principal de eliminación.

Exponerse al sol por poco tiempo es beneficioso, pero tenga cuidado de no quemarse. En el verano, tomar sol durante 15 minutos antes de las 10 de la mañana o después de las 3 de la tarde es bueno. Mantenga el cuerpo y los pies calientes en todo momento, especialmente a la noche, a medida que la temperatura del cuerpo baja durante el ayuno y la purificación. Trate de poner en la cama una botella de agua caliente (no utilice un almohadilla eléctrica o una manta eléctrica).

Duerma la siesta, si lo necesita. El descanso es imperativo durante el ayuno y la purificación a fin de facilitar la restitución de los tejidos y conservar una limitada energía. Absténgase de hacer ejercicios cansadores o actividades de ese tipo cuando ayune. Está bien dar una caminata o estirarse suavemente si así lo siente, pero no corra maratones. Tal vez sienta que tiene menos sueño a la noche debido al descanso diario y la inactividad, eso es normal.

Registre los cambios en su organismo y la forma en que se siente. Los enemas no son necesarios en la mayoría de los casos y pueden causar más malestar. El estreñimiento no debe preocuparlo; por cierto, el hecho de comer muchas frutas y verduras frescas debe aliviar cualquier problema de estreñimiento.

Cómo interrumpir su ayuno

Interrumpa su ayuno de 2 días el quinto día a la mañana. Por ejemplo, si su última comida completa es el miércoles a la noche, se purificaría el jueves y el viernes todo el día, luego ayunaría el sábado y el domingo. Debería interrumpir su ayuno el lunes a la mañana.

Un programa corto de purificación y ayuno como este no es una solución a largo plazo para una enfermedad crónica como la artritis. Pero salir de una dieta de ayuno de aunque sea sólo dos días en forma incorrecta puede dar por tierra con todo el esfuerzo y tal vez crear más problemas que los que tenía al iniciarla. Dicho de otra manera, no coma demasiado, muy rápidamente o demasiado seguido. A medida que retoma el mundo de las comidas, recuerde que debe masticar despacio y con cuidado, siga limitando las cantidades, coma alimentos que no estén fríos y siga bebiendo líquidos. Aún más importante, disfrute los alimentos.

Se purifica por muchas razones, para limpiarse y curarse y para prepararse para saber cuáles son los alimentos que le producen alergias. Por lo tanto, los alimentos que come durante los días de purificación, 2 días antes y 3 días después de su ayuno, dejan su impronta. Lea el Capítulo 6 en el que se describe la dieta digestiva utilizada para curar su tracto intestinal.

Luego, lea el Capítulo 7 en el que hay instrucciones sobre la forma de investigar cuáles son los alimentos que le producen alergias. No incluya esos alimentos en su menú una vez que interrumpa el ayuno o su dieta digestiva. Seleccione los alimentos que come con poca frecuencia y que tienen un bajo contenido en polen alergénico (vea el Capítulo 7).

A continuación figura un plan de comidas para los 3 días de purificación siguientes a los 2 días de ayuno con agua. Siga bebiendo agua pura y consuma caldo de verduras y jugos según lo necesite.

PRIMER DÍA

Desayuno: Un trozo de fruta (por ejemplo, peras, ½ melón, uvas).

Almuerzo: Un trozo de fruta (diferente del desayuno).

Cena: Caldo de verduras (vea la receta en el Capítulo 6).

SEGUNDO DÍA

Desayuno: Uno o dos trozos de fruta o una taza de grano entero cocido, cereal sin gluten (por ejemplo, arroz o mijo). No tome productos lácteos.

Merienda: Un trozo de fruta.

Almuerzo: Ensalada arco iris de verduras (vea la receta en el Capítulo 6).

Merienda: Una taza de verduras crudas o hervidas al vapor.

Cena: Sopa de verduras y arroz integral bien cocido.

TERCER DÍA

Desayuno: Cereal cocido de grano entero sin gluten. No coma productos lácteos.

A *media mañana*: Un trozo de fruta.

Almuerzo: Ensalada de verduras crudas o hervidas al vapor.

A *media tarde*: Un trozo de fruta.

Cena: Cereal de grano entero sin gluten, verduras hervidas al vapor y sopa de verduras.

CUARTO DÍA

¡Comienza la dieta digestiva!

Aquellos que prefieren los análisis clínicos para las alergias (vea el Capítulo 9) sigan, no obstante, las sugerencias mencionadas, luego lean el Capítulo 6. Recuerde, el ayuno y la purificación son algo más que una herramienta de diagnóstico; también son terapéuticos. No lea los Capítulos 7 y 8 (si quiere hágalo para informarse) y busque un médico que le diga cuáles son los alimentos que debe evitar.

Cómo la desintoxicación del organismo le ayuda para todos los tipos de artritis

¿Debe hacer la purificación para tipos leves de artritis como la bursitis o la tendinitis? Siempre y cuando no tenga inconvenientes, la respuesta es afirmativa. Aunque estas formas no articulares de artritis generalmente comienzan con una herida, la herida daña el organismo. Y el ayuno y la purificación son terapias de curación.

Aun cuando no tenga ningún tipo de artritis, es conveniente eliminar los alimentos alergénicos que pueda identificar. La autoinmunidad puede causar otras enfermedades además de la artritis, y no todos los síntomas de alergias a los alimentos están necesariamente relacionados.

Durante los 7 días de purificación, puede fácilmente adelgazar entre 2 y 5 libras (1 y 2 ½ kilos). Se eliminan líquidos y se adelgaza con rapidez. Cuando reanuda su alimentación normal, reemplazará los líquidos. Pero la grasa que pierde no tiene que regresar. Si está excedido de peso y especialmente si padece de osteoartritis o gota, el plan de 7 días de purificación es una forma maravillosa de iniciar un programa de adelgazamiento. A medida que avanza hacia la dieta de alimentos reconstituyentes, su peso gradualmente alcanzará el nivel óptimo sin seguir haciendo dietas. Si desea más información acerca de dietas para adelgazar, vea el Capítulo 15.

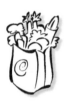

Es fácil dejar de fumar durante la desintoxicación

Puede utilizar la purificación como una forma fácil para dejar de fumar. El tabaco es un veneno tan poderoso que siempre da positivo a *todas las personas en cualquier* tipo de prueba de alergia.

Por ello no se permite fumar durante la dieta de ayuno o purificación. Aun si se lo permitiera, no sentiría placer en fumar con el estómago vacío. Si sintiera la necesidad de fumar y lo hiciera, el resultado sería muy poco satisfactorio. Las personas que fuman nuevamente después de 7 días de purificación dicen que los cigarrillos tienen el gusto del veneno.

Por consiguiente, los síntomas de dejar de fumar simplemente se mezclan con los síntomas del ayuno y la purificación.

Habida cuenta de que necesita una semana o menos para dejar por completo los síntomas de la adicción al tabaco, cuando termina su plan de purificación ya habrá dejado toda su dependencia a la nicotina. No tendrá de ninguna manera más necesidad de fumar cigarrillos, pipa o cigarros.

La carencia de nicotina, sin embargo, lo puede atormentar durante semanas, meses, aun años. Si adopta una dieta natural sana sin substancias adictivas como la cafeína o el azúcar refinada, aumentará la posibilidad de tener una vida libre de tabaco.

Por ello, durante la purificación, imagínese comenzando una nueva vida como un no fumador. Tire todos los cigarrillos, las pipas, o los cigarros, encendedores, u otro tipo de elementos para fumar.

Aun cuando termine la purificación, no debe comenzar a fumar de nuevo mientras la cura digestiva y los exámenes para los alimentos alergénicos continúan. Ello le puede llevar 17 días más. Por lo tanto, aproveche la oportunidad y ¡comience una nueva vida libre de nicotina y artritis! En ningún otro momento es tan fácil dejar de fumar como cuando inicia el régimen de purificación.

Dejar de fumar es sin duda alguna la medida más importante que uno puede adoptar para mejorar la salud y prolongar su vida. Habida cuenta de que dejar de fumar alivia su sistema inmunitario de la carga del venenoso alquitrán, la nicotina y otras sustancias químicas dañinas, para no mencionar las moléculas radicales, muchas personas observan que la artritis mejora considerablemente cuando dejan de fumar. A veces la artritis desaparece completamente.

Datos especiales para curar la gota y la osteoartritis

¿Qué pasaría si se purificara durante 7 días y aún padeciera de artritis?

En primer lugar, si padece de gota, los dolores continuarán o aumentarán en ese tiempo. Ello se debe a que, mientras se purifica, el organismo sigue enviando cristales de ácido úrico a las articulaciones. El ácido úrico entra en la sangre y por ello continúan los síntomas de la gota.

Si ayuna durante mucho tiempo, los depósitos de ácido úrico se rompen y se eliminan. Pero ello puede llevar 2 ó 3 semanas y aún más en el caso de una persona obesa, a veces no aconsejamos que lo haga por cuenta propia.

Si la gota persiste, simplemente siga las instrucciones dadas y continúe con su plan de dieta digestiva y las pruebas de alimentos alergénicos. Tal vez continúe el dolor leve o disminuya mientras hace la dieta digestiva. Sin embargo, cualquier alimento alergénico puede causar un recrudecimiento. Una vez que deje de ingerir esos alimentos alergénicos junto con los que producen tensión y causan la gota (vea el Capítulo 11), el dolor y los síntomas de la gota desaparecerán en forma gradual.

La única enfermedad que tal vez no desaparezca cuando termine la purificación de una semana es la osteoartritis, ya que no tiene una reacción autoinmune. Con excepción de la gota, la mayoría de los casos en que continúa el dolor después de 7 días completos de purificación tiene que ver fundamentalmente con la osteoartritis causada por el desgaste físico. En este caso, el remedio consiste casi siempre en adelgazar de modo que las articulaciones afectadas se vean aliviadas de la tensión de llevar un peso excesivo. Sin embargo, habiendo llegado tan lejos, una persona que no sienta alivio de los dolores causados por la osteoartritis puede continuar con la dieta prevista de la prueba de los alimentos alergénicos y, especialmente, con los pasos para curar el intestino "goteador".

El plan para curar el tracto gastrointestinal comienza inmediatamente después de terminar la purificación, según se describe en el Capítulo 6. A continuación se incluyen instrucciones en los Capítulos 7, 8 y 9 acerca de la forma de identificar los alimentos sensibles, ya sea por cuenta propia o con asistencia médica.

Capítulo **6**

La dieta digestiva que también ayuda a curar la artritis

La artritis no consiste solamente en dolor en las articulaciones. La medicina natural o naturista nos dice que para eliminar la enfermedad y tener una salud óptima, debemos curar todo el organismo. El tracto gastrointestinal y el hígado revisten una importancia particular en las enfermedades artríticas. Cuando estos sistemas no funcionan bien, los síntomas se agudizan a medida que los fragmentos de alimentos, los venenos bacteriales y otros elementos poco deseables entran en la sangre. Para algunas personas, esta es la forma en que comienzan las alergias a los alimentos y la autoinmunidad.

Cómo curar un intestino "goteador"

Ahora que se ha purificado durante siete días, ha llegado el momento de comenzar una dieta muy básica de alimentos sanos. Esto quiere decir muchas verduras frescas y frutas, frijoles y legumbres, cereales enteros sin gluten, pescados de agua fría y pequeñas cantidades de semillas. Una semana de esta dieta sana curará sus intestinos aún más, así como otros órganos. Afortunadamente, las

107

paredes del intestino tienen la tasa más alta de reposición de células en el organismo y la mayor habilidad para curarse por cuenta propia si se les da la oportunidad.

Durante la semana de purificación, usted consume menos sustancias dañinas y, cabe esperar, menos alimentos alergénicos. Cuando el tracto gastrointestinal está saturado de toxinas, las células inmunes especiales que recubren el intestino, inmunoglobulina secretoria A (IgA), se agotan muy rápidamente a medida que se unen a antígenos extraños que entran al organismo. Por lo tanto, el tracto digestivo tiene menos defensas. Siete días de alimentos fáciles de digerir permite que sus células del tipo IgA se recarguen.

Probablemente también deje el alcohol y sus remedios antiinflamatorios no esteroides AINE que son dos sustancias que agravan un intestino "goteador."

Antes de que las partículas de los alimentos entren en la circulación son enviadas desde el tracto gastrointestinal al hígado por conducto de vasos sanguíneos especiales. Una vez en el hígado son destoxificadas y filtradas. Una dieta de siete días de purificación reduce la cantidad de componentes dañinos que su hígado tiene que procesar, permitiendo que descanse. También disminuyen durante la purificación los complejos inmunes que se adhieren a las articulaciones y dan lugar a la inflamación.

Una semana de alimentos curativos

La mala alimentación empeora el intestino permeable "goteador". Por lo tanto, una vez que haya finalizado la purificación inicial, ha llegado el momento de comenzar una semana de alimentos básicos más nutritivos para curarse por dentro. Los antioxidantes en las frutas y las verduras disminuyen los daños de los radicales libres en su intestino. Durante una semana puede comer todo lo que quiera de estos alimentos, a saber:

Frutas frescas crudas
Verduras frescas (crudas o apenas hervidas)
Sopa o caldo de verduras casero

Jugos de verduras frescas

Frijoles (habichuelas, habas) secos (remojados, luego cocidos, el tiempo depende de los frijoles)

Legumbres (lo mismo que con los frijoles)

Arroz moreno (*brown rice*)

Quinoa

Amaranto

Mijo

Semillas crudas sin sal

Pescados de agua fría (porciones pequeñas, dos o tres veces por día)

Agua pura

Té de hierbas

Aliños de hierba según lo desee

Aceite de oliva o canola presionado a frío (poca cantidad en los aliños de las ensaladas o los condimentos)

Hay muchas recetas excelentes de comidas naturales y libros sobre cómo preparar deliciosos jugos de verduras, caldos y otros platos utilizando los ingredientes mencionados. Para comenzar, a continuación se presentan algunas recetas simples y sabrosas que puede utilizar durante su ayuno con jugos o como parte de su dieta digestiva.

El jugo curativo de la doctora Medeiros

La doctora Faizi Medeiros de Norwich, Vermont, comparte su jugo purificante de verduras favorito con nosotros. Beba una taza por día durante el programa de purificación, la dieta digestiva o una merienda en cualquier momento.

Cuatro zanahorias (quite las hojas)

Una remolacha

Un puñado de perejil

Tres tallos de apio

¼ de pulgada de raíz de jengibre (ginger root) *cortadas*

Necesitará un extractor de jugos para hacer este jugo. Si no tiene, pida uno prestado para ver si quiere comprar uno.

Junte el perejil, póngalo en el extractor con las zanahorias, el apio, la raíz de jengibre y la remolacha.

Caldo de verduras energizante

Tres litros (3 cuartos de galón) de agua

Dos cebollas cortadas

Cuatro dientes de ajo picados

Una taza de col (repollo) roja o verde, cortada en rodajas

Cuatro zanahorias picadas

Cuatro tallos de apio picados

Una remolacha picada

Un puñado de perejil cortado

Cualquier otro tipo de verduras que desee

Cuando el agua haya hervido, agregue las verduras y deje cocer a fuego lento durante una o dos horas. También puede reducir el fuego y dejar cocer durante cuatro horas. Si quiere obtener una sabrosa sopa de verduras, deje las verduras y sirva.

Ensalada arco iris de verduras

La ensalada de verduras crudas no necesita mucha preparación ni mucha imaginación. Esta es nuestra ensalada favorita pero usted puede agregar lo que le guste.

Una taza de hojas de lechuga romana

Media taza de hojas de espinaca

Media zanahoria en rodajas

Media taza de bróculi picado

Un *cuarto de taza de jícama picada*

Un *puñado de remolachas ralladas*

Un *puñado de col (repollo) rallada*

Dos *cebollas verdes en rodajas*

Dos *tallos de perejil picado*

Condimente, si lo desea, con jugo de limón o aceite de canola y vinagre balsámico.

Algunos recordatorios útiles

En el caso ideal, usted terminará dos semanas de purificación nutricional y curación antes de comenzar las pruebas de los alimentos alergénicos. Esto significa que debe evitar los alimentos que sospeche le producen problemas. Asimismo, añada a su lista de "Alimentos que no debe comer" aquéllos que son muy alergénicos.

Catorce días de esa alimentación pura también pueden aumentar su reacción a los alimentos alergénicos o no tolerados. Tenga esto presente y coma sólo una pequeña porción de los alimentos sospechosos cuando haga la prueba. En el Capítulo 7 hay más información al respecto.

El exceso de gases y flatulencia puede ser un problema, en particular para las personas que no están acostumbradas a comer alimentos ricos en fibras y frijoles. Beba mucha agua pura y otros líquidos. Mastique o agregue semillas de hinojo (*fennel seeds*) a sus recetas, son un carminativo natural y un liberador de gases. El sabor amargo de las semillas de fenogreco también ayuda a resolver los problemas digestivos. También debe saber que, en la medida que los microbios intestinales cambian, las obstrucciones y los gases pasarán (sin juego de palabras) en pocas semanas. Esto es parte de la curación.

Para obtener el máximo de curación de su tracto gastrointestinal, beba té de hierbas como por ejemplo menta piperita (*peppermint*) y manzanilla (*chamomile*). Aproveche las especias de cocina de uso diario que ayudan a tener una buena digestión como las semillas de neguilla, cardamomo, cilantro, jengibre, tomillo y pimienta de cayena. Vea el Capítulo 14 si desea más sugerencias sobre los alimentos reconstituyentes para la digestión, en particular los números 3, 6, 11, 13, 15, 16 y 20.

Alimentos que causan tensión en el sistema digestivo

Está cambiando de una dieta que causa tensión con alto contenido de grasas saturadas y carbohidratos simples a una repleta de fibras y carbohidratos complejos, de modo que su intestino, y usted, puedan recuperar la salud nuevamente. Parecería que los alimentos refinados y cocidos son más fáciles de digerir que los alimentos crudos y enteros. En realidad, lo contrario es cierto.

Los alimentos que causan tensión, con frecuencia envasados y con aditivos y conservantes, producen cambios en los intestinos, que alteran la digestión y permiten el paso de moléculas sobredimensionadas, en particular proteína, en la sangre. Esto no sólo satura un hígado muy activo sino que destruye su inmunidad. En una oportunidad en que durante la realización de un estudio con ratas se les dio mucha comida basura cargada de azúcar y grasas, sus enzimas descendieron.[35] A diferencia de los alimentos frescos y crudos, los alimentos cocidos y refinados tienen muy poca o ninguna enzima natural. Esto provoca una gran demanda de las reservas de enzimas de su organismo.

Comer apurado es otro de los pecados de la cena. Masticar es el primer paso de la digestión a medida que los alimentos son destrozados en pequeños trozos; inhalar su cena sólo crea más problemas a su ya apurado intestino (vea el Capítulo 16). Si bien es posible comer arroz y brócoli sin masticar demasiado, los alimentos naturales enteros que tienen una consistencia áspera y un alto contenido de fibras exigen más tiempo y una buena masticación antes de tragarlos.

Las rodillas y el estreñimiento de Patricia B. mejoran

Patricia B. siempre había sido muy activa, criando a sus tres hijos, haciendo jardinería, viajando con su esposo y a cargo de un hospedaje en Victoria. Con el paso de los años, Patricia notó que sus rodillas se endurecían. Sentía dolores leves a veces, pero nada que pudiera superar sólo con fuerza de voluntad. En su mayoría, siguió adelante con su rutina completa a la edad de 54 años.

Por lo tanto, se sorprendió mucho cuando un día su mejor amiga, con lágrimas en los ojos, se acercó y le dijo: "Pat, tienes que buscar ayuda —caminas como una anciana". Su marido también estaba preocupado y llamó a un médico naturópata para que la asesorara.

Tras tomar nota de su larga historia clínica, el médico le sugirió a Patricia que se sacara radiografías de las rodillas; los resultados confirmaron sus sospechas de que padecía de osteoartritis. Asimismo, el médico tomó nota de la larga historia de Patricia de malestares gástricos, entre ellos estreñimiento y calambres de estómago después de comer.

De inmediato, Patricia inició una dieta de purificación. En una semana, el estreñimiento y los dolores gástricos desaparecieron. A medida que Patricia aprendió la forma de incorporar alimentos naturales a su dieta y evitar el trigo, el alimento que le causaba más alergias, sus rodillas se aliviaron gradualmente.

Desde entonces, hace ejercicios suaves y de estiramiento tres veces por semana además de su dieta sana. La combinación de alimentos naturales y actividad periódica le han dado a Patricia libertad para hacer lo que le gusta, sin dolores ni frustraciones.

El hígado: Un órgano extraordinario

Ubicado detrás de las costillas en el costado superior derecho del abdomen se encuentra su órgano interno más grande, el hígado. El hígado activo mantiene su ocupado calendario de almacenar y filtrar la sangre, producir bilis para digerir las grasas, guardar las vitaminas y el hierro y ayudar en casi todas las actividades del metabolismo en el organismo. Por lo tanto, no debe sorprender que cuando un órgano tan influyente se enferma o se cansa, el resto del organismo sufra. A veces, esto incluye las articulaciones.

Este sistema de filtrado principal saca los venenos, las drogas, los químicos, los complejos inmunes, los antígenos extraños y otras elementos indeseables de la sangre. Afortunadamente para nosotros, existe una conexión sanguínea directa entre el tracto gastrointestinal y el hígado que permite al hígado descartar la mayoría de los materiales amenazadores antes de que entren en la sangre.

Un hígado que funciona bien usa sus propias células macrófagas inmunes, las células Küpffer, para atrapar a las bacterias que tratan de entrar en el organismo a través del tracto digestivo. Las moléculas y los trozos de alimentos también son atrapados y divididos en pequeños pedazos por estas células.

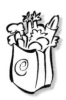

Los peores enemigos del hígado

Tan extraordinario como es este órgano, en el mundo de hoy es casi imposible que funcione bien. La contaminación ambiental, los aditivos de los alimentos, las drogas, los cigarrillos, el alcohol, la comida basura, los plaguicidas y una variedad de otros químicos con que nos encontramos a diario exigen un mayor esfuerzo de su hígado.

Su hígado debe evitar todas estas toxinas y otros antígenos extraños. ¿Cómo se mantiene un hígado normal? Cuando los antígenos de los alimentos se escabullen del hígado y entran a la sangre, los complejos inmunes forman la sustancia que entra en las articulaciones y las inflama. Las endotoxinas venenosas creadas por bacterias patógenas también pasan el filtro del hígado y empeoran la inflamación de las articulaciones.

Cómo utilizar fibras para limpiar los intestinos

Cuando comemos alimentos muy procesados con gran cantidad de aditivos y sin nutrientes, nos falta una fibra que limpie los intestinos. Las fibras y los nutrientes son descartados durante el procesamiento y refinamiento de los alimentos; algo así como tirar al niño en lugar del agua del baño.

La fibra es el elemento menos digerible de las frutas frescas y las verduras, los cereales enteros y los frijoles y legumbres. Si no se digieren, ¿para qué comerlos?, se puede preguntar. Muy sencillo. Sin fibras, se estriñe y se enferma en general. La baja ingestión de fibras se vincula a la diabetes, la obesidad, las hemorroides, el cáncer de colon, las caries, la alta presión y, sí adivinó, la artritis.[36]

Coma alimentos para obtener fibras. Los suplementos artificiales de fibra y las bebidas pueden disminuir la absorción de minerales.

El hecho de comer fibras a diario mantiene el nivel de azúcar en la sangre, disminuye el colesterol y lo ayuda a luchar contra el cáncer. Y si trata de adelgazar, no hay nada mejor que una taza de verduras con fibras y arroz integral.

Comer muchos alimentos ricos en fibras cura su intestino enfermo al aumentar la liberación de enzimas digestivas de su páncreas. Una mayor cantidad de fibras aumenta el tamaño de la materia fecal que pasa más rápida y fácilmente a través de su tracto gastrointestinal. La dieta estadounidense estándar contiene escasos 20 gramos de fibra por día lo que significa que los alimentos tardan por lo menos dos días para pasar a través de los intestinos.

Las personas que consumen una dieta más básica y natural obtienen 100 o más gramos de fibra por día; sus alimentos pasan a través del organismo en escasas 30 horas o menos.

La digestión lenta aumenta la exposición del organismo a las toxinas, ya sea ingeridas o producidas por las bacterias. Cuando come una dieta sana con un alto contenido de fibras y poca azúcar y grasas, las fibras envuelven las toxinas en su tracto intestinal y las barren de su organismo.

Los microbios buenos del intestino usan fibra para fabricar una cadena corta de ácido graso llamado ácido butírico como combustible para el intestino y el hígado. El ácido butírico también cura y regenera las células dañadas en esas zonas. Algunos médicos recetan píldoras de ácido butírico para suplementar en forma directa. No obstante, aumentar las fibras es un paso importante en su plan de recuperación. Muy pocas fibras enloquecen la población de microbios del intestino a medida que los malos microbios se apoderan de las buenas bacterias. Son los malos microbios los que producen las toxinas y también causan otras enfermedades.

 ## ¡No más malos microbios!

Junto con la falta de fibras, las grasas animales saturadas ayudan a producir la "disbiosis", es decir una relación incómoda entre los buenos y los malos microbios del organismo en su intestino. Las grasas malas también aumentan la producción de las prostaglandinas inflamatorias que causan el enrojecimiento y el calor en las articulaciones.

Normalmente, existe una relación simbiótica o feliz entre las partes microbiales opuestas, cada una de las cuales habita cómodamente en su intestino. Las buenas bacterias, cuando están fuertes, mantienen a los gérmenes delincuentes en su lugar.

El consumo excesivo de grasas animales perturba esta asociación cómoda. Mary James, N.D., es directora de Servicios Educativos en el *Great Smokies Diagnostic Laboratory* en Asheville, North Carolina, un laboratorio especializado en el tracto gastrointestinal y las funciones digestivas. La carne de res y las grasas animales, señala la doctora James, alientan a los bacteroides, un tipo de bacteria, a producir una enzima que irrita las paredes intestinales, promueve la inflamación gástrica y da lugar a un intestino diarreico.

El ajo, la clorofila verde que contienen alimentos del tipo de la espinaca y el bróculi, y varias hierbas como el sello de oro son antibióticos naturales que disminuyen los microbios patogénicos en su tracto digestivo.

"Replante" su intestino con bacterias inofensivas

Los alimentos sanos benefician la permanencia de las bacterias en su tracto gastrointestinal. El próximo paso para curar su tracto gastrointestinal es replantar algunas de las buenas bacterias perdidas. Una forma fácil de hacerlo es comer yogur, leche fermentada con muchas bacterias como el *Lactobacillus acidophilus* u otras bacterias inofensivas del intestino. Una dieta con alto contenido de fibras ayuda a esta bacteria a crecer más fácilmente. El alcohol y los antibióticos la matan así como a otros gérmenes buenos.

El Lactobacillus es sólo una de las 400 especies vivas en el intestino pero ayuda a restablecer una población simbiótica intestinal. También se pueden tomar las píldoras que contienen estas y otras bacterias inofensivas, que se encuentran en las tiendas de alimentos naturales (*health food stores*).

Cómo reactivar el ácido estomacal

No hay argumentos de que el ácido del estómago disminuye con la edad, lo que a su vez impide la digestión y la absorción de nutrientes. El doctor Robert Russell del Centro de Investigación del Efecto de la Nutrición sobre el Envejecimiento, del Departamento de Agricultura de EE.UU., en la Universidad Tufts, en Boston, dice que una quinta parte de las personas de más de 60 años con poco ácido estomacal sufre de un crecimiento excesivo de bacterias en el tracto intestinal. Este número se duplica para las personas mayores de 80 años.[37]

Tomar té verde o raíz de jengibre antes de las comidas es una forma totalmente natural de estimular el ácido gástrico para la digestión. Los alimentos amargos como la lechuga y las verduras de hojas verdes que se comen en una ensalada de aperitivo junto con otras verduras crudas ayudan a los jugos estomacales. Vea en el Capítulo 14 los consejos para recuperarse N° 6, 13 y 20.

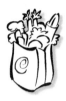

Cómo curar su hígado en forma natural

Para completar el ciclo de curación, ocúpese de su hígado. Abandone tantos químicos, venenos, drogas y otros tipos de sustancias que dañan el hígado como pueda. Coma alimentos orgánicos, use limpiadores no tóxicos en su casa, deje de fumar y beber (cabe esperar que haya hecho esto durante la dieta de purificación), y deje de lado todo químico potencialmente peligroso en su vida. Dicho de otro modo, ¡déle un descanso a su hígado!

El plan de siete días de purificación y una semana de dieta digestiva fueron los comienzos de la curación de su hígado en forma natural. Sin consumir alimentos que causan tensión o son alergenos, su hígado puede disfrutar una semana de descanso del filtrado. Agregar alimentos reconstituyentes con un alto contenido de nutrientes curará aún más a su hígado.

Bríndele a su hígado un impulso rejuvenecedor comiendo remolachas y diente de león (*dandelion*) con sus comidas. Prepare *borscht* o sopa de remolachas, hierva raíces de remolacha y verduras para la cena o ralle remolachas crudas en las ensaladas. El diente de león fresco es una maravillosa comida silvestre que le da a las ensaladas un atractivo exótico. Los tés de hierbas que contienen leche de cardo y raíces de diente de león aceleran la rehabilitación de su hígado.

El próximo paso es aislar los alimentos alergénicos con las técnicas que figuran en el Capítulo 7.

Alimentos alergénicos que pueden causar artritis

Puede tratar de averiguar qué alimentos le producen alergias por su cuenta si utiliza un sistema llamado la prueba de eliminación de alimentos y desafío. Ya eliminó los alimentos alergénicos sospechosos, ahora ha llegado el momento de desafiar a su cuerpo y ver si reacciona.

Algunos médicos consideran que este es el mejor método para probar las intolerancias a los alimentos. En cierta medida es cierto. Usted puede utilizar este método esencialmente gratis en la intimidad de su hogar.

Pero como todo, tiene sus inconvenientes. Esta prueba de eliminación y desafío exige perseverancia, tiempo y paciencia de su parte. Habida cuenta de que algunas reacciones a alimentos son tan sutiles, tal vez sea difícil darse cuenta si tiene alergia o no tiene. Otras reacciones serán obvias. Las reacciones que aparecen días o semanas después de comer un alimento alergénico no podrán ser detectadas con este método.

Ponerse en marcha

Antes de purificarse, con bastante anticipación, haga una lista de los alimentos que come normalmente y que sospecha le causan alergia. (En este capítulo y en el resto del libro, siempre que decimos "alimentos" también queremos decir bebidas o tragos de todo tipo.)

Si bien algunas alergias son debidas a alimentos que causan estrés y destruyen la salud, y son dañinos para todos, también podemos desarrollar alergias a alimentos como los cítricos y la lechuga, que la mayoría de las personas consideran buenos alimentos y reconstituyentes de la salud.

No sabemos con certeza por qué ocurre esto. Algunos nutricionistas dicen que el hecho de comer los mismos alimentos todos los días causa intolerancia. Sin embargo, cuando se estudian diversas culturas, cada una tiene sus alimentos favoritos que comen a diario. En los países orientales las personas comen arroz, en México el maíz es muy popular. Tal vez, habría que responsabilizar a las malas dietas, el estrés y los estilos de vida modernos que abruman al intestino. Tal vez, el organismo reacciona a los plaguicidas y a otras sustancias químicas en los alimentos, no a los alimentos en sí mismos.

Cualquiera sea la razón, es esencial reconstituir la salud de los intestinos e identificar los alimentos que lo agravan y que pueden desencadenar una reacción autoinmune como la artritis reumatoide.

¿Cómo detectar un alimento alergénico?

Cuando se elimina de nuestras comidas un alimento al que somos alérgicos, comenzamos a experimentar cierto malestar. La comida parece incompleta y, tal vez, tengamos dolores de cabeza, calambres abdominales, estrés emocional, dolores musculares, fatiga, o falta de energía y malestares similares a la gripe.

Pero las alergias a los alimentos son algo complicado. Muchos médicos rechazan la denominación de alimentos alergénicos y prefieren la intolerancia o la sensibilidad, y se preguntan cómo muchas reacciones a los alimentos son realmente alergias inmunes. Jonathan Brostoff y Stephen Challacombe, autores del libro *Food Allergy and Intolerance*, consideran que las verdaderas alergias a los alimentos afectan al 15% de las personas.[38]

Puede llevarle horas, días o aún más tiempo para que un alimento alergénico cause una respuesta, aun después de una semana o más de abstinencia. Aun cuando una reacción se presente, los síntomas pueden ser vagos y difíciles de detectar. Algunas reacciones a alimentos ocurren sólo ante la presencia de otros alimentos concretos.

El medio ambiente juega un papel muy importante para detectar las alergias a los alimentos. La reacción a los alimentos varía con las estaciones, las infecciones e incluso los ciclos menstruales femeninos. La fiebre de heno y otras alergias causadas por el aire también aumentan las reacciones a los alimentos.

Las alergias, incluidas las alergias a los alimentos, pueden aparecer sólo cuando otra actividad o substancia agrega estrés a su organismo, como el ejercicio o la nutrición deficiente. Incluso la aspirina puede causar suficiente tensión para presentar una reacción alérgica, como es el caso del asma provocada por la aspirina. De modo que si está tomando aspirina u otra píldora, dejar de lado este hábito puede aumentar su tolerancia a algunos alimentos.[38]

Responder las siguientes preguntas puede ayudar a descubrir los alimentos alergénicos ocultos. Responda a cada pregunta nombrando los alimentos en cuestión y recuerde que en los alimentos se incluyen las bebidas.

1. ¿Qué alimento extrañaría más si no lo tuviera?
2. ¿Tiene que comer algún alimento especial antes de dormirse a la noche?
3. ¿Tiene que comer algún alimento en particular antes de empezar el día?
4. ¿Tiene que comer algún alimento en particular durante el almuerzo o la merienda?
5. ¿Tiene que comer algún alimento en particular como pan, patatas, leche, huevos o maíz en las comidas?

6. ¿Siempre se asegura de tener suficiente cantidad de algún alimento en particular por miedo compulsivo a quedarse sin él?

7. ¿Siente que alguna de las comidas es incompleta sin algún alimento específico?

8. ¿Se siente incómodo si no hace alguna comida, o se retrasa, que contenga alimentos específicos?

9. ¿Su malestar se aliviaría si comiera el alimento?

10. ¿Al comer determinado alimento sufre un ataque de artritis?

11. ¿Al comer cualquier alimento en grandes cantidades siempre recrudecen los síntomas de la artritis?

12. ¿Al comer cualquier alimento siente indigestión, acidez, gases o problemas gastrointestinales?

13. ¿Siente que al comer varios alimentos juntos tiene reacciones, mientras que cuando los come solos no las tiene?

14. ¿Sólo tiene reacciones a determinado alimento después de tomar un determinado medicamento?

15. ¿Hacer ejercicio o el cansancio le producen reacciones a las comidas?

16. ¿Sus reacciones a los alimentos varían de una estación a otra?

17. ¿Sus alergias a los alimentos se empeoran cuando tiene resfríos, gripe u otros tipos de enfermedades o infecciones?

18. Para las mujeres: ¿reacciona a los alimentos más en algunos momentos durante el mes?

La artritis de Joan B. desapareció cuando descubrió sus alergias ocultas a los alimentos

¿Cómo estas preguntas pueden ayudarlo a identificar los alimentos que causan artritis?

Preguntas similares sin lugar a dudas ayudaron a Joan B., quien durante cuatro años sufrió dolores agonizantes causados por la artritis reumatoide en sus manos y en la rodilla izquierda. Su médico probó un arsenal de medicamentos sin éxito. Pero dejemos que Joan nos cuente su historia.

"Todo lo que los medicamentos lograron fue empeorar mis dolores abdominales y la diarrea que había padecido durante años. Junto con la artritis me sentía tan mal que tuve que dejar mi trabajo de mecanografía para quedarme en casa y descansar.

"Luego, en 1978, leí en una revista de medicina que se sospechaba que la alergia a los alimentos comunes era la causa de la artritis. No sabía nada de ayunos o de pruebas de alimentos en esa época. Sin embargo, decidí dejar paulatinamente mis medicamentos y hacer algo para curar la artritis por cuenta propia.

"Por lo tanto, analicé mis hábitos de alimentación. Sospechaba realmente que reaccionaba al pan, el azúcar, los tomates, las hamburguesas y el café. Seguí adelante y eliminé esos alimentos completamente.

"Sentí un poco de malestar durante algunos días al privarme de mis comidas favoritas. Transcurrida una semana, la artritis comenzó a mejorar bastante. Por primera vez en años mis dolores digestivos desaparecieron completamente.

"Aún tenía dolores leves y rigidez causados por la artritis. Pero realmente estaba muy contenta con el resultado. Por lo tanto, consulté a un médico que se especializaba en alergias. Me felicitó y me dijo que probablemente había descubierto que era alérgica a todos los alimentos de los que sospechaba.

"Para cerciorarse, sin embargo, me hizo ayunar para purificarme y luego me hizo hacer una prueba con el trigo, el centeno, la levadura, el azúcar, los tomates, las hamburguesas y el café.

"El resultado fue que era alérgica al trigo, el azúcar, las hamburguesas y el café. Pero aún puedo comer centeno y tomates. Nunca lo hubiera averiguado sin ayunar y hacer la prueba de los alimentos alergénicos. Hubiera seguido evitando comer centeno, levadura y tomates sin necesidad".

Aunque aún tiene algunas deformidades, Joan ha recuperado mucha movilidad en las manos y rodillas. Aún no puede escribir a máquina pero está encantada con su nuevo trabajo como recepcionista. En la actualidad tiene una vida activa y completamente normal.

¿Por qué no debemos desafiar los alimentos estresantes?

Como leyó en los Capítulos 3 y 5, el organismo desarrolla problemas gástricos y posiblemente alergias a los alimentos como resultado de una alimentación deficiente. Las personas que tienen una alimentación óptima tienen intestinos más sanos y desarrollan menos sensibilidad a los alimentos; la artritis tampoco es un problema serio. Por el contrario, muchas personas que padecen de artritis también tienen una severa deficiencia alimentaria.

Para recuperarnos de la artritis debemos eliminar todos los alimentos estresantes, esos alimentos que destruyen la salud y que agotan el organismo y producen estrés físico, y reemplazar esos alimentos nocivos por aquellos que reconstituyen la salud.

Lleva tiempo reconstruir un organismo deteriorado y reparar el daño de años de mala alimentación. Por eso nuestro objetivo siguiente, tras curar el intestino y el hígado, es identificar y eliminar gradualmente esos alimentos alergénicos que pueden provocar la artritis reumatoide.

Sin embargo, si alberga la esperanza de liberarse permanentemente de la artritis debe de inmediato aplicar los Pasos N° 1 y 4. Es decir, debe eliminar todos los alimentos estresantes y reemplazarlos por alimentos reconstituyentes.

En el Capítulo 11 encontrará una descripción de los alimentos que causan estrés. A continuación figura una breve reseña, a saber:

GRASA: aceites vegetales y margarina hidrogenados; grasas saturadas, mantequilla, grasa de cerdo, todas las carnes grasas.

ALCOHOL: todos los licores, la cerveza y el vino.

CAFEÍNA: café, té negro, chocolate, cacao, algunas bebidas gaseosas.

CARBOHIDRATOS REFINADOS: azúcar, harina blanca, arroz blanco, y todas las harinas y los cereales refinados.

EDULCORANTES (endulzantes): aspartame, sacarina o cualquier edulcorante artificial. Toda bebida o alimento que tenga azúcar, fructosa o algún edulcorante en esta lista.

ALIMENTOS PROCESADOS: todo alimento envasado, procesado, "conveniente", enlatado, precocido, elaborado, preparado, artificial, substituto o comida rápida (*fast food*). Esto incluye salchichas, comidas de buffet y carnes ahumadas; también todos los alimentos horneados procesados.

ADITIVOS, QUÍMICOS: todos los alimentos que contienen sustancias químicas o aditivos artificiales, incluido el glutamato de monosodio (MSG).

Todos los alimentos que contienen uno o más alimentos estresantes se deben considerar tabú. La lista incluye prácticamente todos los alimentos que se encuentran en los estantes de los supermercados.

Ahora bien, como evitará estos alimentos, es superfluo desperdiciar su tiempo probando alimentos estresantes.

Nunca diga nunca más

Odiamos decir que nunca coma una determinada comida de nuevo. Para empezar, esas exigencias dietéticas van en contra de la mayoría de las personas. Hemos aprendido esta experiencia dolorosa con las dietas para adelgazar. Las personas a las que se les prohíben algunos alimentos para adelgazar a menudo se sienten privadas y a la larga comen todos los alimentos que engordan y que habían evitado en un principio.

En segundo lugar, debe decidir cuántos cambios desea hacer para sentirse mejor. Algunas personas no están dispuestas a hacer un cambio fundamental y pasar de sus dietas habituales a alimentos naturales y sanos, sin comer nunca más galletas de chocolate.

Así pues, le proponemos lo siguiente. Trate de hacer una dieta de purificación durante dos semanas, observe cómo se siente. Pruebe alimentos que piensa que le causan reacciones y evítelos. LUEGO decida qué alimentos vale la pena evitar para siempre y cuáles no. Para algunas personas es suficiente aliviar sus dolores siguiendo sólo una de nuestras directrices.

Haga la prueba solamente con alimentos básicos

Un alimento básico es el trigo, el azúcar, la soja, el café, la leche o el maíz, los que no se pueden dividir en alimentos componentes. Por ejemplo, la mayoría de los panes no son alimentos básicos. Pueden tener trigo, centeno, azúcar, levadura, aceite de soja, u otros alimentos básicos. Sólo el pan sin levar hecho con harina y agua y nada más se considera un alimento básico.

Por lo tanto, cualquier comida como la lasaña, la mayonesa, los panqueques, los alimentos fritos, las bebidas gaseosas o el helado que contienen más de un alimento básico se deben someter a prueba separando cada ingrediente. Si sospecha que las hamburguesas, por ejemplo, le causan problemas, su sensibilidad puede ser afectada por el trigo, el azúcar o la levadura en el pan o la misma carne. En relación al pan, puede ser sensible sólo a la levadura y no a los otros ingredientes. Con respecto a las comidas fritas, tal vez sea alérgico al propio alimento o a la grasa en que lo fríe.

Por consiguiente, sólo los alimentos básicos se deben someter a prueba —y cada alimento básico debe analizarse por separado.

(*Si por alguna razón especial desea probar alimentos no básicos como el pan o alimentos estresantes como el azúcar o el arroz blanco, el procedimiento es el mismo que para los alimentos básicos. Sin embargo, no podrá identificar exactamente los ingredientes del pan que le causan el malestar. Habida cuenta de que los alimentos estresantes causan el estrés alimentario que precede a la artritis, debe dejar de comer estos alimentos que destruyen la salud.*)

Cómo preparar su lista de alimentos que causan artritis

El próximo paso es desglosar su lista de alimentos básicos. Encabece su lista con los alimentos básicos que sospecha le causan las reacciones, que desea más, que come con más frecuencia y en mayor cantidad. Luego agregue los demás alimentos en orden decreciente. (*Estos son también alimentos estresantes.)

Trigo	Cerdo y tocino (panceta)
Leche y quesos	Pollo
Huevos	Cordero
*Azúcar	Avena
Carne de res	Arroz moreno (*brown rice*)
*Café	Frijoles de soja y productos con soja
*Chocolate	Miel
Ternera	Cacahuetes (maníes)
Lengua	Tomates
Atún enlatado	Lechuga
Naranjas	

Los alimentos que empeoran la artritis

Para darle una mejor idea de los alimentos a los que puede ser alérgico y no saberlo, a continuación se presenta una lista de los alimentos más comunes, poco comunes y nada comunes que pueden exacerbar su artritis reumatoide.

Según las estadísticas, usted puede tener alergia a alimentos como el azúcar, el trigo, la leche, el maíz, la soja, la cafeína, los huevos, y el chocolate. Pero cada persona tiene una química orgánica única. Tal vez descubra que no tiene sensibilidad a ninguno de los alimentos alergénicos comunes pero sí a uno o más alimentos en el grupo de "poco comunes" o "nada comunes".

Mientras trata de eliminar las alergias más comunes durante las dos semanas de purificación, la lista de alimentos nada alergénicos le brinda la oportunidad de comer bien (a menos que coincida con su lista personal de alimentos que debe evitar comer).

Alergenos más comunes

*Alcohol

Alforfón (Trigo sarraceno, *buckwheat*)

*Azúcar y dulces

*Bebidas gaseosas

Cacahuetes (maníes) y mantequilla de maní

*Café y té negro

Cerdo (jamón, tocino o panceta)

Coco

Fresas

Frutas cítricas (naranjas, limones, limas, toronjas o pomelos)

Glutamato de monosodio (MSG por las siglas en inglés)

Huevos

Leche de vaca (y productos lácteos como el requesón y la mantequilla)

Levadura (alimentos horneados y cervezas)

Maíz (también los derivados como el almíbar de maíz o corn syrup)

Medicamentos

Nueces (incluso los aceites de nueces)

Pescados de todo tipo

Piña (ananá)

Soja (un aditivo común)

Tabaco

Tomates

Trigo (y sus productos incluido el pan)

Vinagre

Alergenos bastante comunes

Cebollas

Espinaca

Hongos

Judías verdes

Manzanas

Morrones y pimientos (ajíes rojos y verdes)

Papas

Pepinos

Pollo

Alergenos poco comunes

Albaricoques (damascos)

Alcachofas (alcauciles)

Arroz

Avena

Batatas (boniatos, camotes, papas dulces)

Bróculi

Cebada (*barley*)

Centeno

Cordero y carne de carnero

Espárragos

Lechuga

Melocotones (duraznos)

Miel

Pasas de uva

Peras

Uvas

Zanahoria

Generalmente, si es sensible a la soja, el trigo, el centeno o alimentos similares de los que se hacen otros productos, también será sensible a esos otros productos. Pero en cuanto a la leche, esto no siempre sucede. Las personas que son sensibles a la leche, la crema y el queso duro tal vez no sean sensibles al requesón (queso *cottage*) o al yogur. Por eso, tal vez sea necesario analizar los productos lácteos por separado.

Si bien la leche homogeneizada puede ser un alergeno, la leche cruda y todos los productos lácteos crudos a menudo son bien tolerados. La leche de vaca es la principal responsable. La leche de cabra produce menos alergias, aunque los alérgicos a la leche de vaca también pueden ser alérgicos a la leche de cabra.

Probablemente haya notado que los cacahuetes (maníes) y las nueces se presentan por separado; eso obedece a que los cacahuetes en realidad son legumbres, no nueces. Hablaremos bien de los pescados más adelante, pero dado que los pescados pueden causar reacciones en algunas personas, no los incluya en su menú hasta que haga las pruebas de alergia.

Algo más, el gluten, la proteína que se encuentra en la mayoría de los cereales, incluso en el trigo, la cebada y la avena, puede causar problemas. Vea el Capítulo 8 donde se dan más detalles al respecto.

Un caso severo de artritis terminó cuando se eliminaron de la dieta los alimentos alergénicos

¿Es posible ayudar a las formas menos comunes de artritis si se eliminan los alimentos alergénicos?

A Richard A., un contador de 28 años, le diagnosticaron inflamación de las vértebras anquilosantes. Desde el comienzo de la enfermedad Richard creía profundamente en las curaciones naturales y tenía conocimiento de las terapias de purificación y nutrición. Afortunadamente, el médico de Richard también estaba personalmente interesado en las terapias para la alergia y nutrición, y estuvo de acuerdo en cooperar para curar la artritis de Richard sin medicamentos.

Dado que una de cuatro personas que padecen de inflamación en las vértebras anquilosantes tiene inflamación en los ojos, el médico de Richard le recomendó que mantuviera la medicación mínima para prevenir la inflamación de los ojos. El médico estuvo de acuerdo con Richard y le suprimió todas las aspirinas y medicamentos no esenciales.

Richard comenzó de inmediato una dieta de purificación de siete días. El dolor y la inflamación en su espalda y sus piernas comenzaron a disminuir. Pero cuando completó la semana, el dolor en la espalda aún le molestaba. Su médico dijo que lo causaban los medicamentos que aún tomaba. Aun así, Richard estaba seguro que podía identificar un recrudecimiento causado por sensibilidad a algún alimento.

Su médico le dio instrucciones para hacer la prueba de un nuevo alimento por día. Los alimentos, por supuesto, eran alergenos comunes. El azúcar y el trigo le causaron mucho dolor en el sacroilíaco. La leche le causó dolor y rigidez en la zona lumbar y en las piernas. La carne de res le causaba cansancio y la columna vertebral estaba tensa.

Esos alimentos fueron eliminados de inmediato y reemplazados por alimentos sanos, frescos, naturales y productos de granja. La enfermedad de Richard no desapareció de un día para otro. En los seis meses siguientes desaparecieron gradualmente los síntomas de la artritis y su médico le retiró los medicamentos.

Es demasiado pronto para decir si la desaparición de los síntomas es permanente. Pero su espalda no está rígida ni encorvada, que es la consecuencia de la inflamación vertebral anquilosante y desaparecieron los síntomas de la artritis.

Los alimentos que desafía deben haber sido comidos recientemente

Cuando su lista de alimentos sospechosos esté completa, asegúrese de que haya comido todos al menos una o dos veces en los cinco días antes de comenzar su ayuno.

Ello se debe a que cuando deja de comer un alimento no tolerado, su sensibilidad aumenta marcadamente en los próximos días. Si come un alimento alergénico después de haberse abstenido de comerlo durante tres o cuatro días, le producirá una reacción mayor.

Pero una vez transcurrida una semana o más tiempo sin comer ese alimento, el sistema inmunitario con frecuencia comienza a perder anticuerpos a ese alimento. Tras haberse abstenido de comer algún alimento durante varias semanas, puede ser que si hace la prueba nuevamente ese alimento ya no dé un resultado positivo o el resultado no sea tan rápido o tan evidente.

Para que un alimento no tolerado produzca una respuesta alergénica debe comerlo por lo menos dos o tres veces durante los cinco días anteriores al ayuno. (Debe hacer lo mismo cuando usa algún método alternativo de prueba.)

Las alergias a determinadas comidas son más fáciles de detectar. Comer esos alimentos produce una respuesta muy clara ya sea que los haya consumido hace poco tiempo o no. Las alergias fijas pueden ser más peligrosas. Si sabe que tiene una respuesta fuerte a un alimento determinado, *no haga la prueba en su casa solo. Haga esa prueba solamente con la ayuda de su médico utilizando la técnica de eliminación y desafío o análisis clínicos para detectar alergias.*

 ## La Técnica de Autopurificación aumenta la sensibilidad a los alimentos

Durante los primeros días siguientes después de la purificación, los alimentos alergénicos que coma pueden aumentar los síntomas de la artritis. Si son alergenos, los primeros alimentos que come pueden producir síntomas de artritis o algún otro malestar en unas pocas horas. Pero la intensidad de esas reacciones disminuye gradualmente. Por lo tanto, sugerimos hacer las pruebas de los alimentos durante no más de 10 días después de su ayuno.

Perdemos la sensibilidad a los alimentos cuando dejamos de comerlos

Si se abstiene de comer un alimento no tolerado mientras mantiene su dieta normal, probablemente pierda la sensibilidad a ese alimento en unas dos semanas.

Pero la sensibilidad regresa rápidamente cuando comienza a comer ese alimento frecuentemente. Por ejemplo, si no come algún alimento durante seis semanas, luego lo come una vez, probablemente no tenga ninguna reacción. Pero esa única exposición es suficiente para que su sistema inmunitario cree anticuerpos nuevos. Si luego sigue comiendo ese alimento todos los días, o cada dos o tres días, recuperará la sensibilidad original rápidamente.

Aun con estos cuidados, algunas reacciones a alimentos serán vagas, tardarán unos días o será necesario que haga algo más para que aparezcan. Mientras no identifique estos alimentos, detectará otros y así resolverá parte de su rompecabezas de alimentos que causan artritis.

A menudo podemos comer los alimentos alergénicos nuevamente si curamos nuestro intestino y tenemos una dieta variada

En muchos casos, ocuparse de un tracto digestivo dañado corrige las intolerancias alimenticias. Esto es particularmente cierto en los casos de las alergias ocultas y para las personas que son sensibles a muchos alimentos.

En la medida en que reemplaza los alimentos estresantes por los reconstituyentes y su organismo comienza a recuperar su salud, probablemente pueda comenzar a comer algunas de sus comidas favoritas de nuevo.

Por ejemplo, si después de abstenerse durante seis a ocho semanas, o aún más tiempo, comienza a comer alimentos no tolerados muy de vez en cuando, la sensibilidad original no regresa con la misma intensidad. Si su intestino funciona apropiadamente y su hígado no tiene problemas, las partículas grandes de alimentos no entran en la sangre ni molestan su sistema inmunitario. Al tener una dieta variada y espaciar sus comidas con alimentos que le causaban alergias, puede seguir disfrutándolos.

Los alimentos que puede comer nuevamente alternándolos después de un período de abstinencia se conocen como alergenos cíclicos. Con frecuencia, ese tipo de reacciones se vinculan a un intestino "goteador", especialmente en personas sin antecedentes alérgicos, de alimentos o de otro tipo.

Sin embargo, algunos alimentos *siempre* producen reacciones. Sin perjuicio del tiempo que se abstenga o lo poco que coma, siempre que coma ese alimento tendrá un recrudecimiento. Esos alimentos se llaman alergenos de reacciones fijas y sus anticuerpos, al parecer, permanecen en la sangre indefinidamente. Aparecen en personas propensas a las alergias. Si, después de la abstinencia, come el alimento nuevamente, pueden reaparecer los síntomas de la artritis.

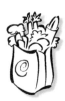

La artritis misteriosa de fin de semana de Leonard K.

Los recrudecimientos a menudo aparecen cuando la persona que ha cambiado a una dieta reconstituyente de la salud la abandona y come todo tipo de alimentos alergénicos o refinados. Aun cuando un solo alimento pueda ser un alergeno de reacción fija, eso es suficiente para desencadenar un recrudecimiento doloroso de la artritis y la hinchazón.

Leonard K., un agente de Bolsa, tiene un recrudecimiento de la artritis reumatoide todos los domingos y lunes. El dolor y la inflamación desaparecen gradualmente para el próximo viernes.

Hace casi 15 años, Leonard hizo las pruebas de alimentos y la purificación. Eliminó de su dieta todos los alimentos que le causaban alergia y algunos estresantes. En unas semanas, el dolor causado por la artritis reumatoide en los tobillos y las rodillas cedió y parecía que se recuperaría.

Luego algo no funcionó. Todos los fines de semana, volvía a tener los dolores y la inflamación. Y aunque disminuían durante la semana gradualmente, nunca pudo recuperarse completamente. Porque el próximo fin de semana, Leonard tenía otro recrudecimiento.

"Estás comiendo algo que no debes", le dijo un amigo.

"No", Leonard le dijo, "ven a cenar el sábado para comprobar que no es así".

Lo que Leonard dijo era literalmente cierto. Pero en las terapias nutricionales, alimentos significa todo aquello que nos llevamos a la boca, incluso los cigarrillos, los medicamentos y las bebidas.

Durante la noche, Leonard tomó por lo menos cuatro vasos de whisky con hielo.

"Ese es el problema", le dijo su amigo. "El alcohol es un alergeno de reacción fija. Deja de tomar alcohol y la artritis desaparecerá".

"No quiero", dijo Leonard. "El bienestar que me causa beber los fines de semana es mayor que el malestar que me causa la artritis durante la semana".

La moraleja en este caso es que el hecho de saber qué alimentos causan artritis no detiene la enfermedad. Para superar la artritis debe eliminar esos alimentos y bebidas de su dieta, y mantenerse así. Usted decide.

El desafío: haga la prueba de un alimento a la vez

Siga consumiendo alimentos sobre la base del plan de dieta digestiva. Comience el desafío comiendo una porción de su primer alimento alergénico en el desayuno. No vuelva a comer ese alimento ya probado durante el resto del día.

Al día siguiente, haga lo mismo con el próximo alimento en su lista. Habida cuenta de que puede seguir probando alimentos durante 10 días tras las dos semanas de purificación, ello le permite hacer la prueba de 10 alimentos diferentes.

Ahora bien, 10 alimentos básicos pueden parecerle pocos. Pero, recuerde, no es necesario que pruebe alimentos que le causan tensión.

Retomemos la lista de alimentos sospechosos típicos mencionada anteriormente. De esos 21 alimentos, 3 tenían un asterisco que indicaba que eran alimentos estresantes que no es necesario probar. Por lo tanto, sólo debe probar 18 alimentos. Y esta lista es inusualmente larga.

Si tiene más de 10 alimentos en la lista de pruebas, a continuación le diremos la forma de proceder. Pruebe los 10 alimentos más sospechosos, uno por día. Luego, pruebe los restantes con las pruebas alternativas que figuran en el Capítulo 9.

Utilizando la misma lista de alimentos sospechosos, presentamos un ejemplo de su plan para la prueba de los 10 alimentos:

Lunes: naranjas

Martes: pollo

Miércoles: trigo

Jueves: ternera

Viernes: avena

Sábado: cordero

Domingo: arroz moreno (*brown rice*)

Lunes: judías de soja y productos de soja

Martes: tomates

Miércoles: cacahuetes (maníes), mantequilla de maní

Si hay otros alimentos que siguen causando problemas, puede probarlos más adelante con un método alternativo.

Los medicamentos pueden alterar los resultados de las pruebas

Durante todo el período de prueba, excepto cuando pruebe las bebidas, sólo tome agua natural. Está prohibido masticar goma de mascar, fumar, beber alcohol y tomar medicamentos.

Si fuma, bebe alcohol o toma medicamentos, sin lugar a dudas esto provocará una reacción y el resultado será alérgico. Si no puede completar la purificación y las pruebas sin tomar una aspirina o algún medicamento recetado, sepa que el medicamento causará una reacción continua. Cualquier otra reacción alérgica estará subordinada a ésa. Sabiendo esto, tal vez pueda identificar cualquier recrudecimiento causado por los alimentos alergénicos que está probando.

Pero los medicamentos sólo confunden la tarea de identificar los alimentos alergénicos. De ser posible, debe abandonar todos los medicamentos no esenciales antes de iniciar la purificación.

Una simple prueba de alimentos ayudó a Roberta A. a poner fin a su artritis

Roberta A., una moza de 38 años, sufrió de artritis reumatoide en la rodilla izquierda durante 18 meses. Además de las habituales 15 aspirinas diarias y, a veces, inyecciones de esteroides, su médico le aconsejó usar una media de goma en la rodilla. Pero no la ayudó. Después de un recrudecimiento en particular muy doloroso, Roberta tuvo que dejar su trabajo. Como no podía subir escaleras, dormía en un sofá en la sala. Aun así, el dolor era tan fuerte que sólo podía dormir si tomaba tranquilizantes.

Una amiga que trabajaba en una tienda de alimentos naturales le comentó a Roberta acerca de una investigación que había identificado alimentos alergénicos como una de las causas de la artritis reumatoide.

Con la ayuda de su amiga, Roberta revisó su dieta y se dio cuenta de que comía 10 rodajas gruesas de pan de trigo por día con mantequilla de maní más 6 tazas de café fuerte, además de huevos, carne de res, queso y una porción grande de espagueti de trigo. La lista de Roberta de alimentos sospechosos contenía trigo, café, levadura, maníes, huevos, carne de res y queso.

Bajo la guía de su médico, Roberta debía purificarse durante cuatro días, tras lo cual debía comer un alimento sospechoso por día durante siete días.

Cuando terminó su purificación el quinto día por la mañana, Roberta se dio cuenta que la mayor parte de los dolores habían desaparecido de la rodilla. Pero después de sus dos primeras comidas con trigo cocido, se encontró nuevamente en el sofá con uno de los peores recrudecimientos que tuvo. De los demás alimentos, sólo el café, la carne de res y el queso precipitaron los síntomas de la artritis.

Roberta dejó de comer estos alimentos culpables y los reemplazó por alimentos sanos reconstituyentes que su amiga le sugirió. En 14 días, el dolor y la hinchazón en la rodilla izquierda habían desaparecido. Un mes después, volvió a caminar sin problemas. El último año ha trabajado sin interrupción. Sólo una vez, cuando se alejó de su dieta, recrudecieron los dolores por poco tiempo.

(Nota: Uno de los alimentos de Roberta era el café que es un alimento estresante y no es necesario probarlo.)

Cómo preparar los alimentos de prueba

Prepare cada alimento en la forma en que lo come generalmente, ya sea cocido o crudo. Si lo come de las dos maneras, coma la mitad cocida y la otra cruda. Compre los alimentos en el lugar que lo hace habitualmente. Si normalmente compra lechuga en el supermercado, no compre lechuga orgánica para hacer la prueba. Si generalmente come un tipo de carne, pruebe ese tipo y no otro con menos o más grasa. Si habitualmente come manzanas con cáscara, no las pele para hacer la prueba. Tal vez, sea alérgico a los residuos de pesticidas en la cáscara.

Los alimentos como la miel, la levadura o las especias no pueden ser considerados una comida completa. Cada uno, sin embargo, debe ser probado por separado como los demás alimentos y esperar el mismo tiempo para ver el resultado. A continuación se indica la forma de hacer la prueba de algunos alimentos.

LEVADURA PARA HORNEAR (*baker's yeast*): mezcle una cucharada de levadura para hornear en un vaso de agua sin cloro y bébalo.

LEVADURA DE CEBADA (*brewer's yeast*): mezcle una cucharada de levadura de cebada en un vaso de agua pura sin cloro y bébalo.

AVENA (*oats*): la comida debe consistir en avena simple, seca o avena preparada en agua fresca sin cloro, dependiendo de la forma en que esté acostumbrado.

CENTENO (*rye*): hierva y luego cueza a fuego lento el centeno hasta que esté tierno. Use sólo agua pura sin cloro. También puede usar galletas de centeno sin levadura ni azúcar.

TRIGO (*wheat*): cocine trigo a fuego lento o en una cacerola de doble fondo hasta que esté cocido. Use sólo agua pura sin cloro. Si quiere variar, haga *chapatis* (pan de harina de trigo integral y agua). A veces el matzoh se hace también de trigo integral.

MIEL (*honey*): mezcle tres cucharadas de miel en un vaso de agua tibia y fresca y bébalo. Cantidades similares de cualquier otro edulcorante (endulzante) natural puede ser probado de la misma manera.

AGUA: el agua pura nunca es un alergeno. Pero el agua del grifo que es tratada con grandes cantidades de cloro, flúor, sustancias químicas para suavizar el agua, u otros aditivos, puede serlo. El agua de pozo también puede tener residuos de pesticidas o fertilizantes. El agua de los baños termales rica en minerales también puede ser un alergeno. Reserve un período completo para hacer la prueba del agua sospechosa y beber todo lo que pueda. Puede beberla tibia si lo desea.

Recuerde que los alimentos que generalmente prepara con gran cantidad de agua, como la avena o el sorgo, en sí mismos tal vez no sean alergenos. Su alergia puede ser causada por el agua.

Tenga en cuenta de que está comiendo comidas variadas durante el desafío, debe sentirse saciado y satisfecho. No obstante, no agregue sal, mantequilla, pimienta u otro tipo de condimentos o aliños a su alimento en prueba. Si está probando las papas, su comida debe consistir sólo en papas al horno, hervidas o al vapor. No las coma fritas o de alguna otra manera que necesite agregar otro alimento.

¿Cómo identificar los alimentos alergénicos?

Tras haber comido un alimento de prueba, ¿qué reacciones debe esperar y cuándo?

En primer lugar, sus comidas de desafío pueden revelar la existencia de alergenos que causan enfermedades o síntomas diferentes a la artritis, como las migrañas. Si eso sucede, naturalmente dejará ese alimento aunque no empeore la artritis. Toda comida que produzca mareos, náuseas, debilidad, fatiga, fiebre o dolor de cabeza debe ser sospechada como la causa de una enfermedad crónica que pudiera tener. Esos síntomas pueden aparecer bastante rápido tras haber comido el alimento culpable, a veces en una hora.

Mientras está probando los alimentos, escriba sus notas. Registre el momento exacto de cada comida y las veces que aparecen los síntomas.

Cómo descubrir los alimentos que empeoran la artritis

¿Cuánto tiempo tardan los síntomas en aparecer? Tras haber comido un alimento que agrava la artritis, generalmente pasan entre 6 y 18 horas hasta que aparecen los síntomas y los dolores en las articulaciones. Pero en los primeros días tras la dieta de purificación, cuando la sensibilidad aumenta, las reacciones pueden ser más rápidas. Hemos observado casos en que los dolores de las articulaciones aparecen tres horas después de la comida.

Desde luego, las reacciones a los alimentos pueden tardar días en aparecer. Nunca se sabe si otros factores o alimentos necesitan estar presentes para causar una reacción alérgica. No obstante, puede estar seguro que un alimento es el causante de sus reacciones cuando las reacciones son fuertes y rápidas.

Reconocerá esas reacciones porque aparecerán los síntomas a primera hora a la mañana siguiente. Recordando el plan de pruebas del Capítulo 7, si se despierta el miércoles con las articulaciones endurecidas y doloridas, puede estar seguro que eso se debe al pollo que probó el día anterior (vea la página 136).

Otro ejemplo, supongamos que el sábado tiene un recrudecimiento a eso de las 9 de la noche. Probablemente lo ha causado el cordero que comió durante el día.

Si tiene un recrudecimiento al mediodía del segundo martes mientras come los tomates y continúa durante el resto del día mientras come los tomates, el alimento culpable es casi ciertamente los tomates que ha estado comiendo desde el desayuno.

Por supuesto, existe la remota posibilidad de que lo haya causado la cena con soja del lunes a la noche dado que comió esa comida hace menos de 18 horas. Debe registrar esa posibilidad de superposición en su anotador. También debe escribir otros factores de empeoramiento como una mala noche de falta de sueño, los ejercicios o un día muy estresante.

Una forma simple de identificar los alimentos culpables

Cuando tiene duda acerca de qué alimento exactamente de dos determinados agrava la artritis, las pruebas de lectura y escritura con frecuencia pueden ayudarlo a identificar los alimentos no tolerados. Aunque la lectura y la escritura se ven afectadas sólo por los alergenos más fuertes, con frecuencia esas pruebas son útiles para cerciorarse de cuál de los dos alimentos o más de los que sospecha es al que es más sensible.

Las pruebas de lectura y escritura deben hacerse después de cada comida de prueba. Unos 30 minutos después de hacer la comida de prueba, empiece a leer una revista. Si tiene dificultad para ver las letras o si ve doble, esa es una clara señal de que el alimento que acaba de comer es alergeno.

Para confirmarlo, escriba su nombre varias veces y unas oraciones en escritura normal y dos hileras de cifras. Luego imprima un par de oraciones. Si su escritura se modifica o es poco legible, o si ha omitido alguna letra o cifra o las ha escrito de atrás para adelante, esto es una clara señal de que la última comida ha sido alergénica.

Estas pruebas de lectura y escritura se deben hacer cada 30 minutos durante cuatro horas después de haber hecho la última comida de prueba. Si tiene una reacción, el alimento no necesariamente es el que le causa la artritis. Pero muy probablemente sea muy sensible a ese alimento.

Las pruebas de lectura y escritura se utilizan en la actualidad en las clínicas especializadas en alergias para confirmar la sensibilidad a los alimentos. Mientras realizaba las pruebas para ver qué alimentos le producían artritis, Myrtle L. descubrió dos alimentos alergénicos que le causaban migrañas que, de no haber sido así, no los hubiera descubierto.

Pruebas simples de alimentos le ayudaron a Myrtle L. a poner fin a sus dolores causados por la artritis y las migrañas

Durante años, Myrtle L., programadora de computación, sufrió muchísimos ataques severos de migrañas. Poco tiempo después de cumplir 39 años aparecieron los dolores y la hinchazón en las muñecas y pronto se extendieron a los codos, rodillas y cuello. Después que los estudios realizados confirmaron que padecía de artritis reumatoide, un amigo, que se había recuperado de la artritis mediante una terapia nutricional, le sugirió que consultara a un alergista.

Cuando el alergista se enteró de que Myrtle comía muchos alimentos desvitalizadores, le aconsejó que ayunara durante 5 días. La mayoría de los dolores de las articulaciones desaparecieron en los primeros 5 días sin alimentos. Myrtle comenzó a someter a prueba los alimentos que sospechaba le causaban alergias uno por día.

A intervalos de 30 minutos después de cada comida se le dijo que leyera una revista y escribiera varias oraciones en letra normal y las imprimiera. Una hora después de comer un plato de trigo cocido, Myrtle casi no podía leer la revista, las letras estaban muy borrosas. Y su escritura firme y redonda se transformó prácticamente en ilegible. Varias horas después tuvo fuertes dolores en las muñecas y las rodillas.

Myrtle se dio cuenta de que tenía la misma visión borrosa y la escritura temblorosa después de comer queso y chocolate. Pero solamente el queso le causaba dolores artríticos. Al día siguiente de hacer la prueba con chocolate, tuvo un fuerte ataque de migraña.

Al dejar de comer los tres alimentos, los síntomas de artritis desaparecieron en forma gradual y los ataques de migraña eran cada vez menos frecuentes.

¿Cómo utilizar las mismas técnicas que emplean las clínicas especializadas que tratan la artritis?

Los métodos de purificación y prueba de alimentos que se describen en este libro son prácticamente los mismos que se utilizan en las clínicas más famosas y más caras que tratan la alergia y que ayudan a miles de personas a curar la artritis reumatoide todos los años. Si sigue las indicaciones con cuidado puede alcanzar los mismos resultados en su casa sin necesidad de tener que gastar ni un centavo.

Si tras tener un recrudecimiento, el dolor y la rigidez no disminuyen por lo menos en un 50%, retrase la prueba con el próximo alimento.

¿Cómo interpretar las señales de sensibilidad a los alimentos?

Mientras realiza las pruebas de alimentos, los síntomas de recrudecimiento pueden comenzar a desaparecer a las pocas horas de haber dejado de comer los alimentos culpables. Generalmente, los dolores y la rigidez causados por el recrudecimiento anterior disminuirán de un día para otro.

No obstante, antes de seguir realizando las pruebas, espere a que los síntomas disminuyan hasta un punto en que pueda reconocer otro recrudecimiento si aparece. Mientras tanto, continúe comiendo alimentos sobre la base de su plan de dieta digestiva. Con frecuencia, no tendrá que esperar más de 24 horas antes de que los síntomas disminuyan a un nivel en que pueda seguir adelante con las pruebas. Tan pronto como los síntomas disminuyan considerablemente, siga adelante con las pruebas de alimentos.

Si tiene uno o dos recrudecimientos prolongados, tal vez no tenga tiempo suficiente para someter a prueba los 10 alimentos sospechosos en los 10 días de que dispone. En ese caso, puede probar el resto de los alimentos con las técnicas alternativas que se describen en el Capítulo 9.

Siempre y cuando pruebe los alimentos en el orden en que los sospecha, dos o tres recrudecimientos deben ser suficientes para identificar los alergenos más potentes que agravan su artritis.

Las pruebas de alimentos ayudan a Bob W. a curar gradualmente la artritis reumatoide

Bob W., de 48 años, tuvo artritis reumatoide durante tres años. Su médico le recetó medicamentos que le aliviaban el dolor y la hinchazón. Pero los efectos secundarios le causaban un malestar continuo. Finalmente, Bob consultó a otro médico que tenía mucha experiencia en nutrición. Le dijo que dejara todos los alimentos que causaban estrés. A pesar de ello, Bob continuó sufriendo ataques de intenso dolor en las rodillas y muñecas.

Su médico lo envió a una clínica pequeña de tratamiento de la artritis en el sudoeste del país para que hiciera la dieta de purificación y las pruebas de alimentos. Bob se sintió muy contento cuando después de 5 días de purificación, sus dolores desaparecieron. Luego, comenzó a someter a prueba los 9 alimentos sospechosos, uno por día. Se le dijo que hiciera pruebas de lectura y escritura a los 30 minutos después de haber comido.

El primer recrudecimiento ocurrió justo en la tarde del segundo día. El nutricionista a cargo no pudo estar totalmente seguro si había sido causado por el desayuno o por la comida de la noche anterior. Las dos comidas habían sido hechas dentro de las 18 horas del recrudecimiento.

Un examen rápido de los registros de lectura y escritura de Bob confirmaron que había tenido la visión borrosa a la hora de haber desayunado esa mañana y la escritura de Bob había sido notablemente temblorosa e ilegible. Sobre esa base, el nutricionista decidió que había sido el desayuno el que le había desencadenado la artritis.

Los otros dos recrudecimientos que siguieron ocurrieron al levantarse y se los asoció con los alimentos del día anterior.

Los resultados de los estudios demostraron que Bob era alérgico al trigo, el arroz y el maíz. Dejó de comer esos alimentos de inmediato.

Una semana después, el dolor y la hinchazón en las articulaciones habían disminuido una vez más. Siguió estrictamente las indicaciones y no ha tenido artritis desde hace más de un año.

Una forma fácil de descubrir las familias de alimentos que empeoran la artritis

Muchas personas que padecen de artritis se dan cuenta de que son alérgicos a diversos alimentos, no sólo a uno. Algunas personas han tenido reacciones alérgicas hasta a 15 alimentos diferentes.

En muchos casos, las personas con sensibilidades múltiples reaccionan a varios alimentos estrechamente relacionados que los alergistas agrupan en una sola familia. Las familias de alimentos se relacionan en el sentido de que todos los miembros de una familia son reconocidos por el sistema inmunitario por tener antígenos "extraños" similares.

Por ejemplo, dos alergenos bastante comunes que agravan la artritis, las papas y los tomates, los dos pertenecen a la familia de las solanáceas. Muchas personas que tienen sensibilidad a los tomates también la tienen a las papas, y viceversa. Esas personas tienen una sensibilidad predispuesta a otros miembros de la familia de las solanáceas como los pimientos verdes y rojos, la berenjena y el pimentón (*paprika*).

Si los estudios confirman que es alérgico a cualquier alimento que pertenezca a una determinada familia, probablemente tenga una sensibilidad relacionada con otros alimentos de la misma familia. El hecho de saber eso lo ayudará enormemente a detectar los alergenos que agravan la artritis.

Por ejemplo, una comida normal podría contener una patata y un tomate. Juntos, los dos son suficientes para que tenga un recrudecimiento de la artritis. Pero si no incluye el tomate o la patata, el resto tal vez no sea suficiente para producir una respuesta de rechazo por parte del sistema inmunitario.

A continuación se presentan las principales familias de alimentos. No todas son alergenos comunes. Las familias de las crucíferas y las calabazas rara vez son alergenos. No todos los miembros de una familia de alimentos son alergenos. Por ejemplo, el maní de legumbre es un alergeno común, pero los frijoles *mung* no lo son.

Grupos comunes de familias de alimentos

ÁSTER: aceite de girasol, aceite de alazor (cártamo, *safflower*), alcachofas, consuelda sarracena (*goldenrod*), diente de león, endivia, escarola, lechuga, manzanilla (camomila), semillas de girasol.

AVES: carne de ganso, pato, pollo. Huevos.

BOVINO: cabrito, carne de ternera, carne de res, carnero, cordero.

CALABAZAS: calabacín (*zucchini*), calabaza, calabaza común, melón cantalupo, melones (todos los tipos), pepino, sandía. Todas las semillas de estas plantas.

CEREALES: todos los cereales de granos incluidos los brotes de bambú, arroz, avena, cebada, centeno, maíz, malta, melaza, mijo, sorgo y trigo. También los brotes de estos granos.

CÍTRICOS: lima (limón verde, *lime*), limón, mandarina, naranja, tangelo. toronja (pomelo).

CRUCÍFEROS: apio chino, berza, bróculi, col rizada, col (repollo), coles (repollitos) de Bruselas, coliflor, colinabo, hojas de mostaza, mostaza, nabo, rábano, rutabaga.

LÁCTEOS: la leche en general y los productos derivados.

LEGUMBRES: alfalfa, cacahuetes (maníes, cacahuates, *peanuts*), todos los frijoles (alubias, habas, habichuelas, porotos) y judías, frijoles de soja y productos de soja, frijoles *mung*, lecitina y orozuz (regaliz, *licorice*). También los brotes de bayas, frijoles y alfalfa.

LEVADURA: levadura para hornear (*baker's yeast*) y levadura de cebada (*brewer's yeast*).

PEREJIL: anís, apio, chirivía (*parsnip*), comino, coriandro (cilantro), eneldo, hinojo, pastinaca (*persimmon*), perifollo (*chervil*), zanahoria. También las semillas de estas plantas.

ROSÁCEAS: albaricoques (damascos), almendras, caqui (*persimmon*), cerezas, cerezas salvajes, ciruelas, ciruelas pasas, melocotones (duraznos), nectarina.

ROSA: baya de boysen, escaramujo o mosqueta silvestre (*rose hip*), frambuesa (*raspberry*), fresa (frutilla), *youngberry*, zarza de logan o frambuesa americana, zarzamora o mora negra (*blackberry*).

SOLANÁCEAS: berenjena, papas (patatas), pimentón (*paprika*), pimienta de cayena, pimiento de chile, pimientos (ajíes) verdes y rojos, tomates.

El peor alimento para agravar la artritis

En estudios de población se demuestra que la artritis es muy común en países en que el trigo es el alimento básico. El trigo es tal vez el alergeno más común que agrava la artritis y, definitivamente, figura cerca del primer lugar en la lista de alimentos más alergénicos. Los científicos han descubierto que muchas personas, incluso aquellas que nunca han tenido artritis antes, tiene síntomas de artritis en poco tiempo cuando se les coloca extracto de trigo debajo de la lengua.

Si bien es posible sufrir de una verdadera alergia al trigo o al cereal, a menudo es el gluten o la proteína del cereal lo que provoca los síntomas. Para algunas personas la sensibilidad al gluten es parte de una enfermedad llamada enfermedad celiaca en la que el gluten daña parte de las paredes intestinales. El resultado es un intestino "goteador", la mala absorción de los nutrientes y otros problemas digestivos.

Sin embargo, no todas las personas que no toleran el gluten tiene esa enfermedad.

Las investigaciones han demostrado que es posible ser sensible al gluten debido a otros cereales. Los investigadores de reumatología británicos, los doctores Gail Darlington y N.W. Ramsey, dicen que los cereales son uno de los alimentos que con más frecuencia producen síntomas en pacientes que sufren de artritis reumatoide. El trigo y el maíz se encuentran entre los peores.[39] (Téngase en cuenta que el maíz tiene poco gluten. La reacción al maíz probablemente indique que realmente es alérgico al maíz.) Por lo tanto, si confirma su sensibilidad al trigo o a otros cereales que tengan gluten, debe sospechar de todos los demás miembros de la familia de las hojas verdes. La fiebre de heno y las alergias al polen y a las hojas verdes pueden producir una reactividad cruzada incluidos los cereales.

Los productos de trigo que generalmente causan la misma sensibilidad que el propio trigo se encuentran en una variedad de alimentos procesados como el pan, los alimentos horneados, la cerveza, el licor, la mayonesa, la pasta, el helado y la mayoría de las salchichas. (Compruebe la etiqueta.) Muchas de las bebidas alcohólicas contienen grandes cantidades de diversos cereales, así como azúcar y levadura. El maíz (sin gluten) y sus productos son también ingredientes comunes en los alimentos procesados.

Tenga en cuenta que la dieta digestiva excluye los cereales que tienen gluten. El arroz integral, el mijo, el amaranto y la quinoa son cereales típicos que se permite comer en una dieta digestiva. No obstante, si mientras come estos alimentos siente dolores, considere la posibilidad de eliminarlos y observar cómo se siente.

Otros alimentos comunes que agravan la artritis

Lo mismo se puede decir de los frijoles de soja y los productos de soja. Los alimentos procesados pueden contener diversas cantidades de muchos alimentos básicos, cada uno de los cuales puede ser alergeno. Por ello debe abstenerse de comer alimentos procesados desde ahora en adelante. La soja es un aditivo alimenticio común. (El tofu, el tempeh y otros productos elaborados principalmente con soja son alimentos excelentes si no es alérgico a ellos.)

La familia de las solanáceas es otro grupo de alergenos comunes que agravan la artritis. Además de causar una respuesta inmune, esos alimentos contienen solanine, un glico alcaloide que inhibe la acción de la colinesterasa, la enzima que proporciona flexibilidad y agilidad a los músculos.

Aunque la levadura de cerveza es reconocida como una fuente excelente de vitamina B, también es un microorganismo rico en proteína. Pequeñas partículas de esta proteína pueden ser reconocidas como antígenos extraños en la sangre. Lo mismo se aplica a la levadura para hornear utilizada para hacer la mayoría de los panes (pero no todos).

Los alimentos ricos en proteínas como el cereal de gluten, los huevos, la levadura, los frijoles de soja y los alimentos lácteos se encuentran entre los primeros en la lista de los alergenos que provocan artritis. La forma más segura y beneficiosa de proteína sana es el pescado de agua fría como el salmón o el eglefino.

El almidón, la lecitina y otros constituyentes de alimentos pueden causar alergias. Aun los preservativos y aditivos pueden dar lugar a una respuesta alérgica.

El esfuerzo de Audrey M. se compensó al eliminar su artritis

Audrey M., una enfermera de 45 años, había tenido artritis reumatoide durante varios años. Leyendo revistas de medicina había obtenido información de resultados científicos acerca de que las alergias a los alimentos eran uno de los factores que agravaban la artritis reumatoide.

Audrey no tenía tiempo para hacer una dieta de purificación, pero estaba segura de que era alérgica a lo que llamaba "el desencadenante de la artritis", un sandwich de lechuga, queso suizo y tomate entre dos rodajas de pan de trigo con mucha mantequilla de maní.

Audrey sabía que, excepto por la grasa en el queso y la mantequilla de maní, esos alimentos eran considerados sanos. Sin embargo, cada uno era un alergeno bastante común. Además, uno de los sandwiches era el alimento principal de cada comida y merienda que Audrey tomaba. Cada día Audrey comía por lo menos 6 sandwiches grandes y a veces 7 u 8.

Si alguna comida o merienda no incluía su sandwich favorito Audrey se sentía mal. El malestar aumentaba hasta que podía comer sus alimentos alergénicos una vez más.

Le ayudó a confirmar sus sospechas de que su tracto digestivo estaba por detrás de todo —esto el hecho que Audrey se sentía llena y con flatulencias inmediatamente después de comer un sandwich y tenía diarrea con frecuencia. Tras un recrudecimiento en particular, Audrey decidió eliminar el desencadenante de la artritis.

Una vez que Audrey dejó de comer el sandwich, empezaron a aparecer los beneficios. En tres días sus problemas digestivos habían desaparecido completamente. El dolor y la hinchazón en las muñecas y rodillas disminuyeron considerablemente.

Pero siguió teniendo un dolor continuo menor. Audrey sabía lo suficiente acerca de nutrición para darse cuenta de que eso se debía a que aún comía algunos de los ingredientes del pan o porque comía alimentos de la familia de los que estaban en el sandwich.

Inmediatamente, Audrey interrumpió la ingestión de todos los alimentos que tenían trigo o levadura además de la crema agria, las patatas, el maíz y los frijoles de soja, alimentos que comía con frecuencia y que pertenecían a la misma familia de los del sandwich.

Una semana después de haber dejado de comer todos esos alimentos, desapareció el último dolor e inflamación artrítica. Luego, cuando hizo la dieta de purificación y las pruebas de los alimentos, Audrey se enteró que era sensible sólo a la mitad de los alimentos que había eliminado. Descubrió que podía seguir comiendo tomates, maníes y frijoles de soja sin problemas.

Pero su abstinencia alimenticia fue muy beneficiosa.

Cómo curar la artritis o la gota eliminando los alimentos destructivos

Ya debe haber identificado muchos alimentos alergénicos que agravan la artritis. Si aún tiene alguna duda acerca de cuáles de los alimentos superpuestos son alergénicos, puede analizar todos de nuevo mediante las pruebas alternativas que se presentan en el Capítulo 9. Asimismo, si no pudo hacer las pruebas con todos los alimentos en su lista, puede analizar los restantes de la misma manera.

De todos modos, al eliminar todos esos alimentos de su dieta, incluidos los que aún no ha probado o confirmado, y reparar su tracto digestivo, ha iniciado el camino para poner fin al dolor, la rigidez y la inflamación que causan la artritis reumatoide o formas similares de artritis provocadas por la mala digestión debida a la intolerancia de alimentos. Dado que la osteoartritis y la gota se pueden ver agravadas por un intestino enfermo, el hecho de eliminar los alimentos alergénicos responsables puede reducir en forma significativa el dolor que causan esas enfermedades.

Para curarse de la gota completamente debe eliminar de su dieta todos los alimentos que causan estrés conjuntamente con los alimentos que agravan la gota que se encuentran en el Capítulo 11 y debe adelgazar a su peso normal.

Para superar la osteoartritis completamente debe eliminar de su dieta todos los alimentos que causan estrés que figuran en el Capítulo 11 y adelgazar a su peso normal.

Cómo otros métodos de prueba de alimentos pueden ayudarlo

¿Qué sucedería si al hacer su lista de alimentos sospechosos no incluyó alguno en particular? El alimento no habrá sido probado y tal vez lo siga comiendo diariamente. Como resultado, los dolores de la artritis persistirán.

Si tiene algún tipo de artritis que no sea gota u osteoartritis, y si el dolor, la rigidez y la inflamación continúan después de la dieta de purificación y durante el período de prueba de alimentos, esa puede ser la explicación.

Con facilidad puede hacer la prueba de cualquier alimento que haya dejado fuera de la lista utilizando las técnicas alternativas que figuran en el próximo capítulo.

Mientras tanto, una vez que haya finalizado las pruebas y haya eliminado de su dieta los alimentos alergénicos y los que causan estrés, puede continuar y combinar diversos alimentos compatibles para hacer la comida que desee.

Si quiere realizar otros tratamientos para curar la artritis, consulte a un profesional capacitado en esta esfera (vea el Apéndice C).

Cómo elegir la mejor prueba de alergias a los alimentos —y más técnicas de autoayuda

---

Elizabeth D. fue una de cientos de personas con artritis entrevistadas para este libro, que se habían ido al sudoeste de Estados Unidos con la esperanza de encontrar alivio en un clima seco. Eventualmente, Elizabeth encontró alivio, pero no debido a la poca humedad.

"Al principio sentía dolores y tenía hinchazón en mis manos, luego se extendió a los codos, los hombros y las rodillas", me dijo. "Mi médico me diagnosticó artritis reumatoide. Me recetó 15 aspirinas por día. Eso no me ayudó, por lo tanto me recetó Indocin™ y luego esteroides. Eso me ayudó temporalmente, pero sólo si tomaba dosis elevadas.

"A los 47 años apenas podía caminar una cuadra sin sentir dolores. Adelgacé 25 libras y estaba tan delgada como una rama. Así pues, mi marido se jubiló y nos mudamos acá después de 30 años en las fuerzas armadas. Pensamos que el clima podía ayudarme. Pero esa fue otra desilusión.

"Luego me enfermé de neumonía. Nuestro médico acá dijo que se debía a que los esteroides que tomaba reprimían tanto mi sistema inmunitario, que yo no tenía resistencia. También me enteré

155

que los esteroides me causaban pérdida ósea —y las 15 aspirinas diarias me causaban gastritis aguda y timbre en los oídos.

"¡Los medicamentos realmente me asustaban! Cerca de mi casa hay una clínica para el tratamiento de la artritis. Ellos aconsejan el ayuno para averiguar cuáles son los alimentos que causan artritis. De veras, no creía en esos métodos. Pero estaba tan desesperada que le pedí a mi marido que me llevara a la clínica. Allí me dijeron que estaba demasiado delgada para ayunar, pero que ellos tenían un método alternativo.

"Me hicieron la prueba del pulso que alguien había desarrollado en los años treinta. Cuando uno come algún alimento al que es sensible, el pulso se acelera. Desde luego, hay que dejar de tomar los medicamentos. Todo era tan sencillo que yo misma lo podría haber hecho en mi casa. De todos modos, averiguaron que era alérgica a la carne de res, los huevos, la leche, el chocolate, el cerdo y los fiambres procesados."

"Por cierto, no sabían cuál de estos alimentos me causaba la artritis. Por lo tanto, me dijeron que los eliminara todos de mi dieta. También me dieron una lista de alimentos de alto riesgo que debía evitar y otra de alimentos naturales que debía comer.

"Realmente, nunca creí que pudiera dar buenos resultados, pero seguí los consejos de todos modos. Créase o no, tras un mes de hacer esta dieta, el dolor y la hinchazón en mis articulaciones comenzaron a desaparecer. Después de tres meses, pude caminar una milla sin sentir dolores. Gradualmente recuperé mi peso normal.

"El único recrudecimiento que tuve fue cuando fui a un rancho de vacaciones durante una semana y comí carne de res constantemente. Prometo que nunca haré algo así otra vez. Dio por tierra con el trabajo de meses. Ahora, cumplo mi dieta estrictamente. Además, me ayuda a ser siempre regular. Tengo 52 años, estoy completamente libre de la artritis, y me siento mejor que nunca".

Deje de ingerir todos los alimentos alergénicos

La recuperación de Elizabeth es como la de muchas personas en este libro, las que por alguna razón u otra no podían hacer ayunos o usar técnicas de purificación. Si no puede —o no quiere— ayunar o usar una técnica de purificación, o si no dispone de tiempo para hacerlo, *hay alternativas*. Las autopruebas de alimentos no necesariamente le señalan exactamente los alimentos que agravan la artritis, pero son un buen comienzo. Si quiere obtener resultados más precisos, vea la lista de análisis de laboratorio que figura al final de este capítulo.

Ya sea que la sensibilidad a un alimento le cause artritis o no, sería conveniente que lo dejara de ingerir.

Antes de seguir adelante, queremos enfatizar este punto. No caiga en la tentación de dejar de lado la dieta de purificación y usar alguna de las autopruebas alternativas porque le resulta más fácil. Son alternativas secundarias, no substitutos.

Ninguna de ellas mejorará su salud intestinal ni aliviará los dolores de la artritis reumatoide, como el régimen de purificación y los cambios a una dieta sana. Tampoco magnifican las reacciones como para revelar leves reacciones alérgicas a alimentos que tal vez pudieran estar agravando la artritis.

¿Cómo su pulso puede revelar alergias ocultas a alimentos?

La prueba del pulso es una técnica alternativa para comprobar la sensibilidad a los alimentos. Este método fue desarrollado por primera vez en los años treinta por el doctor Arthur Coca, un famoso inmunólogo. Cuando su esposa se enfermó, el doctor Coca descubrió que ella se empeoraba después de comer determinados alimentos que aceleraban su pulso. Cuando se eliminaban esos alimentos ella mejoraba.

Desde entonces, otros alergistas han perfeccionado y mejorado este método. Pero la técnica es básicamente la desarrollada por el doctor Coca. Si bien esta prueba tiene sus desventajas —no todo el aceleramiento del pulso se debe a alergias a alimentos y no todas las alergias aumentan el pulso—, la puede hacer en su casa y obtener bastante buenos resultados.

Antes de usar la prueba del pulso, en primer lugar debe conocer su pulso normal y sus límites de pulso normales. Para ello, tómese el pulso 14 veces al día durante tres días seguidos, inmediatamente antes de empezar a someter los alimentos a prueba.

Para comenzar, practique tomándose el pulso algunas veces con la punta de su dedos medio e índice. Su pulso se encuentra en la parte de adentro del brazo, a una pulgada (2 ó 3 cm) de su muñeca del lado del pulgar. Practique tomar su pulso varias veces durante 30 segundos, y calcule el tiempo con la aguja de un reloj muestre los segundos. Si cuenta 35 pulsaciones en 30 segundos, su pulso es de 70 pulsaciones por minuto (2 x 35 = 70).

Cómo averiguar su pulso normal

Para descubrir su pulso normal, debe tomar su pulso durante tres días seguidos, inmediatamente antes de hacer la prueba de los alimentos, de esta manera:

1. Al despertarse y cuando esté todavía en la cama.

2. Inmediatamente antes de cada comida.

3. A los 30, 60 y 90 minutos después de cada comida.

4. Inmediatamente antes de ir a la cama.

Salvo cuando se toma el pulso en la cama al despertarse, en los otros casos hágalo sentado. Siempre anote en su cuaderno la hora y el número de pulsaciones.

Este es un ejemplo:

	Día 1	Día 2	Día 3
Al levantarse	60	59	59
Antes del desayuno	58	57	60
30 minutos después del desayuno	68	67	68
60 minutos después del desayuno	74	70	74
90 minutos después del desayuno	70	66	70
Antes del almuerzo	63	62	66
30 minutos después del almuerzo	74	71	74
60 minutos después del almuerzo	76	72	77
90 minutos después del almuerzo	70	67	75

	Día 1	Día 2	Día 3
Antes de la cena	68	62	65
30 minutos después de la cena	77	68	76
60 minutos después de la cena	75	70	79
90 minutos después de la cena	73	67	77
Cuando se va a dormir	70	63	70
Total de los registros por día	976	921	990
dividido por	14	14	14
(número de veces que tomó el pulso)			
Promedio por cada día	69,7	65,7	70,7
Pulso normal = 69			
Máximo por cada día	77	72	79
Pulso máximo normal = 76			
Mínimo por cada día	58	57	59
Diferencia entre el máximo y el mínimo	19	15	20

Para saber el pulso promedio por día, sume los resultados de las 14 veces que tomó el pulso cada día y divídalo por 14.

Para saber el pulso normal, sume el promedio de las pulsaciones por día y divida el resultado por tres. (Por ejemplo, 69,7 más 65,7 más 70,7 = 206,1 dividido por 3 = 68,7 que se redondea en 69.)

Para saber la diferencia entre el máximo y el mínimo por día, reste el pulso mínimo de cada día del pulso máximo. (Ejemplo del día 1: 77 menos 58 = 19)

Para saber su pulso máximo normal, sume el pulso máximo por día y divida el resultado por tres. (Ejemplo: 77 más 72 más 79 = 228, dividido por 3 = 76)

Su pulso indica su salud interna

Ahora analice los registros de su pulso que anotó en su cuaderno durante los tres días.

Si algún día la diferencia entre el máximo y el mínimo es mayor de 16, ello puede indicar la sensibilidad a algún alimento que comió ese día. Si la diferencia es menor de 16, no hay señales de sensibilidad a alimentos.

Si el pulso máximo por día varía más de 2 pulsaciones por minuto, de un día para otro, eso también indica que posiblemente tenga sensibilidad a algún alimento. Si el registro diario máximo es constante, probablemente usted no tenga sensibilidad a ninguno de los alimentos que comió esos tres días.

En nuestro ejemplo de tomar el pulso, en dos ocasiones se señala la probabilidad de alguna sensibilidad a uno o más alimentos. Por ejemplo, durante dos días, la diferencia mayor de 16 entre el mínimo y el máximo señala la posibilidad de que, al menos, se haya comido un alimento alergénico esos dos días.

Además, la variación en la tasa máxima por día (es decir, 77, 72 y 79) excede 2, lo que señala también la posible sensibilidad a algún alimento.

Si en sus notas observa que el pulso aumentó más de seis pulsaciones por minuto por encima de su pulso normal después de comer algún alimento en particular, debe hacer la prueba de esos alimentos en primer lugar.

En su cuaderno también debe anotar los contenidos básicos de todos los alimentos que come, incluso las bebidas. Evite las meriendas, las bebidas y la goma de mascar (chicle) entre las comidas, dado que pueden alterar el pulso.

Cómo prepararse para hacer la prueba del pulso

Tome su pulso sólo después que haya estado sentado durante algunos minutos. Si tiene muchas pulsaciones, asegúrese que no se debe a los ejercicios, la tensión emocional, la ansiedad, las infecciones, las enfermedades infecciosas o las quemaduras de sol severas. Cualquier aumento en las pulsaciones que *no* corresponda a estas razones se puede deber a sensibilidad a un alimento o a una alergia al medio ambiente.

Generalmente, puede detectar la sensibilidad a algo en el medio ambiente como el polvo, el polen, las heces de los animales o las sustancias químicas porque su pulso permanece alto siempre que esté en ese ámbito. Si esto sucede, cambie de entorno y siga comiendo los mismos alimentos. Si tiene alguna alergia al medio ambiente, sus pulsaciones deberían normalizarse gradualmente. Si su pulso sigue alto, puede ser por que usted es alérgico a uno o más de los alimentos que está comiendo.

Todos los requisitos mencionados previamente que se aplican a las pruebas de alimentos después de la purificación, también se aplican a la prueba del pulso. En primer lugar, debe hacer una lista de los alimentos sospechosos que desea someter a prueba (Capítulo 7), excluyendo los alimentos estresantes —concéntrese solamente en los alimentos básicos.

Debe dejar de fumar y de tomar medicamentos no esenciales por lo menos tres días antes de establecer su pulso normal y durante el periodo de las pruebas de los alimentos. Para someter un alimento a prueba, es necesario que lo haya ingerido en forma regular anteriormente, y por lo menos una vez durante los cinco días que preceden a la prueba del pulso.

Si mientras establece su pulso normal, sus anotaciones demuestran que su pulso aumentó más de 10 pulsaciones por encima de su pulso normal después de haber comido algún alimento en particular, haga la prueba de esos alimentos en primer lugar.

Todos los alimentos que somete a prueba deben ser preparados como se describe en el Capítulo 7 para la prueba de la eliminación y el desafío. A diferencia del programa de purificación, usted debe ingerir y poner a prueba sólo un alimento por vez. Pero con la prueba del pulso, puede analizar dos alimentos en un día, uno por vez, en el desayuno y el almuerzo.

Las minicomidas dan mejores resultados

Prepare una cantidad normal del alimento que va a analizar. Divida la cantidad en tres porciones iguales. Coma cada una con 60 minutos de diferencia entre ellas.

Debe seguir una regla importante: Si inmediatamente antes de la hora en que debe comer la próxima minicomida, sus pulsaciones son más altas que el pulso normal diario, postergue la comida hasta que se normalicen o estén menor de lo normal y que hayan permanecido así durante una hora.

Supongamos que estaba probando trigo y carne de res. Suponiendo que le lleva 10 minutos comer una minicomida, su horario de comidas puede ser algo así:

7.30	Trigo
8.40	Trigo
9.50	Trigo
12.30	Carne
13.40	Carne
14.50	Carne
18.30	Cena normal sin alimentos alergénicos sospechosos o alimentos estresantes.

Debe comer a estas horas sólo si su pulso está al nivel normal o menor. La ventaja de comer minicomidas es que la cantidad de alimento no es suficientemente grande para causar un aumento importante en las pulsaciones debido a la tarea adicional de la digestión. En todo momento, sólo debe beber agua pura. Cualquier bebida sospechosa se debe someter a prueba como si fuera un alimento, según se describe en el Capítulo 7.

Si su pulso está más alto de lo normal en cualquier momento que tiene programado comenzar una minicomida, espere hasta que se normalice. Antes de comer, deje que su corazón lata durante una hora al nivel normal o por debajo de lo normal. Si su pulso permanece alto o si persisten los síntomas alérgicos hasta la noche, postergue la prueba del pulso hasta el día siguiente.

Ahora está preparado para someter a los alimentos a la prueba del pulso.

Lo que su pulso indica acerca de los alimentos que ingiere

Coma su primera minicomida.

Inmediatamente después de comerla mida su pulso y regístrelo en su cuaderno, y anote la hora y el alimento que está analizando.

También registre cualquier síntoma extraño que tenga en la media hora siguiente.

Haga lo mismo 30 minutos después.

Ahora, compare su pulso inmediatamente después de comer con el de 30 minutos más tarde.

Si ha aumentado en 16 pulsaciones o más por minuto después de comer, ello indica una gran posibilidad de que usted sea sensible al alimento.

Si transcurridos 30 minutos aún tiene 10 pulsaciones o más por minuto por encima de su registro máximo normal de pulsaciones, esto también señala la posibilidad de que usted sea alérgico a algún alimento.

Si estos dos hechos ocurren juntos, puede considerar esto un indicio fuerte de sensibilidad.

Si 30 minutos después de someter un alimento a prueba, usted tiene 84 pulsaciones por minuto o más, esta es otra indicación de que posiblemente haya comido algún alimento alergénico.

Cuando interprete estos resultados, asegúrese de que no padece de tensión emocional, ansiedad, infecciones, quemaduras de sol severas o los efectos de haber hecho ejercicios poco tiempo antes. Otro factor que se presta a confusión son las reacciones retardadas a los alimentos —la prueba del pulso funciona mejor con las respuestas inmediatas a los alimentos.

Repita este proceso con todas las minicomidas del día.

Por cada alimento, compare los resultados de cada una de las tres minicomidas. Si se repite cualquier indicador de sensibilidad dos o tres veces, puede ser que el sistema inmunitario haya tenido una fuerte reacción a ese alimento.

Debe eliminar ese alimento de su dieta, por lo menos hasta que pueda confirmar la sensibilidad con otro método.

Siempre y cuando que haya ingerido el alimento que está analizando con frecuencia hasta el día en que comience la prueba de los alimentos, puede continuar analizando alimentos sospechosos durante cinco días. Repetimos para que esto quede claro —puede continuar comiendo alimentos sospechosos libremente durante los tres días en que usted está estableciendo su pulso normal. Los cinco días a los que no referimos comienzan el primer día en el que somete los alimentos a la prueba del pulso.

Sobre esta base y suponiendo que no hay atrasos, puede ser capaz de analizar 10 alimentos diferentes durante cinco días de hacer pruebas.

Un simple cambio en su dieta le brindó alivio rápido a la rodilla adolorida de Doreen P.

¿Pueden las autopruebas realmente ayudar a librarse de la artritis?

"El dolor era como una espada que atravesaba mis rodillas", decía una mujer de 54 años.

"Me sentía tan mal que no podía soportar ningún peso en mi rodilla. Tuve que dejar de conducir y quedarme en casa".

¿Puede imaginarse una agonía semejante? Eso sucedió hace tres años. Esta mujer goza ahora de muy buena salud. Acaba de nadar una milla sin detenerse y ahora está parada al lado de una piscina en una comunidad de adultos en Arizona.

"Pero hace tres años estaba postrada por la artritis reumatoide. Mi médico me recetó 14 aspirinas, para empezar, por día. Luego me recetó cortisona. Pero los efectos secundarios eran tan molestos que volví a tomar aspirinas.

"Habíamos escuchado algo acerca de las técnicas de purificación, de ayuno y el régimen de eliminación. Pero la artritis me había hecho adelgazar tanto que el ayuno no se podía considerar.

"Luego, un amigo me comentó acerca de un médico naturópata que obtenía buenos resultados en el tratamiento de la artritis sin hacer ayuno. Mi marido me llevó a verlo. En una sesión que se prolongó durante toda la tarde, nos enseñó los elementos básicos de una nutrición sana. Luego nos enseñó la forma de utilizar la prueba del pulso y el método de la kinesiología para determinar los alimentos que son alérgicos.

"Hicimos las pruebas en casa. La prueba del pulso demostró que yo era alérgica al azúcar, la leche, la carne de res, el pollo, el chocolate y el café —mis comidas favoritas que había comido toda mi vida. Las pruebas de la kinesiología confirmaron los resultados.

"Tuve que dejar de ingerir esos alimentos que tanto me gustaban. Pero cuatro semanas después pude caminar sin dolores. Ya no hubiera comido ninguno de esos alimentos ni siquiera por un millón de dólares.

"Eventualmente, haciendo más pruebas nos enteramos que sólo el azúcar, la leche, el chocolate y el café me causaban artritis. La carne de res y el pollo no parecían causar nada en particular. Así que los como de vez en cuando.

"Inmediatamente después de eso, mi esposo se jubiló. Nos mudamos acá y no he sufrido de artritis para nada desde entonces".

Un método rápido para hacer la prueba de cualquier alimento

En cualquier momento, una vez que haya hecho todo lo necesario para comenzar a hacer las pruebas de los alimentos, puede utilizar la rápida prueba del pulso para descubrir —en menos de una hora— las reacciones alérgicas a los alimentos. Puede hacerlo sin necesidad de establecer su pulso normal de antemano.

El requisito es haber comido el alimento al menos una vez en los cinco días previos. No debe haber fumado o tomado ningún medicamento por tres días, ni estimulantes como alcohol o café por lo menos durante 24 horas. Debe sentirse libre de estrés emocional, ansiedad, infección, quemadura del sol severa o los efectos de hacer ejercicios. Y debe estar libre de los efectos de alergias al medio ambiente.

Tendrá una reacción más fuerte si comió el alimento cinco días antes y no lo ha comido desde entonces.

La prueba de los alimentos la debe hacer con el estómago vacío. Por ello, es mejor hacerla a la hora del desayuno.

Comience por tomarse el pulso —sentado— unos minutos después de levantarse.

Luego coma un poco del alimento que quiere analizar. La cantidad debe ser la mitad de un desayuno común. No coma otra cosa que este alimento y solamente beba agua pura.

Después de comer, espere 30 minutos y tómese el pulso. Si después de comer tiene entre 15 y 20 pulsaciones más de lo que tenía antes de comer, ello es una buena indicación de que existe una sensibilidad a ese alimento.

Siempre y cuando cumpla con los requisitos, puede repetir la prueba a la hora del desayuno cualquier día para ayudarlo a confirmar las pruebas anteriores.

La prueba rápida del pulso ayudó a John L. a identificar la causa de su artritis

La prueba rápida del pulso es esencialmente una técnica que ayudó a John L. a determinar la causa de su artritis.

"*Ya había ido* a una clínica para tratar la artritis, *ya me había informado de* todo lo necesario sobre el ayuno, la nutrición y los alimentos naturales, *ya había cambiado* mi dieta por completo. Pero así y todo seguía sufriendo de artritis reumatoide".

John L., ex oficial de la Marina obligado a jubilarse por la artritis, cuenta su historia.

"En la clínica me dijeron que no debía fumar ni beber cerveza. Desde luego, todos saben que fumar es perjudicial para la salud. Pero no podía entender de qué manera el cigarrillo o la bebida alcohólica podían afectar la artritis".

John nos contó cómo encontró un libro —escrito hacía muchos años— sobre la prueba del pulso para identificar las alergias a los alimentos.

"Todo lo que había que hacer era comer un sólo alimento y tomarse el pulso 30 minutos después. Un día me di cuenta que después de fumar un cigarrillo me subía el pulso 18 pulsaciones por minuto. Después de beber dos latas de cerveza, me subía 22 pulsaciones por minuto. Según el libro, estos eran síntomas de peligro.

"¡Me asusté muchísimo! Dejé de fumar y de beber de inmediato —¡de un día para otro! Después de tres semanas mi artritis había desaparecido.

"Tuve tres recrudecimientos después de eso. Pero el último fue hace cinco años. He seguido la dieta y me he mantenido sin fumar ni beber cerveza, y no he sufrido de artritis desde entonces".

Cómo utilizar la sabiduría instintiva de su organismo

Existe un método aún más rápido para descubrir la sensibilidad a alimentos. La prueba más simple, llamada kinesiología (cinesiología o quinesiología) aplicada, se basa en el principio de que el organismo conoce lo que le puede hacer daño y lo que es necesario hacer para recuperar la salud. También se llama kinesiología a una rama de la medicina tradicional que estudia el movimiento de los músculos. Esto es diferente de lo que llamamos kinesiología aplicada, que es de lo que hablamos acá.

La kinesiología aplicada no es tan exagerada. Cuando los animales se enferman, escuchan la sabiduría instintiva de su organismo que les dice que dejen de comer y que ayunen. La purificación libera al organismo de la tarea de la digestión y permite que la autocuración proceda lo más rápido posible.

Los estudios han demostrado que ante la posibilidad de elegir entre una amplia variedad de alimentos básicos (no azúcar, dulces, helados u otros alimentos "basura"), los animales y los niños elegirán en forma automática los alimentos que contienen elementos nutritivos que su cuerpo necesita más.

Para usar la kinesiología, debemos aprender a leer las señales que nos da nuestro cuerpo. Cuando le damos a nuestro organismo un alimento que nuestro sistema inmunitario rechaza, según los kinesiólogos, el organismo nos informará de inmediato que existe sensibilidad.

El interés en la kinesiología aplicada se debe a que es rápida, barata y relativamente fácil de aplicar. Esta ciencia, desarrollada en 1964 por el quiropráctico George Goodheart, de Detroit, es relativamente nueva. Muchos profesionales, incluidos aquellos de la persuasión médica naturista, afirman que la kinesiología aplicada es muy subjetiva para que dé resultados. Otros dicen que es necesario seguir investigando. Los que practican la kinesiología aplicada sostienen que es más compleja de aprender que lo que la gente cree y que sólo profesionales capacitados obtendrán buenos resultados.[40]

Sin embargo, nuestro propósito en este libro es darle a usted los datos básicos sobre la forma de mejorar su artritis, incluso las pruebas de los alimentos alergénicos. Por lo tanto, déle una oportunidad a la kinesiología, muchas personas la han utilizado con éxito. Recuerde, las respuestas que obtiene son limitadas.

Cómo hacer entrar rápidamente en su sangre los alimentos que desea someter a prueba

La teoría kinesiológica afirma que podemos aprender en qué medida nuestro organismo tolera un alimento observando un reflejo que existe entre la lengua, el sistema inmunitario y el cerebro. El efecto de este reflejo, dicen, reduce la fuerza muscular en todo el organismo. Por esta razón, la kinesiología aplicada también se llama la prueba de los músculos.

Se ha comparado este fenómeno con la nitroglicerina, un medicamento usado todos los días por millones de pacientes cardiacos en Estados Unidos y en todo el mundo para aliviar los ataques de angina de pecho.

Un ataque de angina de pecho da un dolor intolerable en el pecho que anticipa un ataque al corazón. Las personas que padecen de enfermedades del corazón con frecuencia tiene estos dolores. Cualquier ataque de angina de pecho puede terminar en un infarto. Para evitar un ataque al corazón, los médicos recetan pastillas de nitroglicerina para tomar ante el primer síntoma de dolor de angina. La nitroglicerina relaja los vasos sanguíneos e impide el bloqueo de la arteria coronaria, lo que de otro modo precipitaría un ataque al corazón.

Cuando aparece el dolor causado por la angina, puede que sea seguido por un ataque al corazón en dos o tres minutos. De alguna manera, hay que hacer entrar la nitroglicerina en el torrente sanguíneo en cuestión de segundos. El dolor causado por la angina es tan fuerte que la víctima por sí sola no puede inyectarse la nitroglicerina. Y si se suministra por vía oral lleva entre 10 y 15 minutos para entrar en la sangre.

En cambio, ante el primer síntoma de angina de pecho, se coloca una pastilla de nitroglicerina *bajo la lengua*. De inmediato pasa a la sangre y en cuestión de segundos llega a las arterias coronarias.

Los kinesiólogos dicen que esto no sucede solamente con la nitroglicerina sino con *cualquier* alimento que se ponga debajo de la lengua y que es absorbido por el cuerpo inmediatamente. Es por esa misma vía que las pequeñas partículas de los alimentos no digeridos entran en la sangre y provocan una reacción de rechazo. Muchas otras partículas son absorbidas con posterioridad a través de los intestinos.

Una simple técnica kinesiológica que ayuda a detectar los alimentos dañinos

Cuando el sistema inmunitario rechaza partículas de un alimento no tolerado, un reflejo neurológico transmite esta información al cerebro. El cerebro, explican los practicantes de la kinesiología aplicada, reacciona reduciendo la fortaleza y el poder de los músculos de nuestro organismo. Todo el proceso es tan rápido como el reflejo de las rodillas.

A los 30 segundos de colocar una muestra del alimento alergénico bajo la lengua, supuestamente perdemos una apreciable fuerza muscular.

Así funciona la prueba kinesiológica de los alimentos: al colocar una muestra del alimento en cuestión bajo la lengua, se puede detectar la sensibilidad de la persona a ese alimento simplemente midiendo la fuerza muscular entre 30 y 90 segundos más tarde.

Los mismos requisitos son necesarios para las pruebas kinesiológicas como para las pruebas del pulso y la purificación. No se debe fumar ni tomar medicamentos durante los tres días previos, ni café ni alcohol en 24 horas. Todos los alimentos que somete a prueba deben haber sido ingeridos con regularidad anteriormente y, por lo menos, una vez en los cinco días antes de la prueba. Además, usted se debe sentir física y emocionalmente bien, y relajado.

Debe hacer las pruebas kinesiológicas con el estómago casi vacío. Por ello, sugerimos que las haga antes de comer la primera comida del día.

Cómo detectar las señales de peligro que le envía su cuerpo

Para hacer la prueba kinesiológica, necesita la ayuda de otra persona.

Para comenzar, levante el brazo en forma horizontal al lado de su cuerpo con las palmas de las manos hacia abajo. Mantenga el brazo firme, derecho y rígido.

La otra persona le toma la muñeca con una mano y pone la otra suavemente en el hombro. Luego presiona firmemente hacia abajo con la mano hasta que su brazo se ve forzado a descender. Debe ser hecho suavemente y sin dar tirones. El ayudante verifica la fuerza necesaria para superar su resistencia.

Entonces baje el brazo y mastique un trozo pequeño del alimento que desea analizar. Mastíquelo, mézclelo con saliva y colóquelo debajo de su lengua. Manténgalo en ese lugar hasta que la prueba termine. Deje pasar 60 segundos.

Entonces estire el brazo de nuevo y permita que su ayudante presione el brazo hacia abajo. Si la resistencia es mucho menor que anteriormente, ello demuestra una fuerte sensibilidad al alimento. Si la fuerza del músculo es la misma, el alimento no es alergénico.

Inmediatamente después que termina la prueba, enjuague su boca. No trague el alimento.

Si no tuvo ninguna reacción, puede hacer la prueba con otro alimento. Si tuvo una reacción alérgica, siéntese y espere 10 minutos antes de probar el próximo alimento.

Puede hacer la prueba de seis alimentos diferentes en cada sesión. Si prueba más de seis, sus brazos se cansarán de estar en la posición elevada, lo que aumenta la posibilidad de obtener resultados equivocados.

Para analizar un líquido, tome un trago y manténgalo en la boca durante 15 segundos hasta que se mezcle con saliva. Entonces manténgalo debajo de la lengua como si fuera un alimento. Todas las bebidas deben ser preparadas doblemente fuertes.

Al igual que con todos los otros métodos de la prueba de alimentos, tome notas detalladas de todos los resultados, incluso la fecha y la hora. Si detecta alguna sensibilidad, puede hacer la prueba nuevamente más tarde o al día siguiente para confirmar los resultados.

Claudia A. dejó que la sabiduría de su organismo la guiara a la eliminación de la artritis

Hace muchos años, Claudia A. se golpeó la rodilla derecha contra un escritorio. Pronto comenzó a sentir dolores artríticos. En unos meses, el dolor y la inflamación se extendieron a los dedos y la muñeca de la mano derecha. Su médico le recetó grandes dosis de aspirina, pero sus articulaciones aún le dolían muchísimo, y todas las mañanas la mano y la pierna estaban dolorosamente rígidas.

Claudia decidió tratar la kinesiología y la eliminación de alimentos. Hizo una lista de los alimentos que más quería comer. Hizo las pruebas a la tarde para que sus articulaciones no estuvieran rígidas. Claudia no desayunó ni almorzó e hizo la prueba con el estómago vacío.

A Claudia no le quedaba mucha fuerza muscular. Pero se debilitaba notablemente cuando comía azúcar, trigo, huevos y queso.

Le aconsejaron que tratara de dejar de comer estos y otros alimentos estresantes que perjudican la salud. Desde luego, tenía que dejar de tomar aspirinas.

Después de un mes, Claudia alegremente informó que su artritis había mejorado mucho. Podía mover la rodilla y la mano sin dolores, pero sus articulaciones aún crujían. Siguió comiendo alimentos naturales e hizo ejercicios moderados para mejorar la movilidad de las articulaciones.

Tres meses después, Claudia podía usar la mano afectada y caminaba nuevamente, hacía las tareas del hogar y se había recuperado completamente.

Cómo confirmar las alergias con pruebas alternativas

Cualquiera de las pruebas que figuran en este capítulo pueden utilizarse para confirmar los resultados de otras pruebas. Por ejemplo, si la prueba de eliminación de alimentos y desafío muestra sensibilidad a la carne de res, el trigo y el chocolate, usted puede confirmar estos resultados utilizando la prueba del pulso o la kinesiológica.

Teniendo en cuenta que ni la prueba del pulso ni la kinesiológica son tan sensibles como la de eliminación de alimentos, sugerimos que utilice los dos métodos para analizar los alimentos sospechosos.

Si tiene alguna duda acerca de los alimentos que pueda comer en el futuro, sométalos a la prueba rápida del pulso y la kinesiológica.

Para más precisión, puede analizar los alimentos sospechosos dos o tres veces utilizando estos métodos rápidos.

Los análisis clínicos de alergias disponibles en el consultorio médico

Le hemos ofrecido muchas autopruebas a fin de saber qué alimentos son alergénicos. Si no puede o no quiere hacerlas, o si prefiere estar bajo supervisión de un profesional con experiencia en la prueba y el tratamiento de las alergias, también puede hacerlo. Después de hablar con varios profesionales naturistas, nos enteramos de que las opiniones varían acerca de cuál es la mejor prueba. A continuación, se presenta una breve descripción, y la precisión, de los más populares análisis de laboratorio disponibles en el consultorio médico.

Análisis de la piel

Si alguna vez sufrió de alergias respiratorias al polen o al pelo de los animales, probablemente conozca las pruebas de la piel. Esta prueba tradicional de alergia usa su antebrazo o espalda como una almohadilla en la que se inyectan pequeñas cantidades de sustancias alergénicas o se raspan en la piel.

Esta es una maravillosa forma de analizar reacciones alérgicas fijas o inmediatas, incluso a algunos alimentos. Según el doctor Thomas Golbert de la Facultad de Medicina de la Universidad de Colorado, en Denver, y coautor de *Allergic Diseases: Diagnosis and Management*,[41] la mayoría de las reacciones alérgicas a alimentos son del tipo inmediato. Según este médico, son poco frecuentes las alergias que se presentan retrasadamente y las reacciones sistémicas (como la artritis) a los alimentos alergénicos son "poco frecuentes".

El *análisis clínico* ELISA

ELISA no es el nombre de una niña. Son las siglas en inglés de *enzyme-linked immunosorbent assay*, un análisis para conocer alergias a los alimentos. Se saca sangre y se analiza para ver si hay anticuerpos en relación a determinados alimentos. Las alergias fijas y las retrasadas se pueden analizar con este método. Como todos los análisis de sangre, ELISA no es perfecto, y puede ser muy caro para algunas personas (averigüe si su seguro médico lo cubre). Pero detectará varias reacciones alergénicas a alimentos sin las molestias de la prueba de eliminación y desafío, y es más preciso que las pruebas del pulso y de kinesiología.

El *análisis citotóxico*

El análisis citotóxico se basa en la idea de que cuando se agregan extractos de alimentos a una muestra de sangre, los alergenos dañarán los glóbulos blancos. Un técnico de laboratorio observa este daño en un microscopio y lo registra durante dos horas. Este análisis de sangre, muy popular hace varios años, ya no es tan utilizado. Aunque es más barato que el análisis clínico ELISA, sus resultados son muy subjetivos para ser tomados en cuenta.

La *electro acupuntura según* Voll

Este análisis de alergias a los alimentos, que también se llama EAV (por las siglas en inglés), ha adquirido popularidad en los últimos años posiblemente debido a que no es invasivo. Si bien el paciente tiene un electrodo negativo en su mano (no dará una descarga), el técnico que realiza el análisis, coloca un electrodo positivo en diversos puntos de acupuntura en el cuerpo del paciente. Se coloca una bandeja de tubos que contienen extractos de alimentos en el circuito del análisis para analizar. Las lecturas en la máquina de este análisis indican la presencia de alimentos alergénicos o de sensibilidades.

Este sigue siendo un método controvertido, aun dentro el campo de la medicina naturista. Se necesita realizar más investigaciones.

El *análisis de provocación-neutralización y dilución en serie*

Este análisis (también conocido como PN-SD *test* por las siglas en inglés) es el preferido de los ecologistas clínicos, los médicos que se especializan en el tratamiento de las enfermedades del medio ambiente. Como la prueba de la piel, las alergias a los alimentos se diagnostican raspando la piel con extractos alergénicos. Luego se observan los síntomas. Los que proponen este análisis dicen que algunas diluciones de una substancia alergénica provocan reacciones, y otras alivian o neutralizan los síntomas. Cuando se encuentra esa dosis perfecta de dilución se usa como tratamiento. (Similar a las inyecciones para las alergias.)

Otra versión de este análisis consiste en colocar extractos de alergenos debajo de la lengua, lo que es apropiado para niños. Muchos médicos se muestran escépticos acerca de este análisis subjetivo y prolongado. Es preciso seguir investigando antes de aceptarlo plenamente.

Capítulo *10*

Los alimentos estresantes que pueden causar artritis

El primer paso para recuperarse de cualquier tipo de artritis es dejar de comer alimentos estresantes. Los alimentos estresantes son aquellos que arruinan su salud y causan artritis.

Los llamamos alimentos estresantes porque son tan perjudiciales para la salud que al comerlos su organismo se tensiona. Cuando comemos este tipo de alimentos durante varios años, la tensión continua desequilibra al organismo y nos enfermamos.

Si bien la artritis está predeterminada genéticamente, las personas sanas no padecen con tanta frecuencia de artritis porque no comen este tipo de alimentos.

Generalmente, la artritis se presenta después que muchos años de hábitos alimenticios dañinos han causado daños físicos a las articulaciones y disminuido la resistencia del cuerpo.

¿Goza, realmente, de buena salud?

Si bien los médicos naturistas utilizan análisis de diagnóstico con sus pacientes, ellos estiman que la buena salud significa mucho más que el hecho de obtener buenos resultados en una serie de exámenes de laboratorio y de no tener síntomas obvios de enfermedades.

"Siempre confié en mi médico para que me dijera si estaba sana o no", dice una mujer de 52 años. "El médico me dijo que tenía buena salud. Pero un mes después padecía de artritis".

Cuando entrevistamos a Emily J., nos enteramos que, a pesar de las seguridades de su médico, distaba mucho de gozar de buena salud cuando aparecieron los primeros síntomas de artritis. Su dieta consistía, casi en su totalidad, en alimentos en lata, pan blanco, comidas fritas y postres con mucho azúcar.

Como resultado de la tensión que estos alimentos habían causado en su cuerpo, Emily J. había engordado 25 libras (10 kilos), tenía con frecuencia malestares gastrointestinales, no podía caminar más de 10 minutos, y tenía resfríos e infecciones frecuentes. Sin embargo, porque no tenía síntomas de enfermedades serias, su médico le dijo que estaba sana.

Como casi todas las personas que padecen de artritis, Emily J. tenía una mala alimentación. Sufría de estreñimiento crónico y frecuente indigestión. Según las normas de la medicina naturista, su salud era mediocre. Pero en el examen médico tradicional no se encontró nada mal.

La artritis no ataca generalmente a las personas que gozan de buena salud. En general, se presenta tras años de comer alimentos estresantes que alteran la química del organismo aumentando los niveles de colesterol y lípidos de la sangre, produciendo mala digestión y eliminación, causando sobrepeso y pérdida de la masa ósea, y debilitando las articulaciones y su capacidad para regenerarse.

Alimentos que matan

Los alimentos estresantes son los mismos alimentos perjudiciales que contribuyen a causar otras enfermedades degenerativas, entre ellas las del corazón, la hipertensión, la diabetes e incluso algunos tipos de cáncer. Nadie puede seguir comiendo alimentos estresantes toda la vida y mantenerse siempre sano.

El primer paso para recuperarse de la artritis es dejar de comer todos los alimentos estresantes *ahora y para siempre.*

 ## Los alimentos estresantes impidieron que el organismo de Jerry B. se curara por sí mismo

Jerry B. no creía que fuera necesario dejar de comer alimentos estresantes para recuperarse de la artritis. Jerry padecía de artritis reumatoide desde hacía cinco años. Hizo las pruebas de los alimentos en una clínica y descubrió que era alérgico al trigo, la carne de res, la leche, las papas, los tomates y la cafeína. Jerry dejó de comer todos esos alimentos alergénicos y unas semanas después su artritis comenzó a desaparecer.

Aunque en la clínica le dijeron a Jerry que dejara de comer todos los alimentos estresantes, creyó que no era realmente necesario.

"¿Para qué?", se preguntaba. "Dejé de comer los alimentos a los que soy alérgico. Mi artritis desapareció".

Pero Jerry no permaneció sin artritis por mucho tiempo. Aunque algunos de los alimentos alergénicos que había dejado de comer también eran alimentos estresantes, siguió comiendo otros alimentos estresantes. Tampoco comenzó a comer los alimentos reconstituyentes de la salud que lo habrían ayudado.

El resultado fue que Jerry no corrigió el estrés causado por la mala nutrición. Su mala digestión y su intestino "goteador" le provocaron intolerancia a otros alimentos comunes que siguió comiendo.

Unos meses después que se aliviara de la artritis, ésta volvió.

Como le sucedió a Jerry, aunque dejemos de comer todos los alimentos que causan alergias, seguimos mal alimentados si continuamos comiendo los alimentos estresantes. Incluso podemos desarrollar sensibilidades a otros alimentos habituales porque el tracto intestinal no funciona bien.

Nuestros alimentos elaborados con sustancias químicas y en masa que no son puros

Los alimentos básicos que agravan la artritis son los que causan estrés y se incluyen en la dieta típica de Estados Unidos. Estos alimentos que comemos la mayoría de nosotros en todas las comidas nos están matando lentamente.

En realidad, no son tanto los alimentos en sí mismos los que nos enferman sino la forma de cultivarlos y prepararlos. Nuestros ancestros no padecían de enfermedades del corazón porque la carne que comían era de animales salvajes o de novillo flaco criado libremente. En la actualidad, comemos bifes maravillosos de novillos alimentados a la fuerza y en lugares especiales en los que les suministran hormonas para que engorden aún más.

La leche de vaca cruda rara vez produce alergias. Pero la leche moderna homogeneizada contiene una enzima llamada xantina oxidasa que daña las paredes de las arterias y el tejido del corazón, generando depósitos de colesterol, endurecimiento de las arterias, hipertensión y ataques al corazón. La homogeneización también destruye la enzima necesaria fosfatasa, además de los complejos de vitaminas B y C que son esenciales.

El trigo que comían nuestros ancestros era una comida perfectamente sana. Alrededor de 1900, los agricultores descubrieron que la harina refinada duraría más que la harina de trigo sin refinar y daría más ganancias. El refinado elimina el germen del trigo, incluida toda su fibra y casi todas las vitaminas y minerales. Antes de 1900, las enfermedades del corazón, la apendicitis y las hernias perforadas eran enfermedades poco comunes. Hoy, la diverticulosis, enfermedad causada por los alimentos refinados y la falta de fibra, es muy común entre los habitantes de Estados Unidos y 1 de cada 2 estadounidenses de más de 50 años sufre de venas varicosas o hemorroides que es otra enfermedad causada por los alimentos con poca fibra.

Estas mismas enfermedades degenerativas, incluida la artritis, aparecen en todos los países que adoptan la dieta occidental industrializada, consumida por la mayoría de las personas en los Estados Unidos. El hecho simple es que el 60% de las calorías que consumimos la mayoría de nosotros está dada por dos alimentos, la grasa y el azúcar.

La dieta occidental con sus letales dosis diarias de grasas y azúcar, su perturbante falta de fibras y su inclinación a los alimentos procesados, en vez de naturales, se ha extendido a todos los países industrializados. Hasta hace poco tiempo, los japoneses tenían una dieta mucho más natural y la incidencia de enfermedades degenerativas, incluida la artritis, era mucho menor que la nuestra. Pero los japoneses están rápidamente adoptando la dieta occidental y, a medida que lo hacen, su incidencia de artritis, gota, enfermedades del corazón, diabetes y cáncer ha aumentado en forma considerable.

Alimentos que no son nutritivos —la dieta estadounidense ha empeorado

Las estadísticas del gobierno estadounidense revelan el cambio en los hábitos alimenticios en Estados Unidos. En 1938, el ciudadano promedio comía 120 libras (55 kilos) de carne por año. Ahora come 160 libras (73 kilos). En la actualidad, consumimos el 27% menos de verduras frescas y el 39% menos de frutas frescas que en 1938.

Para no ser totalmente pesimistas, las lecciones de nutrición de las últimas dos décadas no han caído en saco roto. Los estadounidenses eligen comer más pescados y pollo que carne de res. Cada vez se consumen más frijoles debido a la creciente popularidad de las comidas mexicana e india.

Sin embargo, en la dieta moderna, más de la mitad de los alimentos son procesados y los alimentos básicos, como la carne y las aves, pasan peligrosamente por muchas manos mucho antes de ser procesados.

En las investigaciones se demuestra que casi todas las personas que sufren de artritis comen alimentos con alto contenido en carbohidratos refinados (harina blanca y azúcar) y alimentos ricos en grasas saturadas, como son los productos enteros derivados de la leche, los bifes, los huevos y otras formas grasas de proteína animal. Muchos de los pacientes de artritis también son consumidores constantes de comidas rápidas.

En las mismas investigaciones también se puede comprobar que los africanos nativos que no comen alimentos refinados para nada y que aún tienen una dieta basada en alimentos frescos y naturales, rara vez sufren de artritis o de otro tipo de enfermedades degenerativas.

Lo mismo se aplica a los vegetarianos en Estados Unidos. Los vegetarianos que no solamente se abstienen de comer carnes grasas sino también huevos y productos lácteos, rara vez experimentan algún tipo de enfermedad artrítica. Tampoco padecen enfermedades del corazón, diabetes, cáncer, osteoporosis, diverticulosis, venas varicosas, apendicitis, hernias perforadas, ni la larga letanía de otras enfermedades degenerativas que se agravan con alimentos estresantes.

Tal vez, se deba a que a los que eligen ser vegetarianos les importa la salud. Tal vez sea que los ácidos grasos omega-3, que son antiinflamatorios y las fibras extras que se encuentran en los alimentos sanos, intactos, son fundamentales y no es necesario evitar comer carne a cualquier precio.

De todos modos, como lo demuestran los africanos y los vegetarianos, cuando alimentamos nuestro cuerpo con los alimentos naturales con que el hombre se ha alimentado durante millones de años, nos mantenemos sanos y libres de la mayoría de enfermedades degenerativas. Pero si sobrecargamos nuestro tracto digestivo con grasas saturadas, exceso de proteína animal y alimentos refinados, es como si le pusiéramos gasolina a una cocina a leña.

Nuestro cuerpo simplemente no está adaptado a los alimentos que comemos en la actualidad, muchos de los cuales están modificados con radiaciones o envenenados con agentes químicos. Cuando insistimos en castigar a nuestro cuerpo con alimentos estresantes, es como si compráramos un pasaje de ida para autodestruirnos.

 ## El gobierno de Estados Unidos reconoce el peligro que representan los alimentos estresantes

Incluso el gobierno de Estados Unidos recomienda una drástica reducción de los alimentos estresantes en su dieta. Cuando el Ministro de Salud (*Surgeon General*) y el Departamento de Salud y Servicios Humanos de Estados Unidos publicaron el primer informe sobre nutrición y salud, hace algunos años, entre sus recomendaciones figuraba una drástica reducción de alimentos grasos y refinados.

En el libro titulado *Alternative Diet Book*, publicado por los Institutos Nacionales de Salud (NIH), se recomienda que se reduzca sustancialmente el consumo de carne de res, yema de huevo, grasa, carnes de órganos, mantequilla, piel de aves, productos lácteos y todas las formas de grasas saturadas (principalmente grasa animal).

En este libro y en la reciente publicación de la pirámide de alimentos *Food Guide Pyramid* (que reemplazó al arcaico *Five Basic Food Groups*) se recomienda que como base de su dieta incluya cereales, verduras y frutas. En la pirámide se añaden los frijoles secos y las nueces a la categoría normal de proteína animal, aves y pescados y remite las grasas y los dulces a la sección llamada "Utilícelos de vez en cuando". La dieta del Instituto Nacional de Salud sugiere dejar de consumir cantidades excesivas de proteína animal con la que la mayoría de nosotros sobrecargamos nuestro sistema. Los pescados y las aves, se señala, son alimentos más sanos que la carne de res.

El ex Ministro de Salud, el doctor C. Everett Koop, señala: "Los alimentos son necesarios para la buena salud". En su informe señala que las malas dietas tienen un papel importante en 5 de las 10 causas de muerte principales de los estadounidenses (las enfermedades del corazón, el cáncer, las apoplejías, la diabetes y la ateroesclerosis). El alcohol contribuye, por lo menos, a otras tres de las 10 causas de muerte, a saber: el suicidio, los accidentes y las enfermedades crónicas del hígado.[42]

Literalmente, en cientos de estudios similares realizados en cada país desde Finlandia hasta Inglaterra, Israel y el Japón se dice lo mismo.

En *Oldways Preservation & Exchange Trust* de Cambridge, Massachusetts, se preserva la sabiduría nutricional de muchas culturas y se la ha reorganizado en las directrices modernas de dieta diaria. Oldways, al trabajar con instituciones prestigiosas como las Escuelas de Salud Pública de las universidades de Harvard y Cornell, ha desarrollado los gráficos para la pirámide de la dieta mediterránea y asiática. Esos planes nutricionales se elaboran casi de la misma forma que *Food Guide Pyramid*, salvo que en ellos se tienen en cuenta los hábitos alimenticios saludables del Mediterráneo y de Asia.

La diferencia más sobresaliente entre la pirámide estadounidense y estas otras es que las culturas del Mediterráneo y de Asia consideran la carne de res un condimento que comen sólo un par de veces *por mes*. Pescados, aves, productos lácteos y huevos son relegados a la categoría de varias veces *por semana*.

Muchas enfermedades degenerativas empiezan de la misma forma —con estrés nutricional que altera el funcionamiento y la estructura normales del cuerpo. Cuando las grasas saturadas obstruyen los vasos sanguíneos, se producen las enfermedades del corazón y la hipertensión. Cuando el páncreas se agota debido a una mala alimentación, podemos tener diabetes. Cuando las malas dietas deprimen el sistema inmunitario, somos propensos al cáncer. El mal funcionamiento del sistema digestivo causa divertículos. Cuando se produce una anormalidad en el metabolismo de calcio, se debilitan los huesos y puede aparecer la osteoporosis.

De todas las enfermedades degenerativas ¿es la artritis la *única* excepción? Los hechos demuestran que no lo es.

Cuando el sistema inmunitario se ve amenazado por alimentos sin nutrientes y otras tensiones, se presentan con más frecuencia en las personas con predisposición genética, la artritis reumatoide y otras formas de artritis y enfermedades autoinmunes conexas. Cuando comemos alimentos estresantes ricos en grasas y engordamos, tenemos más posibilidades de padecer de osteoartritis. Cuando engordamos, y comemos alimentos con alto contenido de purinas, podemos padecer de gota.

Las pruebas son claras y no dan lugar a equivocaciones. El mensaje de casi toda la investigación moderna en materia de nutrición es que se debe reducir la ingestión de alimentos estresantes, grasas saturadas, alimentos refinados y excesivas cantidades de proteína animal para mantener las articulaciones sanas.

Alicia W. se recupera de la artritis doble cuando elimina de su dieta todos los alimentos estresantes

El alcance del éxito de esta técnica quedó demostrado por Alicia W., residente de un parque de casas rodantes de Florida.

Delgada, tostada y atlética, a los 58 años, Alicia daba una imagen de persona muy sana. Pero 10 años antes, le habían diagnosticado osteoartritis y artritis reumatoide.

"Me sentía tan débil que apenas podía abrir la puerta", dijo. "Todas las mañanas, las manos y los dedos estaban tan endurecidos que tenía que ponerlos en agua caliente antes de poder vestirme. Tenía dolores constantes y mi médico me había recetado la dosis máxima de esteroides.

"Había engordado 40 libras (18 kilos), pero el médico nunca habló de dietas. Seguí bebiendo seis bebidas gaseosas por día y llenándome de hamburguesas, salchichas (*hot dogs*), pan blanco, helados y queso.

"El médico me dijo que nunca me recuperaría, así que comencé a leer revistas sobre nutrición. Pronto me enteré que *había* alternativas a los medicamentos. También me enteré que tenía que actuar rápidamente si quería mejorarme alguna vez. Así que me arriesgué y me inscribí en una institución de higiene natural".

Alicia hizo una pausa para explicar que la higiene natural, la ciencia de la salud naturista, es uno de los sistemas originales de salud natural.

"Los higienistas utilizan el ayuno para la purificación, pero no hacen la prueba de los alimentos para las alergias," comentó. "Empecé el tratamiento con una dieta de cinco días de agua, luego pasé a una dieta en la que se reducían drásticamente las grasas y se eliminaban casi todas las grasas, los alimentos refinados y la proteína animal. Los alimentos ricos en grasas que comía eran las semillas, las nueces y los aguacates. La proteína la obtenía de fuentes vegetales.

"Al quinto día del ayuno, mis dolores se habían aliviado bastante. El médico me dijo que debía adelgazar gradualmente y que una dieta de alimentos frescos y naturales restituiría mi salud completamente.

"Semana tras semana, en forma gradual, adelgacé sin tener que ponerme a dieta o sentir hambre. En ocho semanas, cuando casi tenía el peso normal, desapareció el último síntoma de artritis.

"Desde entonces, estrictamente he evitado las grasas, los alimentos refinados y la proteína animal y controlado mi consumo de grasas. Nunca volví a tener artritis. La dieta higiénica de alimentos naturales es tan energizante y revitalizante que todos los años, desde entonces, he logrado un nuevo nivel de bienestar y salud".

Usted es especial

No existe una dieta para todas las personas por igual. Las sugerencias que se hacen en este libro tienen por objeto que usted comience el camino hacia la salud y hacia una vida sin artritis.

Pero los seres humanos son criaturas complejas, cada una con sus gustos y disgustos, temperamentos y peculiaridades físicas. Entre estas diferencias se incluyen las necesidades nutricionales.

Es cierto que los alimentos sanos, no procesados y sin sustancias químicas que se consumen en una atmósfera serena favorecen a todos. También es cierto que en muchos estudios se ha señalado que los vegetarianos a menudo no padecen de las enfermedades típicas de los estadounidenses como la osteoporosis, la artritis y las enfermedades del corazón. Sin embargo, algunas personas se sienten mejor cuando en sus dietas incluyen carne de res, productos lácteos o huevos.

Joyce, devota vegetariana durante 8 años, se sentía cansada y sin entusiasmo a los 35 años. Su médico naturista le sugirió que si comía una comida que incluyera carne de res por semana podía sentir menos fatiga. Joyce al principio hizo caso omiso de su consejo. Pero su fatiga cotidiana finalmente la convenció de comer un bife; los resultados fueron sorprendentes.

"Me di cuenta que si comía un poco de carne de res me sentía más fuerte", comentó Joyce. "Desde entonces, en una de las comidas incluyo carne de res todas las semanas; desde luego, de animales bien criados y sin sustancias químicas".

A medida que los conocimientos sobre nutrición se expanden, nos enteramos que las diferencias metabólicas y los antecedentes étnicos determinan las necesidades individuales de nutrición. Por ejemplo, si sus abuelos inmigraron de Escandinavia, usted probablemente tenga una dieta de pescados porque tiene genes de un pueblo que ha comido pescados durante siglos. Al igual, una persona con ancestros de Asia, probablemente se sienta bien comiendo arroz.

Algunas personas necesitan un poco de proteína animal para sentirse bien, mientras que para otras ésta es un alimento estresante. Conozca sus propias necesidades escuchando lo que sus síntomas y su cuerpo le dicen. Si la carne de res le produce dolores de rodillas y le obstruye el intestino, probablemente no sea para usted. Pero si el hecho de comer una costilla de cerdo, de vez en cuando, le da más energías sin efectos negativos, probablemente usted esté destinado a comer carne.

Aprenda a reconocer los alimentos estresantes

¿Cómo reconocer los alimentos estresantes? Para hacerlo, debemos aprender algunos hechos simples sobre nutrición. Las grasas, las proteínas y los carbohidratos son los principales nutrientes de los alimentos. Algunos alimentos tienen un contenido más alto en un nutriente, por ejemplo grasa, que otros; por lo tanto decimos que son "grasa". La carne es una "proteína", pero también contiene grasa.

Con frecuencia se divide a las grasas en dos categorías principales, a saber:

Grasas saturadas: llamadas así porque cada uno de sus átomos de carbono se satura con todo el hidrógeno que puede mantener. Las grasas saturadas son duras o sólidas a temperatura ambiente y fundamentalmente de origen animal (los aceites tropicales como las palmeras, semilla de palmera y el cocotero son las excepciones). Nos referimos a las grasas como saturadas o insaturadas (no saturadas); para ser sinceros, la composición de la grasa no es nada sencillo. Las grasas vegetales y animales contienen *ambas* porciones saturadas y no saturadas (algunas tienen en forma natural ácidos transgrasos). La diferencia es que con más frecuencia los alimentos animales tienen un mayor contenido de grasas saturadas, en tanto que los vegetales tienen más aceites no saturados. Los alimentos con alto contenido de grasas saturadas son las carnes de primera, las vísceras, la yema de huevo, los mariscos, la leche entera y productos lácteos, grasa y piel de aves.

Grasas insaturadas: pueden absorber más átomos de hidrógeno. Son líquidas a temperatura ambiente y principalmente de origen vegetal. Hay dos clases diferentes de grasas insaturadas. Las grasas poliinsaturadas ("poli" significa muchos) tienen diversas aperturas para los átomos de hidrógeno. Las grasas monoinsaturadas son moléculas irregulares con un (mono) doble vínculo entre dos átomos de carbono, por lo tanto dos vacantes de hidrógeno. Las típicas grasas poliinsaturadas son los aceites vegetales como el aceite de alazor (cártamo, *safflower*), el de soja, de coliflor, de sésamo y de maíz. Los aceites de macadamia, canola y oliva contienen mucha cantidad de grasas monoinsaturadas y por lo tanto son considerados aceites monoinsaturados. Si bien son líquidos a temperatura ambiente, se solidifican en el refrigerador.

Colesterol

El colesterol es una sustancia similar a las grasas llamada esterol. No se merece su mala reputación ya que el organismo se basa en el esterol para construir los nervios, las membranas de las células, la bilis y las hormonas. El colesterol sólo se encuentra en los alimentos derivados de los animales, las carnes, los productos lácteos y los huevos, y generalmente se produce junto con las grasas saturadas.

El colesterol también es sintetizado por el hígado en cantidades que, con frecuencia, son mayores que lo que comemos regularmente cada día. No obstante, el colesterol que elabora el organismo es generalmente la lipoproteína de alta densidad (HDL por las siglas en inglés), el tipo de colesterol que no causa enfermedades del corazón. La lipoproteína de baja densidad (LDL), que se encuentra principalmente en los alimentos, es la que endurece las arterias y causa las enfermedades del corazón.

La ateroesclerosis, o el endurecimiento de las arterias, se produce cuando el colesterol se deposita en las arterias como el óxido en las cañerías, gradualmente obstaculizando la entrada de oxígeno y otros nutrientes esenciales para las articulaciones, el corazón, el cerebro y otros órganos. Como resultado de ello las articulaciones se debilitan y existe un gran riesgo de sufrir ataques cardiacos, derrames cerebrales o hipertensión. Las enfermedades arteriales y del corazón a menudo se vinculan con el mucho consumo de grasas saturadas.

Las grasas monoinsaturadas no dañan las arterias ni aumentan el nivel de grasa en la sangre. Estas grasas ayudan también a crear la lipoproteína de alta densidad de colesterol que impide que el colesterol malo LDL bloquee las arterias.

Por otro lado, el hecho de comer aceites poliinsaturados puede bajar el colesterol bueno. Los aceites poliinsaturados se ponen rancios más fácilmente que los monoinsaturados. Las grasas rancias son una de las fuentes de moléculas radicales libres que causan artritis.[44]

Cuando se comparan las grasas saturadas que alteran la química del organismo, causan ateroesclerosis y agravan la artritis y diversas enfermedades, las grasas no saturadas no sólo no son dañinas sino que ayudan a combatir los dolores causados por la artritis y la inflamación.

El procesamiento hace que los alimentos sanos sean peligrosos

Desafortunadamente, la industria de procesamiento de alimentos ha encontrado la forma de que estos aceites vegetales buenos sean altamente peligrosos. Han descubierto la forma de inyectarle a esos aceites más átomos de hidrógeno para que se transformen en ácidos transgrasos que son duros y sólidos a temperatura ambiente como las grasas saturadas.

Tenga cuidado: estos aceites vegetales hidrogenados o parcialmente hidrogenados son más peligrosos que las grasas saturadas. Si bien en las carnes y los productos lácteos se encuentran bajas cantidades de estos ácidos en forma natural, el consumo de estas grasas perjudiciales no subió hasta después de 1897 cuando se inventó la hidrogenación. Esas grasas se utilizan en la margarina, los panes de fábricas, los aceites de ensaladas, la mayonesa, los alimentos rápidos y todo tipo de alimentos procesados. Resulta irónico que durante los últimos 20 años, los estadounidenses hayan consumido margarina sin colesterol (ácidos transgrasos), en la búsqueda errónea de una salud mejor. Por cierto, los ácidos transgrasos aumentan el colesterol malo y el total de colesterol en la sangre y bajan el colesterol bueno.[45]

En un estudio publicado recientemente por la Universidad de Maryland en el que se hizo una correlación de las grasas en las dietas de las personas con el riesgo mayor de contraer cáncer, se hace una mención especial de los peligros adicionales que presentan los aceites vegetales parcialmente hidrogenados. Los aceites se hidrogenan para que duren más y para que den más ganancia para el fabricante. Al hacerlo, acortan la vida de millones de personas.

Esto no quiere decir que deba exagerar y usar sólo aceites vegetales puros. En general, las marcas de los supermercados han sido procesadas con sustancias químicas para extraer el aceite de las nueces, las semillas y otras fuentes de aceites vegetales. El aceite presionado a frío, recién exprimido es una elección más sana y contiene muchos ingredientes saludables que combaten la artritis.

A fin de evitar que se pongan rancios, mantenga el aceite en el refrigerador, lejos del calor, la luz y el aire. Esto retrasa la oxidación y la formación de moléculas de radicales libres dañinos que contribuyen al envejecimiento, el cáncer y la artritis. Exprimir una cápsula o dos del nutriente antioxidante, la vitamina E, en la botella de aceite todos los meses hará que tarde más en ponerse rancio. Cuando cocine con aceites vegetales, asegúrese de que no se calienten demasiado al punto de que salga humo.

Otra forma ideal de ingerir aceites sanos y antiinflamatorios es simplemente comer semillas, nueces, soja y aguacates de los que se hacen aceites vegetales. Recuerde, siempre es mejor comer los alimentos en su forma original e integral.

El remedio secreto de la doctora Hudson

En Portland, Oregon, la doctora Tori Hudson, una famosa investigadora de la medicina naturista, les dice a sus pacientes de artritis que muelan semillas de linaza en una moledora de café y que las agreguen a los alimentos. "La característica antiinflamatoria de estas semillas de linaza es fenomenal", afirma la doctora Hudson. El aceite de linaza es aún mejor, dice la doctora y se puede utilizar como condimento de ensaladas o mezclar con requesón (queso *cottage*) para hacer una super merienda.

"Edgar Cayce, un curandero renombrado de hace mucho tiempo, sugería aplicar a las articulaciones artríticas aceite de cacahuete", añade la doctora Hudson. "He tenido pacientes, varios en realidad, que me han dicho que ese tratamiento los ayudó mucho".

Los venenos de los alimentos almacenados pueden provocar artritis

Las grasas saturadas presentan un peligro extra. Todas las grasas animales tienden a almacenar petroquímicos tóxicos, drogas utilizadas en los alimentos para animales y otros venenos. Cuanto más contenido graso tenga el alimento derivado de los animales, mayor será el residuo de pesticidas químicos, insecticidas, herbicidas y fertilizantes almacenados en él. Cuanto más alto en la cadena alimentaria, mayor el riesgo. Muchas frutas y verduras son rociadas hasta una docena de veces antes de la cosecha. Cuando son ingeridas por los animales, las aves o los peces, los pesticidas en esas plantas se concentran en los tejidos de los animales 13 veces más que en las verduras.

Cuando un pelicano o un avestruz come un pescado en un río o estuario, la concentración de los hidrocarbonos clorinados en su tejido puede alcanzar niveles tan tóxicos que las aves ya no pueden volver a reproducir. Puede imaginar cómo esos venenos mortales desequilibran la química de su organismo.

Por ello, recomendamos que coma sólo el pescado de los mares profundos y no pescados o mariscos de ríos contaminados, lagos, aguas costeras o estuarios. Casi todos están contaminados por los desechos agrícolas y los contaminantes de la industria.

Tal vez nunca haya pensado en el bacalao o el abadejo como fauna silvestres. Pero estos pescados de mares profundos son los menos contaminados que tenemos. Si alguna vez se preguntó porqué los habitantes nativos del extremo norte que viven en su hábitat nativo no padecen de la mayoría de las enfermedades degenerativas a pesar de toda la carne y el pescado que comen, la razón es que sólo comen animales silvestres. Comparado con el alto contenido letal de grasa del ganado criado para comerciar, los animales salvajes como las ballenas, las focas y el caribú tienen poca concentración de grasas saturadas. Para la mayoría de nosotros, el bacalao y el abadejo son los peces que más se asemejan a los animales silvestres.

Una forma natural y sin aspirinas de reducir el dolor y la inflamación

Las grasas contienen el doble de calorías que los carbohidratos y las proteínas, de modo que es fácil aumentar las calorías al tope si se consumen muchas grasas. Las revistas de salud, los noticieros y los médicos nos advierten que debemos dejar las grasas si no queremos problemas. Pero eso no es todo con respecto a las grasas.

La grasa es un nutriente necesario, utilizado por el organismo para almacenar energía, proteger las células, absorber los nutrientes solubles en grasa y mantener en orden el sistema inmunitario. La piel seca es el resultado de consumir poca grasa. Y *la artritis empeora cuando no se consume suficiente cantidad de grasa adecuada.*

Dos familias de ácidos grasos esenciales son vitales para la función del organismo —y es preciso obtenerlos de los alimentos. Los ácidos grasos omega-6, una de las dos categorías de ácidos grasos esenciales, se obtienen de fuentes vegetales, como los aceites vegetales, la linaza y otras semillas, nueces, así como hierbas del tipo de la primavera y la borraja. El pescado y algunas plantas proporcionan la otra familia de ácidos grasos esenciales llamada omega-3. La mayoría de los alimentos enteros y sanos contienen al menos una pequeña cantidad de ácidos grasos esenciales.

Estos ácidos empujan al organismo para que produzca la hormona antiinflamatoria llamada prostaglandina. Hay muchos tipos de esta hormona en todo el cuerpo, pero son los tipos de las series 1 y 3 los que alivian las articulaciones hinchadas y doloridas. No obstante, la hormona prostaglandina de la serie 2 es un inflamatorio y es perjudicial para la artritis.

Peter Callegari, M.D., y su colega el doctor Robert B. Zurier de la Universidad de Pensilvania, en Filadelfia, señalan en *Nutrition and Rheumatic Diseases* (1991, volumen 17) las ventajas de suministrar el ácido graso omega-6 a los pacientes con artritis reumatoide. En varios estudios, se señala que el aceite de la semilla de primavera (*primrose seed oil*) y el aceite de la semilla de borraja (*borage seed oil*) disminuyen la hinchazón y ablandan las articulaciones hasta un punto en que las pastillas para calmar el dolor son, por lo menos, reducidas. El ácido gamalinoléico llamado GLA en inglés, es un ingrediente clave del omega-6 y un remedio para la artritis que se encuentra en estos aceites naturales.[46]

Por décadas, los médicos naturistas, al tener este conocimiento bioquímico, han utilizado estos mismos remedios y ajustado la dieta y otros hábitos de vida para desviar la producción de prostaglandina a la parte antiinflamatoria favorable. Las grasas saturadas, los aceites hidrogenados y el alcohol crean la serie 2 de prostaglandina y la hinchazón.

Es posible convertir la prostaglandina para que no cause dolores, con alimentos omega-6 y el ácido eicosapentanoico de los aceites tipo omega-3 que se encuentran en el salmón, la caballa y otros pescados grasos. Noventa pacientes participantes en un estudio doble ciego realizado en Bélgica mejoraron después de haber tomado 2,6 gramos de ácidos grasos omega-3 durante 1 año.[47]

Si bien los pescados grasos son esenciales para curar la artritis, muchos pescados están prohibidos para las personas que padecen de gota por los niveles elevados de purina y proteína. No obstante, se pueden utilizar las pastillas que contienen ácido eicosapentanoico sin otros factores que afecten la gota. La mayoría de las tiendas de alimentos naturales tiene estos suplementos.[48]

Los alimentos ricos en zinc, magnesio y vitamina B6 y C y niacina ayudan a la buena prostaglandina a fluir. El envejecimiento retrasa este proceso, tal vez, esclareciendo las razones por las que la artritis en general es una enfermedad de la madurez.

Resulta interesante que la aspirina y los antiinflamatorios no esteroides (AINE) funcionan de la misma manera que estos aceites milagrosos, inhiben la inflamación causada por la prostaglandina.

Proteína

La proteína proporciona el elemento básico para las células y los tejidos. Puede descomponerse en 22 aminoácidos diferentes, de los cuales el organismo puede sintetizar sólo 14. Los 8 restantes (algunos nutricionistas dicen 10) son los llamados aminoácidos esenciales y se deben obtener directamente de los alimentos. Virtualmente todos los alimentos derivados de los animales (incluidos el pescado, las aves de corral, los productos lácteos y los huevos) contienen proteína entera que incluye los 8 aminoácidos esenciales.

La proteína también puede obtenerse de las verduras, los cereales, las nueces y las semillas. Pero no hay un único alimento vegetal que suministre proteína entera. Los vegetarianos complementan un alimento que contenga proteína con 2 ó 3 más para obtener los 8 aminoácidos esenciales.

Alguna vez creímos que las proteínas vegetales debían comerse juntas para que produjeran la proteína entera. Ahora, se acepta que es posible esparcir los aminoácidos esenciales a través de todas las comidas. Una dieta vegetariana bien equilibrada y variada que contenga cereales, legumbres, frijoles, frutas y verduras satisface muy bien las necesidades diarias de proteína.

El problema con la proteína animal es que muy fácilmente se puede comer demasiado y de esa forma se provocan cuatro efectos que agravan la artritis. En primer lugar, la ingestión excesiva de proteínas crea un desequilibrio en el metabolismo de los carbohidratos. En segundo lugar, puede aumentar las partículas de alimentos proteicos en la sangre. Es más fácil reconocer como antígenos extraños a los fragmentos de proteína que a otros tipos de alimentos.

En tercer lugar, con pocas excepciones, para comer proteínas animales como carne e hígado debe comer el contenido rico en grasa que los acompaña. En cuarto lugar, los estudios realizados demostraron que una dieta rica en proteínas puede causar pérdida ósea dos veces más que lo normal. Dado que la falta de calcio es un problema en algunos casos de artritis, todo lo que acelere la pérdida ósea es muy indeseable.

Las necesidades del organismo en materia de proteínas son sorprendentemente pequeñas. Un hombre de 160 libras de peso necesita sólo 2½ onzas (70 g) de proteína entera por día. De ahí que muchos nutricionistas recomienden que obtengamos un máximo de 15% de nuestras calorías de la proteína.

Carbohidratos

Los carbohidratos se encuentran en la mayoría de las frutas, verduras, frijoles, legumbres y cereales, y son nuestra fuente principal de energía. Los carbohidratos aún tienen el estigma de hacer engordar.

¡No es así! Hay buenos y malos carbohidratos. Los buenos carbohidratos, aun los que contienen almidón, no son para nada agentes que hagan aumentar de peso.

Los buenos carbohidratos

Los buenos carbohidratos, llamados carbohidratos complejos y no refinados, se encuentran en las frutas enteras y frescas, las verduras y los cereales en su forma natural, como salen del árbol o de la tierra. Los carbohidratos complejos se encuentran en todos los alimentos vivos (incluidas las nueces y las semillas) que, si se las plantara en el suelo, se transformarían en una planta o en un árbol.

Se los llama complejos porque las células vivas de esos alimentos se encuentran encerradas en paredes de celulosa. La celulosa y otros componentes de la fibra, tal como la pectina, no pueden ser digeridos por los humanos. Pasan por el sistema digestivo como fibras. Todos los alimentos ricos en carbohidratos complejos también son ricos en fibras.

Debido a que la fibra no puede ser digerida, las paredes de las células de los carbohidratos complejos se descomponen lentamente permitiendo a los carbohidratos, que tienen en su interior, que entren en la sangre a un ritmo lento y gradual sin perturbar la producción del páncreas y la calidad de la insulina.

Los carbohidratos malos

Los carbohidratos malos se llaman *carbohidratos simples refinados*. En un principio eran carbohidratos complejos como las semillas de trigo entero que han sido muy refinadas durante la molienda. Al refinarse, el grano y la mayor parte de la fibra de grano, las vitaminas, los minerales y las enzimas se destruyen y quedan muy pocas calorías y nutrición mínima de harina blanca.

Sin fibras, los carbohidratos refinados son absorbidos rápidamente en la sangre. El azúcar en el que se convierten aumenta la cantidad de los triglicéridos y los niveles de azúcar en la sangre. Muchos cardiólogos creen que los carbohidratos refinados son tan peligrosos para las personas que sufren del corazón, como las grasas saturadas o los aceites vegetales hidrogenizados. Los alimentos más comunes de carbohidratos refinados son el azúcar, la harina blanca y el arroz blanco. Los nutricionistas creen que el 65% de nuestras calorías debe proceder de los carbohidratos complejos y ninguna de los carbohidratos simples refinados. Algunos nutricionistas han sugerido que los carbohidratos simples refinados son una amenaza para la salud y que deberían llevar una inscripción de advertencia como los cigarrillos.

Capítulo *11*

Los alimentos estresantes que impiden la curación de la artritis

---

Todos los alimentos estresantes son alimentos muertos. Si los plantara en la tierra *no* crecerían como plantas vivas. Estos alimentos sin vida tienen otra desventaja en común —desgraciadamente no tienen enzimas.

Las enzimas son componentes alimenticios promotores de la salud que en alimentos frescos y vivos ayudan al proceso de la digestión actuando como catalizadores durante el proceso de descomposición de los alimentos. Cuando se come alimentos muertos, el páncreas y otros órganos del sistema digestivo deben producir más enzimas digestivas. Esta tarea estresante agobia al organismo y allana el camino para las enfermedades artríticas.

La mayoría de los alimentos en lata, envasados, conservados, procesados o de preparación conveniente son muertos y sin vida, han perdido la mayoría de sus enzimas reconstituyentes de la salud, y carecen de la mayoría de las vitaminas y los minerales. Muchos alimentos congelados están parcialmente precocidos y carecen de nutrientes.

Muchos alimentos se procesan simplemente para que duren más tiempo. Sin embargo, nunca se piensa en prolongar la vida del consumidor. La mayoría de los alimentos procesados son alimentos estresantes y deben ser eliminados de su dieta.

195

Los seudo alimentos —sin ningún valor nutritivo

Los buenos alimentos que promueven la salud rara vez vienen en cajas, envases, frascos o latas. Ni tampoco son cortados antes de tiempo ni fragmentados de ninguna manera. Las únicas papas sanas son las enteras, en el mismo estado en que se sacaron de la tierra, con su piel intacta y con brotes salientes que demuestren que aún están vivas y no han sido fumigadas. Las papas que no están enteras son seudo alimentos, como por ejemplo el puré de papas instantáneo, las papas fritas, las papitas (*chips*), entre otros —son todos desastres nutritivos garantizados para precipitar la artritis y otras enfermedades.

Muchos alimentos que no son enteros, frescos, crudos y completamente naturales son alimentos estresantes. Todo alimento que haya sido procesado o refinado en forma extensiva, o que se haya manoseado mientras crecía es un alimento estresante.

No todos los alimentos procesados son malos. Por ejemplo, el pan que se hace exclusivamente con harina integral y sin sustancias químicas es un alimento sano. El tofu es otro ejemplo. Nos referiremos a otros a medida que avanzamos.

Cómo dejar de suicidarse en el supermercado

No se deje llevar por la idea de que los alimentos refinados están bien después de que se hayan fortalecido o enriquecido. Los fabricantes pueden reemplazar algunas de las vitaminas y minerales que destruyeron en el proceso de refinamiento. Pero a los alimentos aún les faltan enzimas y fibras.

Los estantes de los supermercados están repletos de cajas y paquetes de alimentos "falsificados" con una larga lista de las muchas vitaminas y minerales que contienen. Estas listas pueden impresionarlo, pero los alimentos aún contienen sustancias químicas para conservarlos, y colores y sabores artificiales. Su contenido de fibras es a menudo completamente "desvitalizado".

No se deje engañar por envases en los que se señale "no contiene nada artificial." En realidad, el fabricante está diciendo la verdad. Todas las sustancias emulsivas, los agentes antibacteriales, los decolorantes, los mezcladores, anticoagulantes y antihongos que algunos alimentos contienen no son artificiales. Son reales, verdaderos aditivos químicos.

Observe fríamente cualquier envase con la inscripción "Todos los ingredientes son naturales" (*all natural*) o "No se ha agregado ningún conservante artificial" (*no preservatives added*). Los fabricantes utilizan con frecuencia estos términos, en particular "natural," en forma equivocada. Lea las etiquetas para ver *realmente* que contiene el alimento que come. Los alimentos más sanos y que contribuyen a su salud rara vez se presentan en cajas, latas, frascos o paquetes.

La mayoría de las mermeladas o confituras en frascos que tienen la etiqueta "no contiene ningún conservante artificial" señalan una verdad literal. Lo que no le dicen es que el alto contenido de azúcar de la fruta en sí conserva la mermelada. Al hacerlo, contrarresta los beneficios nutritivos de la fruta.

De no ser la congelación en la que no se usa ninguna substancia química, el secado es la mejor forma de conservar los alimentos. Aunque esa debiera ser su segunda elección.

Al secarse, los alimentos como los dátiles, los higos y las pasas de uva son versiones concentradas de fruta ya dulce. Cuando se comen, producen la misma descarga de azúcar en la sangre que los carbohidratos refinados. De vez en cuando se pueden comer algunas frutas secas. A diario, se pueden comer pequeñas cantidades de pasas de uva mezcladas con nueces o semillas, o se pueden utilizar para dar sabores similares. No obstante, sería mejor evitar la ingestión de grandes cantidades de frutas secas.

Para resumir: la industria de procesamiento de alimentos creó la dieta occidental moderna. A medida que se adoptó esta dieta "desvitalizada", aumentó la incidencia de enfermedades del corazón, el cáncer del colon y de mama, la diabetes, la osteoporosis y la artritis.

Simplemente por el hecho de que todos continúen utilizando esta dieta occidental perjudicial, usted no tiene que hacerlo.

Para evitarlo, ignore totalmente los estantes de los supermercados repletos de latas, cajas, frascos y alimentos envasados. En su lugar, haga las compras en la parte de frutas y verduras, o favorezca a los mercados de alimentos naturales. Al eliminar los alimentos muertos de su dieta y reemplazarlos por alimentos frescos y vivos, puede transformar su actual dieta moderna y perjudicial en la misma dieta primitiva y reconstituyente de su salud con la que el organismo del ser humano se ha beneficiado por milenios.

Rebecca S. descubrió que la comida basura le producía artritis

Costaba creer que la incansable, radiante y saludable mujer que disfruta de una victoria abrumadora en la cancha de tenis estaba lisiada por la artritis hasta hace 8 años.

"El dolor apareció por primera vez en la espalda y las costillas cuando tenía 54 años," dijo Rebeca S. después del partido. "Visité varios médicos. Ninguno pudo hacer nada al respecto. Finalmente, estuve una semana en una clínica de diagnóstico. Me dijeron que tenía osteoartritis en la columna vertebral y que era incurable.

De ahí en adelante mi vida se transformó en una interminable cadena de aspirinas y un dolor constante y terrible. Aún no puedo creer que toleré esa agonía constante durante tres años.

"Ninguno en la clínica me dijo que el hecho de estar excedida de peso era el 50% del problema. O que todo el azúcar y la grasa que comía afectaban la artritis. Finalmente, un amigo me sugirió que viera a un herbolario.

"La herbolaria, una señora alemana muy preparada, me dijo que mi artritis estaba muy avanzada como para poder ayudarme demasiado con las hierbas. Me dijo que si quería mejorarme, debía decidir hacerlo inmediatamente —y tratar la enfermedad con alimentos.

"Debía dejar de comer alimentos muertos como el azúcar y la harina refinada así como alimentos de origen animal y los estimulantes. No debía comer nada más que alimentos vivos frescos y naturales.

"El dolor y las aspirinas me habían frustrado tanto que estaba decidida a tratar cualquier cosa. Seguí su consejo al pie de la letra.

"Lentamente, de a poco, empecé a sentirme mejor. Después de seis semanas, adelgacé 12 libras (5 kilos) y el dolor en la espalda se fue aliviando. Podía caminar y hacer las tareas del hogar de nuevo.

"Debía adelgazar 18 libras más (8 kilos) antes de que el dolor desapareciera. Mi espalda aún estaba llena de depósitos de calcio.

Siempre que me movía, la espalda crujía. La señora alemana me enseñó a hacer ejercicios de yoga. Todos los días movía suavemente la columna vertebral en todas las direcciones. Eventualmente mi columna se agilizó.

"Pero aún tenía recrudecimientos de vez en cuando. La señora me tomó el pulso y descubrió que era alérgica al maíz, las papas y los tomates. Tan pronto como eliminé esos alimentos, los recrudecimientos desaparecieron.

"Ahora, puedo caminar cinco millas (8 kilómetros), nadar por una hora y jugar al tenis medio día. Como un poco de maíz, papas o tomates (uno sólo a la vez) con moderación una vez por semana. Nunca como alimentos que contengan mucha grasa o sean refinados, no bebo alcohol ni cafeína. Todos mis amigos aún comen esos alimentos sin vida. Pero yo soy la única que está completamente sana y que no tiene enfermedades crónicas".

Alimentos estresantes que nunca más debe ingerir

A continuación se presenta una guía de los alimentos que debe evitar.

ALCOHOL: Si bien una cantidad moderada de alcohol aumenta el colesterol bueno HDL, existen maneras más sanas de cambiar el nivel de colesterol. El alcohol agota el suministro de vitamina B del organismo y allana el camino para la artritis al interferir con las funciones del organismo.

CAFEÍNA: Es un estimulante legal que produce una sensación de euforia al distorsionar la secreción de la glándula adrenal que es esencial para el organismo. Ya sea en el café, el cacao, el té negro, el chocolate o algunas bebida gaseosas, la cafeína es un alimento altamente adictivo que casi siempre da un resultado positivo en las pruebas de alergia. La cafeína también es un antagonista de la vitamina y a menudo se toma con azúcar, otro alimento estresante.

Puede superar su adicción fácilmente día por día reemplazando una taza de café por una taza de té. El té negro contiene la mitad de la cafeína que el café. Si su cuota diaria es de 7 tazas de café, en una semana puede reemplazarla por 7 tazas de té y disminuir su consumo de cafeína en un 50%. La semana siguiente, reemplace una taza de té por día por una taza de té de hierbas o algarrobo (carob). En 14 días habrá superado el hábito de la cafeína completamente.

ADITIVOS QUÍMICOS: Toda persona que coma al estilo estadounidense tradicional ingiere entre 4 y 5 libras de aditivos químicos por año. A pesar de la prohibición de algunas tinturas y otros aditivos químicos peligrosos por parte de la agencia federal *Food and Drug Administration* (FDA), al menos 3.000 aditivos siguen en uso y su número aumenta cada año.

La mayoría de esos aditivos no ha sido sometido a pruebas de seguridad por parte de la FDA. La industria de procesamiento de alimentos determina por sí misma su seguridad, a menudo en laboratorios subsidiados por los fabricantes. Almacenados en la grasa del organismo, esos venenos aceleran la artritis al interferir con las funciones del organismo o distorsionarlas. También se sabe que muchos de ellos causan cáncer.

Algunas marcas de helados y bebidas dietéticas pueden contener 50% de aditivos químicos. Casi todos los alimentos procesados tienen una gran cantidad de nitratos, colorantes, estabilizadores, agentes blanqueadores, agentes de textura, emulsificadores u otros agentes químicos, pocos de los cuales han sido analizados para saber qué efectos a largo plazo producen en el ser humano. Los agentes de textura permiten que las verduras en lata debilitadas tengan una apariencia fresca y firme. Los agentes para dar sabor disimulan los gustos desagradables. Incluso los alimentos sanos como el yogur, a menudo contienen alimentos estresantes como el azúcar y los sabores frutales artificiales.

CONDIMENTOS: En sí no son alimentos dañinos. Por cierto, muchos sistemas tradicionales de curación consideran que las especias son muy buenas por sus efectos curativos. El sistema médico ayurvédico que tiene miles de años de existencia incluye las especias fuertes como la cúrcuma (*turmeric*) para ayudar a la digestión. La malagueta (pimienta de Jamaica, *allspice*), el comino (*cumin*), la albahaca (*basil*), el orégano y el anís (*star anise*) son remedios tradicionales para la artritis en el mundo de las hierbas. (Vea el Capítulo 14 si desea obtener más información sobre estas especias útiles.)

Sin lugar a dudas, es preciso evitar algunos condimentos. Las salsas comerciales como el "ketchup" y los aderezos de las ensaladas contienen mucho azúcar y aditivos. La sal, otro aditivo y condimento favorito, puede causar síntomas de artritis al crear edema en las articulaciones.

El peor de los condimentos es el glutamato de monosodio (MSG por las siglas en inglés) utilizado ampliamente en las cocinas de las cafeterías y en los restaurantes chinos para, supuestamente, mejorar el gusto de las comidas. Después de haber comido alimentos con mucho MSG, miles de personas han padecido el síndrome de MSG, a saber: dolores de cabeza, tensión en el cuello, la mandíbula y otras articulaciones, y adormecimiento de los miembros.

Deshágase de todos esos alimentos que no son nutritivos. Pero no saque a las especias de su vida, pueden incluso mejorar su artritis.

LECHE DE VACA: La leche de vaca es buena para los terneros. Pero hay millones de niños y adultos que no toleran la lactosa, la grasa o la proteína de la leche. Hay muchas personas mayores que no pueden absorber el calcio de la leche, un problema que puede dar como resultado la osteoporosis o la artritis, si los productos lácteos son su principal fuente de calcio. La misma intolerancia se puede aplicar a los productos lácteos como la crema y el queso. El 70% de los afro-americanos tiene dificultades para digerir la leche. La leche de vaca y sus derivados también son alergenos importantes que provocan la artritis.

Sin embargo, si no tiene sensibilidad a los productos lácteos, el requesón (queso *cottage*) sin grasa o el yogur sin grasa, cuando no contienen otros alimentos estresantes o aditivos, son buenos para reconstituir la salud.

AZÚCAR: Se encuentra en casi todos los alimentos procesados. La mayoría de los estadounidenses consume 2 libras o más (un kilo) de este alimento estresante por semana. El azúcar aumenta el nivel de azúcar en la sangre en forma significativa. Luego, en forma repentina, cae y lo hace decaer a usted. Al hacerlo, perturba el funcionamiento del páncreas y la actividad de las glándulas adrenales. Comer azúcar deprime el sistema inmunitario, allanando el camino para la artritis y otras enfermedades.

La mayoría del azúcar morena es simplemente azúcar blanca recubierta de melaza, en tanto el azúcar *turbanide* es parcialmente refinada. No se recomienda el aspartame o cualquier otro tipo de edulcorante (endulzante) sintético. Tampoco se recomienda el extracto de fructosa como substituto del azúcar.

La mejor manera de endulzar es no utilizar endulzantes. Sin embargo, si tiene que encontrar un substituto, la melaza (*blackstrap molasses*) es la mejor alternativa. Es rica en las vitaminas del complejo B, hierro y otros minerales. El almíbar de arce puro (*pure maple syrup*) o la miel cruda, sin filtrar y sin cocer, también se pueden usar en pequeñas cantidades en lugar del azúcar.

Estos endulzantes, aunque desde el punto de vista nutritivo son mejores que el azúcar refinada, pueden tener los mismos efectos en la química del organismo. Si tiene que comer algo dulce, coma dátiles, higos o pasas de uva, algunas frutas frescas o verduras dulces como batata al horno o zanahorias.

Si bien los jugos de frutas recién exprimidos son mejores que los de lata o congelados y mucho mejores que las bebidas gaseosas, siguen siendo concentrados de azúcar. Diluya todos los jugos de frutas con agua pura, mitad y mitad. Mejor aún, sacie su sed sólo con agua.

El dolor disminuyó cuando Ella C. dejó de comer alimentos estresantes

¿Puede usted imaginarse que alguien esté agradecida por haber sufrido un ataque al corazón?

Ella C. está agradecida. Cuando tenía 58 años comenzó a padecer de dolores causados por la osteoartritis en las caderas y las rodillas.

Pero escuchemos la historia contada por ella.

"Estaba excedida de peso y el dolor en las caderas era tan fuerte que sólo una aplicación de Novocain™ podía aliviarme. Mi reumatólogo me dijo que era algo progresivo y que a mi edad nunca mejoraría.

"Mi dieta era rica en grasas y para las meriendas, comía alimentos ricos en azúcar todo el día. Sin embargo, nunca nadie me dijo que cambiara mi dieta.

"El año siguiente tuve un ataque al corazón. Afortunadamente fue leve. Como resultado de ello estuve al cuidado de un cardiólogo que quedó sorprendido de mi dieta.

"Me prohibió las grasas, el azúcar, las carnes con alto contenido graso y los productos lácteos que tanto me gustaban. Me dijo que si no me ajustaba a la dieta tendría otro ataque al corazón pronto y que este sería fatal.

"Como puede imaginarse, me ajusté de inmediato a la dieta. En lugar de las grasas y el azúcar, comía frutas frescas y ensaladas de verduras. Pronto empecé a disfrutar del sabor auténtico de estos alimentos vivos y dejé de utilizar condimentos artificiales completamente.

"Me llevó tres meses adelgazar a mi peso normal. Todas las semanas, a medida que adelgazaba, la artritis comenzaba a desaparecer. Un buen día mi peso llegó a ser normal y los últimos síntomas de la artritis desaparecieron.

"El cardiólogo me dijo que mi caso era uno de varios que él había conocido en el cual el cambio de dieta debido a la enfermedad del corazón, había aliviado también a la artritis.

"Me comentó que el colesterol que bloqueaba las arterias de mi corazón también bloqueaba la corriente sanguínea y los nutrientes a mis rodillas y caderas.

"Cuando me libré de las causas de la artritis, las grasas saturadas y el azúcar, así como otras comidas basura que me hacían engordar y tapaban mis arterias, mi cuerpo se curó por sí solo. Pero si nunca hubiera tenido el ataque al corazón, aún hoy sufriría de artritis."

Ella C. ahora es una mujer saludable y vigorosa de 68 años, libre de artritis y de síntomas de enfermedades del corazón desde hace 8 años.

Perfil del peligro —los peores alimentos que usted puede comer

Esta es una lista de casi todos los alimentos estresantes y los ingredientes estresantes que causan malestares nutricionales y que pueden dar lugar a la artritis y otras enfermedades degenerativas. Ya sea que tenga artritis o no, a fin de obtener una salud óptima debe eliminar todos estos alimentos de su dieta de por vida. Esta lista se presenta además de los otros alimentos ya mencionados en este capítulo.

Esta lista incluye sólo productos comerciales. Las tiendas de alimentos naturales (*health food stores*) a menudo tienen formas más aceptables de algunos alimentos. Asimismo, algunos de estos alimentos se pueden preparar en casa con ingredientes más sanos:

Aceites vegetales hidrogenados o parcialmente hidrogenados

Aditivos

Alimentos y postres preparados

Alimentos instantáneos (*todos los tipos*)

Alimentos lácteos artificiales

Alimentos de preparación rápida (*todos los tipos*)

Alimentos de preparación conveniente

Alimentos ahumados

Alimentos enlatados

Alimentos preparados

Alimentos precocidos congelados

Alimentos fritos

Arroz (*refinado, descascarado*)

Arroz blanco

Arroz frito

Aspartame

Azúcar

Azúcar morena (*brown sugar*)

Azúcar *turbanide*

Bebidas alcohólicas

Bebidas gaseosas y colas dietéticas

Bebidas gaseosas

Beef tallow

Budines

Café

Caldo (*en lata*)

Carne (*roja con grasa*)

Carnes grasas

Cereales para el desayuno (*que contienen azúcar*)

Cerveza

Chocolate

Chorizos

Colas (bebidas)

Comida china (*variedades ricas en grasa que se encuentran en los restaurantes*)

Comidas congeladas

Condimentos para ensaladas

Conservas

Costillas de cerdo (*grasosas*)

Crema

Crema agria (*grasa entera*)

Cremas no lácteas

Cubos de caldo

Desayunos instantáneos

Doughnuts

Dulces

Edulcorantes artificiales

Espagueti (*refinado*)

Fiambres (*luncheon meats*)

Fideos (*refinados*)

Galletas

Gelatina de marca Jell-O

Glutamato de monosodio (MSG)

Grasa (manteca, *lard*)

Grasa para refinar (*shortening*)

Harina (*refinada, blanqueada, enriquecida*)

Harina blanca

Helados (*grasa entera*)

Humo de cigarrillo

Jaleas

Ketchup

Leche (*leche entera de vaca homogeneizada*)

Leche entera en polvo

Leche helada

Licores

Mantequilla

Margarina

Mayonesa

Mermelada

Mezclas para budines

Mezclas para preparar tartas (*cake mixes*)

Mezclas preparadas

Miel (*procesada*)

Nitratos

Pan blanco

Pan (*comercial*)

Papas (*chips, procesadas*)

Papas fritas

Pastas (*refinadas*)

Piel de ave

Postres congelados

Preparados en polvo para bebidas

Productos lácteos (*de leche entera*)

Productos de panadería

Sacarina

Sal

Salchichas (*hot dogs*)

Salsa (*gravy*)

Sebo

Sopa

Sorbete

Substitutos lácteos

Tartas

Té (*negro*)

Tocino —panceta, *bacon*— (*graso, tajadas*)

TV *dinners*

Vino

Yogur congelado

Puede observar que no incluimos los huevos, todos los alimentos lácteos ni todas las carnes en la lista de alimentos estresantes. Ello se debe a que algunas personas se sienten bien comiendo versiones de estos alimentos con poco contenido graso y en forma moderada. Recuerde las pirámides alimentarias de Asia y el Mediterráneo en las que las proteínas animales son tratadas como condimentos, no como platos principales o para todos los días.

Para que esta lección de nutrición sea aún más compleja, ¿se ha enterado que los científicos están descubriendo que no todas las grasas saturadas son tan perjudiciales como se pensó en un principio? El ácido esteárico, un componente de algunas grasas saturadas, tiene menos capacidad de aumentar el colesterol que otros constituyentes.

Los alimentos semi-estresantes

Ahora, añada a la lista los alimentos semi-estresantes, todo aquello que haya sido fumigado con pesticidas, cultivado en suelos con mucha cantidad de fertilizantes sintéticos o cubiertos con otros químicos. Los alimentos irradiados se incluyen en esta categoría y posiblemente los alimentos genéticamente preparados. También se pueden incluir los productos de origen animal que han recibido hormonas, antibióticos u otras substancias químicas.

Aunque no cabe duda de que estos alimentos perjudican la salud, en muchos casos es imposible encontrar alimentos puramente vegetales o animales y sin sustancias químicas. Por ello, en lugar de exigirle que evite esos alimentos totalmente (y tal vez morirse de hambre), consideramos estos alimentos dentro de la categoría de los semi-estresantes. Es más importante que consuma muchas frutas frescas y verduras a que no las coma.

Lo alentamos enérgicamente a que busque agricultores o vendedores que se dediquen a los cultivos orgánicos o a la cría orgánica de animales. Compre sus productos no solamente para cuidar su salud sino para hacer posible que estos alimentos de buena calidad sigan estando disponibles en el mercado.

Eliminar los alimentos estresantes ayudó a John L. a poner fin a la gota molestosa

"Tenía un dolor constante y punzante que me atormentaba", así describió la gota John L. de 53 años. "Los dedos de los pies y el empeine estaban dolorosamente sensibles y la carne que recubría las articulaciones estaba endurecida, brillosa y de color púrpura.

"El médico me dijo que ello se debía a las purinas de algunos alimentos. Dijo que era más fácil controlar la gota con medicamentos que molestarse en hacer dieta. Pero los medicamentos me causaban picazón en la piel, diarrea, y dolores de cabeza y abdominales. El remedio fue tan malo como el dolor de la enfermedad.

"Finalmente, fui a ver a un nutricionista e inicié un ayuno a base de agua durante cinco días. Luego tuve que eliminar de mi dieta todos los alimentos que contenían purinas.

"En dos semanas empezaron a disminuir el dolor y la inflamación en las articulaciones. Pero seguía teniendo ataques leves. Según el nutricionista, eso se debía a que estaba excedido de peso. Si adelgazaba, según él, desaparecerían".

John L. adelgazó y el resto de su gota desapareció junto con los kilos de más que tenía.

Como en el caso de John L. muchos médicos hoy en día tratan la gota con medicamentos en vez de con un régimen dietético. Las razones para ello es que los pacientes por lo general no siguen las dietas. Asimismo, la mayoría de los pacientes con gota están excedidos de peso. Para liberarse completamente de la gota, es preciso adelgazar al peso normal.

Los alimentos prohibidos para las personas que padecen de gota

La gota se agrava por el exceso de purinas en la dieta. Las purinas constituye la sustancia básica del ácido úrico. Abundan en los alimentos pesados como las carnes de órganos, el ganso y el caviar. Otras delicadezas grasas y aceitosas reducen la excreción de ácido úrico, como lo hace también la excesiva proteína. En las dietas para curar la gota se elimina las bebidas alcohólicas porque pueden aumentar la producción de ácido úrico. No se sabe si el café y el azúcar afectan la gota directamente, pero se los debe evitar por razones generales de salud.

Hasta que no se hayan eliminado completamente los alimentos ricos en purina y grasas no es posible eliminar la gota. A continuación se presenta una lista de los alientos que causan la gota y que John L. tenía prohibido ingerir:

*Almejas	*Langostinos
Anchoas	Lengua de vaca
Arenque (*herring*)	Levadura
Azúcar	*Mariscos
Bebidas alcohólicas	Mejillones
Bebidas gaseosas	Mollejas (*sweetbreads*)
Caballa (*mackerel*)	Órganos
Café	Ostras
Caldos	Pato
Caviar	Riñón
*Cerdo	Salsa (*gravy*)
Chorizos	Sardinas
Consomé	Sesos
Ganso	Sopa de carne
Hígado	*Squab*
Huevos de pescado	

Los alimentos marcados con un asterisco contienen cantidades moderadas de purinas y se los puede comer de vez en cuando. Es imposible evitar completamente la ingestión de purinas. El objetivo es tratar de mantenerla a niveles bajos. Por lo tanto, para controlar la gota, es absolutamente imprescindible que elimine totalmente todos los alimentos que no están marcados con un asterisco —ahora mismo y para siempre. Enseguida después de eso, elimine de su dieta todos los alimentos estresantes.

Cómo inmunizarse contra la gota, la artritis y las enfermedades terminales

Sin importar de qué tipo de artritis tenga, o de si tiene artritis o no, debe evitar estrictamente todos los alimentos estresantes *por el resto de su vida*. Esos alimentos que amenazan la salud allanan el camino para *todo* tipo de enfermedades degenerativas, no solamente la gota y la artritis.

Elimine completamente de su dieta esos alimentos y se habrá inmunizado drásticamente, no solamente contra la gota o la artritis, sino también contra las enfermedades del corazón, la hipertensión, la diabetes, la osteoporosis, la diverticulosis, las enfermedades renales y otras enfermedades terminales que aparecen cuando se sigue la típica dieta occidental.

Capítulo *12*

Los increíbles poderes curativos para la artritis de los alimentos reconstituyentes

---

El cuerpo se cura a sí mismo cuando se elimina la *causa* de la enfermedad. Esta es la ley natural de curación.

Hemos eliminado los agravantes de la artritis —los alimentos estresantes que agobian las articulaciones con peso excesivo y con nutrición deficiente, y los alimentos alergénicos que hacen que el sistema inmunitario acose a las células en las articulaciones debilitadas. Además, hemos curado el tracto digestivo, la línea de vida del cuerpo.

Pero no dejemos de recordar que la artritis no es otra cosa que la forma que tiene el cuerpo de responder a esta tensión y ataques. El dolor, la rigidez y la inflamación de la artritis son todas respuestas del organismo en su intento por defenderse.

El cuerpo por sí mismo crea la gota y la artritis. Por lo tanto, el propio cuerpo puede curar la artritis.

Para hacerlo, sólo tenemos que eliminar a los agresores —los alimentos estresantes y alergénicos—, y reemplazarlos por alimentos reconstituyentes que curen al organismo enfermo y restituyan el equilibro bioquímico.

211

Sin lugar a dudas, después de leer la lista de alimentos estresantes que ahora están prohibidos, probablemente se pregunte qué queda para comer.

Le sugerimos que puede disfrutar de lo siguiente:

- *El reino vegetal completo*: Es decir, todas las frutas, legumbres, verduras, frijoles y brotes que existan; también los productos de soja como el tofu y el tempeh.

- *Todos los cereales*: Un amplio espectro de cereales y granos, siempre y cuando no estén refinados, son alimentos satisfactorios y fuertes.

- *Todas las nueces y las semillas*: Las nueces y las semillas son ricas en nutrientes que el organismo necesita para curarse por sí mismo. Los aceites de semilla y nueces tipo omega-6 no rancios y poliinsaturados, utilizados de vez en cuando, disminuyen la inflamación de los artríticos.

- *Los alimentos de origen animal con bajo contenido graso*: Como la clara de huevo, las carnes magras, los alimentos lácteos no grasos y las aves de corral sin piel.

- *Los aceites monoinsaturados*: Como el aceite de oliva y canola utilizados de vez en cuando proporcionan el ácido graso omega-3 que combate la inflamación y el dolor de la artritis.

- *Los pescados grasos*: Como el salmón y el arenque (*herring*), las mejores fuentes de los ácidos grasos omega-3, son imprescindibles para aliviar la inflamación y el malestar.

En la sección de frutas y verduras de todos los supermercados, usted puede encontrar por lo menos entre 12 y 20 verduras diferentes y una docena de frutas diferentes dependiendo de la estación en que se encuentre. La mayoría de los supermercados tiene por lo menos media docena de variedades de frijoles secos, así como una amplia variedad de granos enteros, frutas secas y nueces sin sal.

En otras partes de los supermercados, encontrará pescados de agua fría congelados o frescos, carnes magras como la ternera, y quesos y yogures sin grasa.

Las tiendas de alimentos naturales (*health food stores*) ya no son únicamente tiendas especializadas. Si vive en una ciudad grande, busque supermercados que tengan alimentos sanos, naturales y orgánicos. En algunas zonas, esas tiendas están administradas por cooperativas a las que puede asociarse aportando una cuota pequeña; en muchas cooperativas también se permite comprar a las personas que no son miembros.

Encontrará por lo menos una docena de granos no fumigados. Muchos de ellos tienen hasta 20 variedades o más, junto a una docena de tipos diferentes de frijoles, 8 o más variedades de nueces, diversas semillas para comer, y una variedad de semillas y granos para germinar. En esas tiendas también puede encontrar pan hecho con granos integrales y sin aceites hidrogenados u otros alimentos destructivos.

Ellas tienen productos lácteos orgánicos con poco o nada de contenido graso y leche cruda. La carne de res y de aves de granja, sin sustancias químicas son alimentos fáciles de conseguir. Si quiere comprar alimentos envasados, puede estar seguro de que las sopas, cereales, pastas, salsas y todo lo que normalmente encuentra en los supermercados convencionales (muchos de esos alimentos considerados estresantes en este libro), también puede comprarlos en esas tiendas, pero, en su mayoría, estarán elaborados con ingredientes sanos y sin aditivos perjudiciales.

Cómo encontrar la buena nutrición en su supermercado

Los alimentos reconstituyentes enteros y naturales como se los cosecha de los árboles o del suelo o se los obtiene de los animales o del océano, le darán a su organismo todos los nutrientes que necesita para reconstituir las articulaciones dañadas y restaurar un alto nivel de bienestar.

Pocas excepciones, como los productos lácteos no grasos y el tofu, han sido procesados levemente; los frijoles, las pasas de uva y los dátiles han sido secados; y las carnes y los pescados pudieran haber sido congelados. Pero la mayoría de los demás alimentos reconstituyentes son frescos y vivos.

Incluso los frijoles secos están "vivos" y el yogur contiene bacterias vivas. Aun las frutas y verduras frescas y crudas, los granos, las nueces y las semillas están todavía vivos. Todos los granos, las nueces, semillas y frutas, así como verduras como la papa, germinarán y crecerán si los planta en la tierra. Las células en las verduras de hoja verde, siguen vivas hasta que las hojas se marchitan y se caen.

Los alimentos muertos hacen que las personas sean más propensas a la enfermedad. Muchos alimentos reconstituyentes son frescos y están vivos hasta poco tiempo antes de comerlos. Ello se debe a que son cultivados, no elaborados. Toda la clorofila, las vitaminas, los minerales, las enzimas y la fibra que fomentan la salud están principalmente intactos.

Los valores naturales de curación de algunas frutas y verduras comunes

Muchos de los alimentos reconstituyentes son tan comunes que sus valores nutritivos de curación han sido pasados por alto. Pero todas las verduras, las frutas, los granos, las nueces y las semillas son alimentos naturales que brindan cambios positivos a la mente y al cuerpo. A fin de asegurarse una salud integral, es preciso considerar a la nutrición desde el punto de vista de toda la persona y no sólo para curar una enfermedad determinada.

Por ello, no debemos subestimar el valor de los alimentos enteros, simples y naturales. Algunas frutas y verduras muy simples están adquiriendo popularidad en los círculos científicos por sus cualidades curativas y protectoras. Si los alimentos naturales no hubieran hecho sentirse mejor a tantas personas, nunca hubieran logrado su popularidad actual.

Información práctica para eliminar la artritis con alimentos

- Compre y coma tantos alimentos integrales, frescos, crudos y vivos como sea posible en su forma natural, no procesados y sin sal ni aditivos. Es decir compre frutas y verduras frescas, granos enteros, y nueces y semillas, que no hayan sido modificadas de ninguna manera por el hombre y exactamente como los produce la naturaleza. Compre alimentos orgánicos cuando pueda.

- Ingiera todo lo que sea posible sin cocinar o apenas cocidos al vapor. Si corta los alimentos, hágalo justo antes de servirlos. Si no puede masticar verduras crudas, nueces o semillas, córtelas o muélalas justo antes de comerlas. Pero si tiene buenos dientes, sirva todas las comidas que pueda enteras y sin fragmentar. De esa forma ellas retendrán la mayoría de las enzimas, vitaminas y fibras.

- Evite cocinar todos los alimentos que pueda ingerir crudos. Si tiene que cocinar las verduras, póngalas al vapor hasta que estén crocantes. Los alimentos que se deben cocinar como los granos, las papas, la carne, el pescado o los frijoles secos, no deben cocerse en exceso. En esta forma se conservan las vitaminas y algunas enzimas. Coma pocos y pequeños platos de alimentos cocidos y muchos y grandes platos de alimentos crudos.

- Use la fórmula 65-20-15. Combine los alimentos de forma tal que el 65% de sus calorías o más provenga de los carbohidratos complejos, un máximo de 20% de las grasas y el 15% de la proteína.

- Coma por lo menos dos veces más cantidad de verduras que de frutas. Las verduras son ricas en clorofila, vitaminas, minerales y fibra y tienen poca cantidad de azúcar. (Algunas frutas de color oscuro como las cerezas o las bayas contienen flavonoides que curan la artritis.)

- Antes de comer cualquier comida cocida, coma una gran ensalada de verduras, incluyendo lechuga amarga en primer lugar. O si no, coma una gran cantidad de verduras crudas con la comida cocida. Estas le proporcionarán las enzimas, vitaminas y fibra que se pierden al cocinar.

- Evite comer frutas y verduras (y otras combinaciones incompatibles) en la misma comida.

- Coma alimentos de la estación y cultivados en el mercado local. Este principio de estación regional proviene de las enseñanzas microbióticas, que fomentan una forma de vida y alimentación curativas.

- Obtenga la grasa de los aceites vegetales presionados a frío (son preferibles los aceites de canola y oliva), las nueces, las semillas, el aguacate y mucho pescado que contenga ácidos grasos del tipo omega-3. Añada harina de semillas de linaza (*flax seed meal*) a sus comidas para conseguir más beneficio antiinflamatorio.

- Obtenga proteínas de fuentes vegetales o de pescados de alta mar, de las claras de huevo, de carne muy magra o de alimentos lácteos con poca o nada de grasa.

- Ingiera la más grande variedad de alimentos reconstituyentes que pueda. Evite la ingestión de los mismos alimentos cada día.

Daremos más detalles sobre esta guía a medida que avancemos. Pero antes, creemos que le gustará saber cómo luce y qué sabor tiene una comida típica de alimentos reconstituyentes.

El plan dietético contra la artritis del doctor Donovan

En sus dos clínicas ubicadas en la bella zona noroeste de Estados Unidos, el doctor Patrick Donovan, médico naturópata que se especializa en el tratamiento de la artritis con productos naturales, le dice a sus pacientes que eliminen los alimentos estresantes de sus dietas y que los reemplacen con alimentos reconstituyentes.

Además les hace seguir la norma de "varias comidas simples y pequeñas" ("3-S" por las siglas en inglés de *several simple small meals*).

La digestión se ve perjudicada cuando ingerimos grandes cantidades de alimentos de poca calidad en combinaciones complejas. A continuación se presenta una muestra de lo que el doctor Donovan recomienda como menú diario utilizando la norma 3-S y teniendo en cuenta los alimentos alergénicos prohibidos:

Desayuno: Ensalada de frutas frescas y crudas que contenga manzanas, bananas y ananá. Un bol colmado de avena (*oatmeal*) con ½ taza de yogur sin sabor y sin grasa por encima.

Merienda: Una variedad de tallos de verduras como jícama o apio es muy buena como bocados para quitar el apetito en la media mañana.

Almuerzo: Una ensalada grande de verduras crudas. Por ejemplo, lechuga de hoja oscura, zanahorias, pepino, brotes de soja (*bean sprouts*) y una rodaja de aguacate. Añada una proteína vegetal como frijoles pintos horneados o sopa de lentejas. Complete el menú con granos, como arroz moreno (*brown rice*) o una rodaja de pan integral.

Merienda: Un puñado de dátiles y almendras crudas sin sal lo mantendrán sin apetito hasta la cena.

Cena: Comience con una ensalada de verduras crudas. Cocine pescado u otra proteína de animal seleccionada (si los alimentos de animales no le caen bien, substitúyalos por frijoles, legumbres u otras verduras ricas en proteínas). El mijo (*millet*) o la quinua constituyen un agradable plato principal.

Merienda: Un melocotón (durazno), ciruela u otra fruta fresca y cruda son muy buenos para comer antes de ir a dormir.

El doctor Donovan recomienda que el almuerzo sea la comida más importante del día. Pero por razones prácticas, ha diseñado el plan que acabamos de mencionar incluyendo una cena importante, ya que para la mayoría de las personas la comida más importante es la cena en familia o con amigos.

Una receta para la comida más importante del día

Si el momento del desayuno es muy conflictivo para usted, prepare esta bebida deliciosa y nutritiva y llegue al trabajo a tiempo.

El sabroso jugo de frutas "a las corridas"

Coloque los siguientes ingredientes en la licuadora:

3 ó 4 frutas diferentes, incluyendo los arándanos azules o cerezas (frutas congeladas están bien si no consigue frescas, pero no use frutas cítricas)

Una cucharada de harina de semillas de linaza (*flax seed meal*) o aceite de linaza (*flax seed oil*)

½ taza de yogur sin grasa

¼ a ½ taza de avena (*oatbran*) cruda

Licue hasta que esté suave. Si desea puede hacer este jugo la noche anterior y guardarlo en el refrigerador.

A cada uno su dieta personal

Las guías nutritivas son útiles. Pero usted debe encontrar su propia dieta personal. Se recomienda un plan basado en vegetales y rico en fibras junto con agua fresca y pescado rico en ácidos grasos omega-3. Pero las alergias personales, el metabolismo particular y las idiosincrasias étnicas deben ser tenidos en cuenta al seguir nuestras recomendaciones para crear un programa dietético personalizado.

Los hábitos alimenticios deben también cambiar con las estaciones. Durante los meses de primavera y verano, usted debe consumir por lo menos un 75% de verduras y frutas. Alimentos más pesados como los granos, las legumbres, las semillas y las nueces y los productos de origen animal forman el resto de su dieta. Cuando empieza a hacer frío en el otoño y el invierno, se aconseja comer proteínas más pesadas y alimentos grasos y se deja un 40% para verduras y frutas.[49]

Los alimentos naturales —la forma conveniente de comer

¿Puede ser que los alimentos naturales sean convenientes y rápidos de preparar? Muchos alimentos reconstituyentes llevan menos tiempo de preparación que la mayoría de los alimentos rápidos más convencionales y menos tiempo para limpiar después de prepararlos.

En lugar de destruir su salud, como sucede si come alientos "rápidos" comerciales, "los alimentos vivos rápidos y convenientes" le proporcionan todos los nutrientes que su organismo necesita para mejorarse de la artritis y para estar bien de por vida. Logre tener su peso adecuado sin prestar atención a las calorías.

No necesita añadir salvado a sus alimentos porque casi todo lo recomendado tiene un alto contenido de fibras. La mayoría de estos alimentos suministran enzimas extras para la digestión. Cada uno de ellos es rico en vitaminas y minerales. Usted obtiene toda la proteína, grasa y carbohidratos que su organismo necesita. Y no necesita encubrir el sabor con salsas dañinas porque los alimentos naturales tienen una rica mezcla de agradables sabores.

Los alimentos naturales ponen fin a la mayoría de los problemas digestivos para siempre

Acaso, ¿no son los alimentos crudos difíciles de digerir?

Aunque algunos alimentos con almidón (féculas, *starchy*), junto con los cereales y los frijoles, son más fáciles de digerir cuando se los cuece, la mayoría de las frutas, verduras, nueces y semillas son más fáciles de digerir crudos. La excepción es si usted sufre de inflamación intestinal —no debe comerlos crudos.

La razón es que los alimentos crudos tienen enzimas que el organismo usa para el proceso digestivo. Por ejemplo, la enzima proteasa se usa para digerir proteínas, la lipasa para digerir las grasas y la amilasa para los carbohidratos. La cocción de los alimentos les saca muchas de las enzimas necesarias para la digestión.

La mayoría de las personas que padecen de flatulencias o indigestión tras haber comido alimentos crudos ricos en fibras deben darse unos meses para acostumbrarse a ellos. La bacteria de sus intestinos necesita tiempo para acomodarse y acostumbrarse a metabolizar toda la fibra que ahora pasa por sus intestinos. El hecho de comer mucha cantidad o demasiado rápido cuando el estómago está tenso, también produce abotagamiento del estómago.

Algunos nutricionistas y médicos naturistas creen que la forma de combinar los alimentos afecta la digestión. La combinación de alimentos se usa terapéuticamente para las enfermedades degenerativas como la artritis y para resolver los problemas digestivos.

Los especialistas que combinan alimentos los clasifican en cuatro categorías, a saber: verduras, frutas, proteínas y féculas. Entre los alimentos proteicos se incluyen las nueces, los frijoles y las semillas (así como todos los alimentos derivados de animales). Entre las féculas figuran las verduras con almidones, como la batata, los nabos y las papas. Casi todos los alimentos en cada categoría son compatibles entre sí. Pero las diferentes categorías se deben combinar sólo de la siguiente manera.

BUENAS COMBINACIONES

- Verduras y féculas (alimentos con almidón)
- Verduras y alimentos proteicos

MALAS COMBINACIONES

- Verduras y frutas
- Proteínas y frutas
- Féculas y frutas
- Féculas y proteínas

Las frutas cítricas y los melones a menudo no combinan bien con otros alimentos y deben comerse por separado.

Muchos de los nutricionistas tradicionales rechazan la técnica de combinar alimentos. Dicen que tenemos todas las enzimas necesarias para descomponer cualquier combinación de alimentos en forma simultánea. Es cierto que, como ciencia, la combinación de alimentos no goza de mucha aceptación.

Sin embargo, existe alguna evidencia científica para respaldar este criterio. Hace varios años, investigadores llegaron a la conclusión de que cuando se comen grasas, especialmente las hidrogenizadas de mala absorción, y los carbohidratos simples junto con proteínas, bajan los ácidos estomacales y las enzimas digestivas. Esto prepara el camino para que partículas proteicas grandes, parcialmente digeridas, pasen del intestino a la circulación general.[35]

Desde el punto de vista práctico, los diferentes tipos de alimentos se descomponen a velocidades diferentes. Así pues, combinar alimentos con tiempos de digestión similares probablemente ayude a su tracto gastrointestinal. Con el correr de los años, los defensores de la combinación de alimentos se han dado cuenta de que los pacientes con alergias a muchos alimentos o con mala digestión se mejoran cuando comen comidas simples y no mezclan determinados alimentos.

Como las demás recomendaciones en este libro, aplique los principios de combinación de alimentos sólo si mejoran sus síntomas y su salud. Escuche a su cuerpo.

Sólo los alimentos vivos contienen nutrientes que combaten la artritis

Sólo los alimentos crudos tienen valor nutritivo considerable porque la cocción, el procesamiento o el almacenamiento destruyen entre el 50 y el 70% de la mayoría de las vitaminas. Por ejemplo, el enlatado o congelamiento puede destruir hasta el 90% de la vitamina B6 de los alimentos. Los alimentos procesados y los jugos congelados han perdido casi toda su vitamina C. Las vitaminas B6 y C son esenciales para revertir la artritis.

La cocción de carnes y verduras les hacen perder hasta el 85% de la mayoría de sus vitaminas. Los nutrientes que nosotros creemos que existen en los alimentos cocidos o procesados en realidad no existen. Las investigaciones nutricionales demuestran que los alimentos procesados modernos con frecuencia contienen el 66% menos de las vitaminas que corresponden a esos alimentos en los manuales oficiales sobre nutrición.

Los alimentos vivos curaron la colitis y la artritis de Bernice W.

Bernice W. tenía 39 años cuando le diagnosticaron colitis ulcerosa. Su médico le recomendó un régimen rico en proteínas y en grasas saturadas y bajo en fibras. Severos efectos secundarios impidieron que su médico usara cortisona. Sin embargo, durante los dos años siguientes, le recetó 14 diferentes medicamentos, ninguno de los cuales la benefició en lo más mínimo.

A los 42 años, Bernice sufría de dolores en los dedos, las muñecas y la rodilla izquierda. Los dolores aparecían de repente, seguidos por rigidez e inflamación. Su médico le diagnosticó esta nueva enfermedad como artritis reumatoide, sin lugar a dudas relacionada con sus problemas intestinales.

Las dos enfermedades postraron a Bernice en la cama. La colitis le impidió que tomara aspirinas u otros medicamentos tradicionales para tratar la artritis. Como resultado, su médico le aconsejó una operación para extraerle el colon, debiendo entonces defecar en una bolsa plástica adyacente a su cintura. De esa forma podría tomar los medicamentos para la artritis.

Bernice se horrorizó ante la sugerencia de una cura que la convertiría en una inválida de por vida. Entonces empezó a leer revistas sobre nutrición. Se enteró de que había una escuela de salud higiénica natural cerca de su casa, y el médico a cargo estuvo de acuerdo en tratarla.

El médico higienista se horrorizó ante el estado de salud de Bernice y su dieta de proteínas y grasas. Descubrió que sufría también de osteoporosis, la pérdida ósea causada por la dieta rica en proteínas.

Aunque Bernice estaba un poco delgada, inició un ayuno de cinco días. Le quitaron todos los medicamentos. Al finalizar el cuarto día sin alimentos ni medicamentos, Bernice notó que el dolor en las articulaciones casi había desaparecido. Por primera vez en meses, se levantó de la cama y caminó. Su diarrea constante también desapareció durante el ayuno.

Le recetaron una dieta de frutas y verduras frescas y crudas, nueces y semillas, y le dijeron que la debía seguir de por vida. Bernice se sorprendió gratamente de ver que la colitis y la artritis desaparecieron gradualmente. No tomó más medicamentos. En seis semanas se sentía totalmente recuperada.

Aunque los médicos habitualmente recetan a sus pacientes con colitis una dieta de alimentos sin sabor y cocidos con muchas proteínas para "reconstituir el organismo", Bernice no tuvo problema alguno para asimilar una dieta de alimentos naturales crudos. El médico le explicó que ello se debía a que los alimentos vivos que tienen muchas enzimas son necesarios para la digestión.

Esto sucedió hace 20 años. Ahora, Bernice a los 63 años, sana y juvenil, sigue siendo una purista de los alimentos y no tiene ni rastros de colitis ni artritis. A excepción de papas apenas horneadas y otras féculas, su dieta consiste exclusivamente en alimentos frescos y vivos. (Por favor, tenga en cuenta que se deben evitar los alimentos ricos en fibras crudos durante un recrudecimiento agudo de colitis ulcerosa.)

Cómo retener los nutrientes al cocinar

A fin de dañar lo menos posible los alimentos durante la cocción, cocínelos lo menos posible. Use la menor cantidad posible de agua, cuézalos lo menos posible y a fuego mínimo. Los alimentos cocidos deben estar crocantes y no bañados en agua ni aguachentos. Sírvalos inmediatamente.

El hornear ligeramente es probablemente la forma menos perjudicial de cocinar, seguida después por la cocción al vapor o el salteado con agua o aceite de canola. Casi todas las verduras con féculas tienen un sabor delicioso cuando se las hornea levemente. Trate de cocinar los alimentos lo menos posible y siempre mantenga el recipiente cubierto.

Puede cocer levemente los frijoles y cereales en una olla a presión o de barro. De esa forma, minimiza la pérdida de vitaminas y enzimas durante la cocción.

Menos aconsejable es hervir los alimentos o guisarlos, porque la mayoría de las vitaminas son solubles y se disuelven en el agua de la cocción. Si hierve o cocina al vapor, guarde el agua y añádala a las sopas. Desde luego, es totalmente impensable freír con grasa.

Puede seguir comiendo muchísimas cosas buenas

Si tiene estos principios en cuenta, aún hay muchas cosas buenas que usted puede seguir comiendo. Puede preparar decenas de comidas deliciosas de poca grasa con maíz, arroz y otros granos integrales. Muchos platos de la cocina del Oriente Medio y otros platos "étnicos" tienen poco contenido graso y se los puede preparar en casa sin sal ni MSG. Los espaguetis y otros tipos de pastas de granos integrales se venden en las tiendas de salud y en muchos supermercados, y son superiores a los blancos enriquecidos.

Es posible preparar sopas tentadoras con verduras, frijoles o frutas y agregarles arroz moreno (*brown rice*). Por ejemplo, la papa, la col (repollo). la coliflor, la cebolla, el tomate, el apio, las lentejas, los frijoles de soja y las habichuelas blancas son todos buenos para preparar sopas. Añada cúrcuma, pimienta de cayena u otras especias curativas que figuran en el Capítulo 14. Debido a que no se descarta el agua de la cocción, las sopas retienen la mayoría de las vitaminas. Los panes integrales, el pan pita y las tortillas de maíz acompañan bien a las sopas.

Para preparar verduras de sabor dulce, combine batata (boniato, camote, papa dulce, *sweet potato*) asada, pastinaca (*parsnip*), y zanahoria con perejil. Puede sazonar con cebollas, perejil, albahaca y ajo para aumentar el sabor de las sopas y los cocidos. El perejil es rico en vitamina A y otros nutrientes que los artríticos suelen no poseer. Para dar más sabor, mezcle los alimentos con tomates crudos, pepinos y aguacates.

Para condimentar las ensaladas, use alguno de los aceites presionados a frío que figuran en la lista de "grasas" o use yogur sin sabor y sin grasa o requesón (queso *cottage*).

Puede comer huevos duros si saca la yema y sólo come la clara. También puede tratar una tortilla sin colesterol hecha con clara de huevo, cebollas de verdeo y perejil picados, servida sobre una rodaja de pan integral o tostado. Y, desde luego, es posible hacer muchos platos sabrosos combinando pescado con verduras y granos. La carne muy magra y las aves sin piel se pueden alternar con pescado si desea tener más variedad de comidas.

¿Postres? Aunque no es conveniente combinar frutas con otros alimentos, si deja pasar bastante tiempo después de la comida, puede servir ciruelas en almíbar, unos pocos dátiles o higos, o un plato de frutas frescas. Congele una banana sin piel y trate de ver si nota alguna diferencia entre esa y un helado. Congele cualquier fruta y haga jugo en la licuadora —es delicioso.

Convierta su dulce favorito y sus recetas de panes en otras nuevas y sanas. Substituya la harina blanca por la harina de grano integral como la cebada o el trigo. Utilice dos claras de huevo por cada huevo entero que pida la receta. En lugar de grasa (*lard*) o manteca (*shortening*), añada salsa de manzana (*applesauce*) y/o aceite de canola.

Una técnica simple de alimentación para restituir las enzimas y fibras a los alimentos cocidos

Puede sobrellevar algunas de las desventajas de los alimentos cocidos comiendo abundantes ensaladas de verduras crudas inmediatamente antes de consumir una comida cocida. Ello le da muchas fibras y enzimas para su tracto digestivo antes de que reciba el alimento cocido. Asegúrese de que la ensalada sea grande. Cómala toda antes de comer el otro plato. Termine el plato cocido sólo si aún tiene hambre.

Len R. supera la artritis y sigue comiendo los alimentos cocidos que tanto le gustan

Len R. era un ex jugador de fútbol americano a quien le gustaba "la buena comida". Pasados sus 50 años, Len había agregado 60 libras (25 kilos) a su ya pesado cuerpo y comenzó a sentir dolores en sus caderas, rodillas y columna vertebral. Su médico le diagnosticó osteoartritis y le aconsejó que adelgazara.

Len siguió comiendo los alimentos que le gustaban. Pero su esposa, Celeste, que era suiza, tuvo otra idea. Leyó nuevamente algunos viejos tratados alemanes sobre las curaciones naturales que habían pertenecido a su padre. En los libros se describía una forma sutil de preparar alimentos para las personas que se negaban a cambiar la dieta.

Celeste comenzó a hacer sopas, guisados, comidas al horno y guisadas que tenían un sabor delicioso, pero que eran de poco contenido graso. Antes de cada comida servía una ensalada de verduras crudas. Len se quejó del cambio en la dieta pero admitió que las comidas tenían buen gusto.

Una mañana, Len notó que sus pantalones parecían varias pulgadas más grandes en la cintura. Últimamente se había sentido mejor también. El dolor en las articulaciones había disminuido y ya no necesitaba laxantes.

Poco a poco, las ensaladas preparadas por Celeste fueron más abundantes y Len adelgazó hasta 3 libras (más de un kilo) por semana. En unos meses llegó a tener su peso normal y casi desaparecieron los dolores causados por la artritis.

Cuando Celeste explicó que todo se debía al cambio en la dieta, finalmente Len se convenció. Siguió disfrutando de los alimentos cocidos. Pero, al comer siempre una abundante ensalada al principio, Len transfirió los beneficios de los alimentos vivos a los cocidos que todavía le gustaban.

Superar la artritis con la fórmula 65-20-15

La dieta 65-20-15 es la recomendada por la mayoría de los practicantes de la salud naturista como la forma de mantener una salud óptima y curar la artritis.

Esencialmente, la fórmula 65-20-15 significa que el 65% de las calorías deberían provenir de carbohidratos complejos, un máximo de 20% de grasas y el 15% de las proteínas. Estas proporciones varían dependiendo de sus necesidades y de las estaciones.

Esta fórmula 65-20-15 asegura una dieta baja en grasas y rica en fibras con el suficiente suministro de proteínas y una abundancia de vitaminas, minerales y enzimas naturales.

Para darle una mejor idea de las cantidades de cada alimento que debiera consumir, siga esta guía general. Recuerde que debe comer más frutas y verduras en el verano y la primavera, y más de otros alimentos en los meses de más frío. El porcentaje del valor total depende también del clima, su actividad física y sus necesidades particulares.

Verduras: 30 a 50%

Frutas: 10 a 25%

Granos, legumbres y frijoles: 20 a 40%

Productos de origen animal: 7 a 12%

Semillas y nueces: 5 a 8%

Aunque nada en este libro lo insta a que sea vegetariano, si decide hacerlo, aumente la cantidad de alimentos vegetarianos con proteínas en forma proporcionada.

Las proteínas que restituyen la salud juvenil

Las proteínas deben ser el 15% de su dieta calórica. La mejor fuente de proteínas enteras para los artríticos es el pescado de agua fría como el merlango (eglefino *haddock*) o el salmón. El pescado de agua dulce, como la trucha de montaña (*mountain trout*) también es buen alimento si se lo obtiene de aguas no contaminadas. Los pescados más grasos contienen una enzima antiinflamatoria conocida por las siglas en inglés EPA. Compre pescado fresco si puede: la carne debe estar firme, los ojos brillantes, las escamas brillosas y debe tener un olor salobre fuerte. El pescado congelado es la segunda opción. Debe evitar estrictamente el pescado ahumado. Muchos mariscos tienen un alto contenido de grasas saturadas y se los debe comer sólo de vez en cuando.

Una vez que descongela el pescado, debe comerlo de inmediato. Si usted mismo lo congela, envuélvalo en papel que conserve el vapor o glaseado para prevenir la deshidratación.

Cocine el pescado a fuego lento. Puede cocinarlo al horno, hervirlo, saltearlo o guisarlo. Casi todos los pescados son ricos en el complejo de vitamina B, entre otras, y en calcio, cobre, yodo, hierro, magnesio y fósforo. Coma los huesos si son demasiado blandos.

El pollo y el pavo (guajolote) son buenas fuentes de proteínas de bajo contenido graso si se los come sin piel (la carne blanca es la mejor); la carne de res muy magra, la ternera y otras carnes muy magras; y los productos lácteos sin grasa como el yogur sin sabor ni grasa y el requesón (queso *cottage*). Los quesos estilo *Baker's*, *Farmer's* y

H*oop* también tienen poco contenido graso y colesterol. Las claras de huevo son otra fuente de proteínas enteras de poco contenido graso.

Aunque todos estos alimentos contienen poca grasa y colesterol, ninguno tiene fibras ni muchas enzimas.

Las proteínas sin colesterol

Si está dispuesto a molestarse un poco, la proteína vegetal es superior en muchas formas. Toda la proteína vegetal está libre de colesterol, es rica en fibras y enzimas y tiene abundantes vitaminas y minerales.

Los frijoles (especialmente los de soja), las nueces (especialmente la nuez lisa *pecan*), las semillas, los brotes y los granos, todos son buenas fuentes de proteínas vegetales.

Ningún alimento vegetal contiene todos los 8 aminoácidos esenciales que el organismo necesita para sintetizar la proteína entera. Para obtener los 8, debe comer una variedad de alimentos vegetales que contengan proteínas en un día —no es una tarea difícil si consume una variedad de alimentos.

A pesar de todas las ventajas que tienen, hay personas que no prosperan solamente con proteínas vegetales. Si usted es de los que necesitan de vez en cuando comer proteínas animales orgánicas con poca grasa, pues hágalo. Permítale a su cuerpo decirle cómo debe comer.

Verduras de jardín frescas sin tierra

Los brotes rara vez son alimentos alergénicos y son ricos en proteínas, vitaminas, minerales, enzimas y clorofila. La clorofila es el color verde en todas las verduras de hoja verde que transforma la luz solar en energía. Literalmente se puede llamar a la clorofila el alimento milagroso. En un estudio realizado en el centro de cáncer de la Universidad de Texas, en Houston, se determinó que la clorofila tiene propiedades curativas para prevenir el cáncer y es un nutriente esencial para reconstituir la salud.

Casi todas las semillas, los granos y los frijoles se pueden hacer germinar. La alfalfa y los frijoles *mung* que se encuentran en las tiendas de productos naturales son los más adecuados para comenzar.

Simplemente, coloque media pulgada de semillas en el fondo de un jarro de boca ancha y déjelas remojar durante la noche. Cubra la boca con una tela o tejido de estopilla (gasa, *cheesecloth*). Luego enjuague y cuele 2 ó 3 veces al día. Entre 3 y 5 días, el jarro estará lleno de brotes tiernos y crocantes. El trigo u otras semillas grandes pueden necesitar hasta 7 ó 10 días para crecer. Coma el brote de trigo cuando tenga una pulgada (2 cm) de alto, de lo contrario adquiere un sabor fuerte.

La mayoría de los brotes crecen mejor en una habitación cálida con luz indirecta. Para que adquieran un color verde fuerte, debe colocarlos a la luz del sol en el último día. Ello garantiza que tengan mucha clorofila. Luego almacénelos en el refrigerador. Al brotar, el contenido original de nutrientes de la semilla se duplica o triplica. Los brotes son deliciosos con las ensaladas o los sandwiches. También se los puede cocinar levemente.

Además de la alfalfa y los frijoles *mung*, puede hacer germinar el girasol, las calabazas (incluso los *pumpkins*), el zapallo, la mostaza, la lechuga, las guisantes, el sésamo, el trigo y muchas otras semillas. Muchas tiendas de alimentos naturales (*health food stores*) tienen paquetes para hacer brotes a precios módicos.

La forma segura de comer grasas

Nuestras dietas ya contienen demasiadas grasas para la buena salud, por lo tanto, la fórmula 65-20-15 tiene como propósito restringir el consumo de grasas. La grasa de las semillas, las nueces, los granos integrales y el aguacate no tiene colesterol y es baja en ranciedad.

La grasa de alta calidad y monoinsaturada se puede obtener de los aceites presionados a frío, del aceite de canola no refinado o del aceite de oliva con sabor fuerte. Si tiene que freír los alimentos, use uno de estos aceites. Tenga cuidado de no dejar que el aceite se queme, eso crea radicales libres muy perjudiciales. Las nueces recién picadas y sin sal son un buen alimento siempre y cuando se las coma con moderación. Se considera que la mayonesa a base de aceite de alazor (*safflower oil mayonnaise*) que se vende en las tiendas de alimentos naturales es una fuente de grasa bastante segura. Desde luego, no se olvide de sus comidas frecuentes de pescado graso.

La artritis de Shiela W. desapareció después de que los alimentos milagrosos limpiaron su organismo

Cuando le dijeron a Shiela W. que tenía artritis reumatoide, le recetaron 12 aspirinas por día, que dejara de hacer ejercicios y que descansara.

En cambio, Shiela consultó a un ecologista clínico —un alergista que se especializa en alimentos. El ecologista puso a Shiela en un ayuno de 5 días y descubrió que era alérgica al pollo, las papas y el requesón (queso *cottage*). En el desayuno y en la cena se deleitaba con pollo al horno con papas cubiertas de requesón.

Aunque Shiela creía firmemente en la terapia nutricional, no podía dejar de comer pollo al horno, papas y requesón. El ecologista analizó el tiempo que le llevaba al organismo de Shiela circular esos alimentos bajos en fibras por los intestinos, y descubrió que le llevaba 4 días para que pasaran a través de su sistema gastrointestinal. Él notó inmediatamente que partículas parcialmente digeridas de los alimentos alergénicos que Shiela comía pasaban a la sangre durante su largo y lento viaje por sus intestinos "goteadores".

Le aconsejaron que comiera una abundante ensalada de frutas crudas antes de su desayuno regular y una abundante ensalada de verduras crudas antes de su cena regular. Además debía comer tres rodajas gruesas de pan integral con el pollo y la cena. Otro análisis que le hicieron una semana después demostró que el tiempo se había reducido a sólo 30 horas.

Como lo había supuesto el ecologista, el volumen y la fibra de las ensaladas crudas y el pan pasaron prontamente a través de los intestinos de Shiela, llevándose el pollo cocido, el requesón y las papas.

Así como se redujo el tiempo en que estas partículas de alimentos parcialmente digeridos permanecían en el intestino, la absorción de esos alimentos en la sangre también se redujo drásticamente. Esto, a su vez, redujo la reacción alérgica del sistema inmunitario de Shiela y disminuyó el ataque autoinmune a sus articulaciones.

Shiela pudo, con el tiempo, dejar los alimentos alergénicos para siempre y reemplazarlos por nueces, semillas y aguacates. Desde que adoptó esa decisión hace tres años no ha tenido síntomas de artritis.

Carbohidratos complejos— El alimento milagroso para curar la artritis

Entre el 60 y el 80% de todos los alimentos reconstituyentes deben ser frutas y verduras vivas y frescas, y granos enteros. Dado que grandes cantidades del azúcar de las frutas pueden desequilibrar temporariamente los niveles de azúcar en la sangre, la mayoría de los nutricionistas recomiendan que coma por lo menos dos veces más verduras y granos que frutas.

Las frutas, en particular los cítricos, son buenas fuentes de vitaminas C, a menudo llamada la vitamina de la artritis, por la función beneficiosa en la recuperación de la artritis. Las bayas de color oscuro y las cerezas también son curativas. Por lo tanto, necesita por lo menos cuatro frutas o selección de frutas por día. Las bananas, los albaricoques (damascos, *apricots*) y los melones también son considerados beneficiosos para la artritis.

Trate de evitar el comer la piel de las frutas que han sido fumigadas con pesticidas. Sin embargo, la cáscara de las manzanas y de frutas similares tiene tanto valor nutritivo que se la debe comer de ser posible. Puede sacar los restos de pesticidas cepillando las frutas con un cepillo de alambre, o comprando frutas orgánicas.

También debe pelar la piel de las verduras como los pepinos que pueden haber sido fumigados y luego untados con aceite por el personal del supermercado. Puede quitar casi todo el resto de pesticidas de la lechuga, el apio y verduras similares quitando las hojas o tallos externos y cortando las puntas. Esto es lamentable porque muchos de los nutrientes están en las cáscaras o la piel. Una vez más, favorezca a las tiendas que venden productos orgánicos.

Otra solución es cultivar su propio jardín orgánico.

Los radicales libres causan la artritis

Una causa cada vez más reconocida de la artritis, al igual que otras enfermedades degenerativas, es la acción de los radicales libres, las moléculas de alta reactividad producidas por el organismo y el medio ambiente. Los electrones no apareados de los radicales libres son los que causan los problemas, a medida que buscan un socio —casi cualquier otra molécula—, antes de descansar. Esta incorporación arrebatadora de proteínas y otras sustancias por parte de los radicales libres daña las células y los tejidos y es la base de los dolores artríticos y el envejecimiento.

La fuente principal y más grande de radicales libres es su propio cuerpo, aunque parezca extraño dado el daño que los radicales libres causan. El cuerpo usa oxígeno para quemar los alimentos y crear energía, similar al soplar para aumentar las llamas de un fuego que se está apagando. Los radicales libres son las chispas que se desprenden de esta llama metabólica. Su cuerpo ataca las chispas de los radicales libres con sus propios "bomberos" llamados antioxidantes incluido el glutatión y el superoxido de dismutasa.

Sin embargo, los radicales libres son de mucha utilidad en cantidades adecuadas. En cierto sentido, son parte del sistema inmunitario. Los glóbulos blancos desprenden los radicales libres para desarmar a los gérmenes invasores y el hígado los utiliza para desintoxicarse de las toxinas dañinas. Resulta irónico entonces que un sistema inmunitario envejecido y deficiente se deba en parte a la sobre carga de radicales libres.[50]

En el mundo actual es fácil aumentar su carga de radicales libres hasta el tope con la contaminación ambiental, demasiado sol, pesticidas, radiación, algunos medicamentos, cigarrillos y los alimentos estresantes como el alcohol y las grasas rancias. Estas tensiones también agotan los antioxidantes y otros nutrientes. Cuando los radicales libres aumentan demasiado o los antioxidantes bajan demasiado, aumentan las posibilidades de contraer enfermedades crónicas como la artritis. El Richard Cutler, Ph.D., investigador del Centro de Investigación Gerontológica del Instituto Nacional sobre el Envejecimiento, dice que en los estudios se sugiere casi una relación lineal entre la expectativa de vida y el nivel de los antioxidantes en algunos animales.[51]

Alimentos que contienen antioxidantes al rescate

Afortunadamente, la madre naturaleza nos ha dado un carrito de supermercado repleto de alimentos reconstituyentes antioxidantes que desarman a los radicales libres. Se han identificado más de 4.000 pigmentos botánicos (llamados flavonoides[52]) que combaten los radicales libres. Las verduras de color amarillo, rojo y colores oscuros obtienen su pigmentación parcialmente del caroteno, uno de los antioxidantes naturales más conocidos. Las verduras de colores más claros como la lechuga *iceberg* no tienen la cantidad de antioxidantes que tienen las de hojas más oscuras.

Entre las familias de alimentos, las verduras crucíferas son consideradas muy valiosas para el tratamiento nutricional de la artritis porque contienen índoles, otra sustancia que se cree tiene poderes antioxidantes. El bróculi, la coliflor, la col (repollito) de Bruselas y otros crucíferos rara vez causan alergias.

Los tomates tienen gran cantidad de un caroteno llamado licopeno. Los puerros (*leeks*), la fruta *kiwi* y la espinaca son buenas fuentes de otro caroteno colorante, la luteína. Hasta la fecha se han catalogado más de 500 carotenos.

La mayoría de las verduras rápidamente pierden sus nutrientes cuando se marchitan. Por lo tanto, es conveniente ponerlas en bolsas de plástico para que se mantengan frescas durante más tiempo. Trate de utilizar verduras frescas, pero si no puede, las verduras congeladas son la segunda opción.

La fruta fresca y entera es otro depósito de nutrientes milagrosos. Los terpenos son los antioxidantes que se encuentran en las frutas cítricas, como la toronja (pomelo) y las limas (limón verde). Las frutas de colores brillantes como las naranjas y la papaya tienen flavonoides y carotenos.

No deje de comer legumbres, incluidos los frijoles, los guisantes, los frijoles de soja y las lentejas. Además de ser alimentos proteicos valiosos, los isoflavones y las lectinas en estos alimentos deliciosos proporcionan la protección antioxidante contra los radicales libres que provocan la artritis.

Propiedades saludables de otros alimentos comunes

Los granos enteros son una fuente excelente de fibra y vitaminas del complejo B. Para el desayuno se recomienda comer avena (*oatmeal*) cortada gruesa que se puede cocinar en unos pocos minutos en una olla para hervir doble. Sírvala con frutas o pasas de uva; añada algunas nueces o semillas o una cucharada de yogur sin grasa.

La mayoría de los cereales de marcas comerciales que se venden en cajas tienen un alto contenido de azúcar, incluida la "granola" (que es también rica en grasas). Hay varias marcas que no contienen azúcar y en las tiendas de alimentos naturales (*health food stores*) y mercados alternativos están disponibles versiones más sanas de muchos cereales populares.

El pan elaborado exclusivamente con harina de grano entero sin aditivos ni azúcar es un buen alimento reconstituyente de la salud. Hay menos probabilidades que los panes sin levadura y el pan pita o el pan indio chapati causen alergias.

Siga la norma de las 3-S y haga varias comidas pequeñas y simples todos los días. Para merendar, coma zanahorias, rabanitos y jícama u otras verduras crocantes crudas. Pruebe las semillas de girasol y las nueces mezcladas con fruta seca. Las manzanas, las peras u otras frutas jugosas, solas o mezcladas con yogur satisfacen mucho.

Todos estos alimentos sanos son deliciosos y lo mantendrán contento y sano. Algunos alimentos reconstituyentes están repletos de vitaminas y minerales incluso las vitaminas C y E, y selenio, los cuales son antioxidantes.

La fórmula 65-20-15 galvanizó el organismo de Jane R. y curó su artritis

Jane R. tenía 45 años cuando se divorció. Inmediatamente después, empezó a sufrir de osteoartritis en las articulaciones, los dedos de las manos y de los pies. Nódulos con forma de guisantes comenzaron a aparecerle en las articulaciones de sus dedos y el médico le diagnosticó nódulos de Heberden. En las dos manos, la punta del dedo índice y del meñique comenzaron a doblarse hacia el dedo del medio.

La prognosis dada por su médico de que no se podía hacer nada hizo que Jane se informara acerca de terapias alternativas. Un amigo que había padecido de gota e hipertensión le dijo a Jane que tras cambiar su dieta para superar la hipertensión, se curó también de la gota. La dieta consistía en aplicar la fórmula 65-20-15 que con frecuencia utilizan los nutricionistas para tratar a personas con alta presión sanguínea.

Con la orientación de su amigo, Jane cambió su dieta a una que consistía en un 85% de frutas, verduras, legumbres, frijoles y granos; un 5% de nueces, semillas y aguacates; y un 10% de pescado y pollo. (Las cantidades de estos alimentos son aproximadas pero cumplieron con las directrices de la fórmula 65-20-15.)

En una semana, la fórmula 65-20-15 puso fin de inmediato a varios males menores que habían atormentado a Jane durante años. Su irregularidad crónica pasó a ser una fácil evacuación intestinal tres veces por día. Dejó de tener dolores de cabeza frecuentes. Y su acidez estomacal desapareció rápidamente.

Jane se vio tan alentada por esos resultados que siguió con esta fórmula 65-20-15. Su cuerpo flácido adquirió gradualmente firmeza y en 8 semanas su figura era delgada y esbelta.

Fue entonces cuando notó que el dolor y la rigidez en los dedos de las manos y los pies habían desaparecido. No así las deformaciones en los huesos. Pero había recuperado completamente el uso normal de los dedos de las manos y los pies.

Hoy, 5 años después, Jane sigue aplicando la dieta 65-20-15 en sus comidas. Su salud general ha mejorado muchísimo. Ahora, juega tenis regularmente y nada una milla sin parar tres veces por semana. El único recordatorio de su lucha contra la artritis son las articulaciones planas y espatuladas en las puntas de los dedos de las manos y pies.

Beneficios inusuales de bebidas poco comunes

En cuanto a las bebidas, tome jugos de verduras recién exprimidos. Son mejores que los jugos de frutas. El jugo de zanahoria es muy bueno en el desayuno. Puede exprimir verduras en una juguera o licuadora. El agua con gas de manantial con un poco de jugo de fruta es un buen sustituto de las bebidas gaseosas.

En cuanto a bebidas calientes, tome té de hierbas o algarrobo (*carob*). El té de algarrobo es una bebida que se asemeja al chocolate. Asegúrese que la marca que compra no contenga azúcar.

Los tés que se mencionan a continuación son buenos para la artritis: alfalfa, consuelda, manzanilla, apio, tilo, perejil, menta piperita (*peppermint*) y gaulteria (*wintergreen*). Puede endulzar el té con un poco de miel. (Vea el Capítulo 14 si desea más información al respecto.)

El té de manzanilla se recomienda muy particularmente como relajante y sedante natural. Provoca adormecimiento y sueño y ayuda a los artríticos a dormir bien. Asimismo, ayuda a la digestión.

Si el agua que bebe está tratada por muchos productos químicos o si usted es alérgico a ese agua, beba solamente agua embotellada o filtrada.

Trate de alternar las comidas de forma tal que transcurran cuatro días hasta que las repita. Por ejemplo, puede comer nueces un día, almendras el segundo, nueces de brasil el tercero, y castañas de cajú (*cashews*) el cuarto. No siempre es posible espaciar tanto los alimentos, pero, al menos, trate de evitar comer mucha cantidad de un solo alimento con frecuencia. *Puede* convertirse en alergeno si usted está predispuesto a las alergias.

Coma solamente alimentos compatibles

Naturalmente, debe omitir de su lista de alimentos reconstituyentes aquellos a los que usted es alérgico. Después de una abstinencia de varias semanas en la que también ha rehabilitado el tracto digestivo, tal vez usted pueda comer nuevamente algunos de esos alimentos a intervalos prolongados.

Si vive o come en familia o con un grupo que sigue comiendo alimentos estresantes, debe separar sus alimentos de los de ellos. Usted necesita su propia parte del refrigerador para las frutas y las verduras frescas, y tal vez sea útil tener una olla a presión.

Transición gradual hacia los alimentos vivos

Supongamos que tiene una enfermedad que se agrava con los alimentos crudos. En realidad, pocas enfermedades, incluidas las úlceras y los problemas de vesícula, se irritan realmente con alimentos crudos. Sin embargo, en el caso de algunas enfermedades como la colitis ulcerosa y la enfermedad de Crohn, es peligroso comer alimentos crudos ricos en fibras durante un recrudecimiento. Consulte a su médico.

Si experimenta algún problema digestivo, haga una transición gradual de su dieta actual de alimentos cocidos de poco valor nutritivo a una dieta de alimentos reconstituyentes ricos en fibras. Haga el cambio en forma gradual y en etapas fáciles. Muchas personas con problemas digestivos necesitan unas seis semanas para hacer la transición. Para entonces, generalmente, todos los problemas digestivos han desaparecido.

Naturalmente, si está en tratamiento médico o tomando medicamentos para alguna enfermedad que se pueda ver afectada por el cambio en su dieta, en primer lugar debe consultar a su médico.

Manténgase sano el resto de su vida

Prepárese a comer alimentos reconstituyentes en forma permanente. Si padece alergias cíclicas tal vez pueda sufrir un desliz de vez en cuando y salir airoso. Curando el tracto digestivo a menudo se curan también las intolerancias a los alimentos. Pero las personas que vuelven a los alimentos alergénicos a menudo experimentan recrudecimientos de los síntomas de la artritis a la mañana siguiente.

Cuando su salud es óptima, su resistencia a la artritis es máxima. Las personas sanas y en buen estado de salud padecen de artritis con menos frecuencia. Un artrítico que logra gozar de buena salud puede desembarazarse de la artritis más rápidamente o, al menos, reducir el dolor.

Así pues, la manera obvia de prevenir o revertir la artritis es gozar de buena salud siempre.

Capítulo *13*

Los alimentos reconstituyentes tienen una docena de poderes que renuevan la salud

La mayoría de los profesionales de la salud que están a cargo de clínicas en las que se trata la artritis en la actualidad consideran que la enfermedad es el resultado de deficiencias nutricionales.

Por ejemplo, Robert Bingham, M.D., director de *National Arthritis Medical Clinic* en Desert Hot Springs, California, afirma: "Se ha descubierto que 7 de 10 pacientes con artritis mejorarán o se recuperarán después de cambiar sus hábitos alimenticios. El tipo y la calidad de la ingestión de alimentos de un paciente con artritis es extremadamente importante. La mayoría de los pacientes con artritis tienen deficiencias alimenticias ocultas y problemas de nutrición personal. Algunos pacientes han descuidado sus dietas y carecen de elementos esenciales, tales como proteínas naturales, vitaminas, minerales y enzimas. Algunos pacientes están delgados debido a la falta de apetito, el dolor y los medicamentos que toman. Otros están excedidos de peso debido al consumo excesivo de azúcar y grasas, o por la imposibilidad de hacer ejercicios debido al dolor y la rigidez de las articulaciones".

La osteoartritis, por ejemplo, se presenta cuando los huesos, el tejido y los cartílagos de las articulaciones se debilitan debido a las deficiencias nutricionales. Al mismo tiempo, una dieta nutricionalmente deficiente puede hacer engordar al paciente. Cuando este exceso de peso se suma a las articulaciones debilitadas por la mala nutrición, el desgaste resultante descompone los huesos, el tejido y los cartílagos, creando la enfermedad conocida como osteoartritis.

Solamente es posible mejorar la osteoartritis cambiando a una dieta rica en alimentos reconstituyentes. Al restaurar la nutrición saludable, el enfermo recupera el peso normal en forma gradual, al mismo tiempo que las articulaciones también se restituyen con el abundante suministro de nutrientes esenciales disponibles en la sangre.

¿Cómo es que los alimentos reconstituyentes mejoran las deficiencias alimenticias y otras disfunciones causadas por la artritis?

Número 1. Reconstituyen la deficiencia de vitaminas, minerales y enzimas que afecta a casi todos los que padecen de enfermedad artrítica

Casi todos los hombres y mujeres con algún grado de artritis severa tienen serias deficiencias de las vitaminas A, C, D, E y las del complejo B; y de calcio, magnesio, manganeso y zinc. En los estudios se demuestra que los niveles de las vitaminas B en la sangre de una persona con artritis son hasta el 75% inferiores a los de la población en general. Esta deficiencia priva al organismo de muchos de los nutrientes que necesita para mantener sanas las células de las articulaciones, el tejido, los huesos y los músculos.

Por ejemplo, la deficiencia de minerales como el calcio, magnesio, manganeso y zinc restringe la producción de líquido sinovial, lo que inhibe la lubricación de las articulaciones artríticas.

La falta de vitamina C y de calcio tiene efectos tan severos que es preciso que los examinemos por separado.

No solamente los pacientes con artritis sino casi todos los estadounidenses mayores de 50 años sufren de algún grado de deficiencia de vitaminas, minerales y enzimas. Es bien conocido que el ácido estomacal necesario para descomponer y absorber algunos nutrientes disminuye con la edad.[53] Asimismo, los alimentos con alto contenido graso en la actualidad contienen significativamente menos nutrientes que hace algunas décadas cuando los animales tenían menos grasas y eran más sanos. Sin embargo, los libros sobre nutrición básica publicados por el gobierno estadounidense siguen incluyendo los contenidos de vitaminas y minerales de los alimentos de origen animal sobre la base de investigaciones realizadas hace décadas.

Por ejemplo, recientemente se descubrió que el cerdo actual contiene 30% menos hierro que anteriormente, en tanto que la carne de res actual tiene 20% menos. Los animales de hoy en día son simplemente más gordos que antes, y cuanto más grasa tenga el animal, menos nutrientes contienen sus tejidos.

Una vez más, los alimentos refinados a menudo son enriquecidos con suplementos menos apropiados biológicamente para el organismo que los nutrientes naturales. Asimismo, estos alimentos enriquecidos, como la harina refinada y la leche entera, a menudo son alimentos estresantes de alto riesgo y no se deben ingerir.

Los alimentos reconstituyentes son ricos en nutrientes que mejoran la salud

Si bien millones de personas toman suplementos de vitaminas y minerales, siempre es preferible comer alimentos ricos en nutrientes. Antes de que el organismo pueda utilizar los suplementos, por ejemplo, es preciso que la mayoría de los suplementos de minerales se forme adecuadamente con complejos de aminoácidos o quelatos de proteína. Las vitaminas del complejo B, como la vitamina B6, son más beneficiosas cuando se toman con las otras vitaminas del complejo B. No se puede utilizar vitamina B6 a menos que no se encuentre zinc en el organismo. Si se toma demasiado de un nutriente cabe la posibilidad de que se desequilibre otro. Por ejemplo, altas dosis de zinc durante mucho tiempo pueden alterar el nivel del cobre.

No se puede utilizar calcio a menos que haya suficiente cantidad de vitamina D. Tampoco se puede utilizar bien el calcio cuando el nivel de fósforo en el organismo es muy alto. Muchos de los alimentos estresantes como las bebidas gaseosas tienen niveles altos de fósforo y bajos de calcio. Como resultado, los pacientes con artritis que comen mucha cantidad de proteína animal o beben muchas bebidas gaseosas tienen niveles tan bajos de calcio después de algunos años, que pierden sus dientes y tienen serias pérdidas óseas.

La absorción adecuada de suplementos de vitaminas y minerales es, con frecuencia, tan compleja que es mejor que la mayoría de las personas obtengan sus vitaminas y minerales de los alimentos naturales. Siempre y cuando los alimentos tengan poco contenido graso y alto contenido de fibras, la mezcla de vitaminas y minerales es tan variada que es fácil obtener la proporción adecuada de la mayoría de los nutrientes. El viejo adagio que dice "Cuanto más se sabe, más se da uno cuenta de que lo poco que sabe" se aplica perfectamente a la nutrición. Los científicos están descubriendo cada año nuevos nutrientes en los alimentos. Es decir, si usted sólo confía en sus suplementos para ingerir vitaminas, minerales y fibra, seguro que hay algo que le falta. (Sin embargo, debe también darse cuenta de que hay un lugar para las vitaminas en el tratamiento de la artritis.)

Las dificultades de absorción y los problemas digestivos son menos frecuentes con los alimentos reconstituyentes. En las frutas, las verduras, las nueces, las semillas y los granos, todos los minerales están quelados naturalmente, lo que casi asegura una mejor absorción. Todos estos alimentos vivos también son ricos en enzimas que facilitan la digestión.

Dottie L. descubrió beneficios sorprendentes en los alimentos reconstituyentes ricos en calcio

"Comía una gran cantidad de azúcar, pan blanco, dulces y comida basura", dice Dottie L. de 45 años de edad. "Cuando cumplí 40 años, tenía dolores y rigidez en la rodilla izquierda, el cuello y las muñecas y los dedos de las dos manos. Casi no podía caminar. Mi médico me diagnosticó artritis reumatoide.

"Él me dijo que reemplazara los alimentos refinados por mucha carne, pollo y huevos, y que dejara de comer todos los alimentos lácteos. Esto me ayudó un poco. Pero mis articulaciones se endurecieron más y empecé a tener nódulos.

"Era obvio que no estaba mejorando. Por lo tanto, fui a ver a un quiropráctico especialista en nutrición. Me hizo ayunar durante 5 días y según los análisis, era alérgica al pollo, el trigo, la carne de res y la levadura". Además, a ella le dijeron que en su dieta faltaban algunos minerales como el magnesio y el zinc.

"Me aconsejaron que eliminara todos los alimentos ricos en proteínas y que comiera principalmente frutas frescas, cereales y verduras. El quiropráctico me dijo que comiera mucho yogur bajo en grasa y verduras crucíferas para aumentar el calcio. También tomé vitamina D.

"Bueno, el dolor en las articulaciones casi desapareció 15 días después de haber hecho el ayuno. Un mes después, podía caminar y usar mis manos y muñecas sin problemas".

Gradualmente, desaparecieron la mayoría de los nódulos. Ahora, transcurridos 3 años, Dottie aún tiene algunas deformidades. Pero sigue sin padecer dolores siempre y cuando sigue la dieta y está más activa de lo que estuvo desde su adolescencia.

Número 2. Reconstituyen la integridad del colágeno

Desde hace tiempo se ha relacionado a la artritis con anormalidades del colágeno. El colágeno, una proteína del organismo, representa dos tercios de todos los cartílagos de nuestras articulaciones y desempeña una función vital en la salud de cada articulación y en los tejidos que la soportan.

La nutrición deficiente suministrada por los alimentos estresantes reduce la cantidad de colágeno en el tejido conectivo de cada articulación. La descomposición del colágeno empeora ante la deficiencia de las vitaminas A, B6 y C, y del magnesio y el zinc. La vitamina C es absolutamente esencial para la elaboración y el mantenimiento del colágeno. La vitamina B6 también es esencial para la producción de colágeno y es preciso tomarla diariamente junto con otras vitaminas del complejo B.

Los alimentos reconstituyentes como son las frutas, verduras, nueces, semillas y granos enteros suministran en forma abundante esos nutrientes.

Número 3. Mejoran la utilización del calcio

Muchas de las personas que padecen de artritis tienen una seria deficiencia de calcio. Cuando los niveles de calcio en los alimentos y en la sangre son bajos, una hormona de la glándula paratiroides llamada paratormona libera calcio de los huesos. Con el correr de los años, si esto se produce en exceso da lugar a la pérdida ósea llamada la osteoporosis.

El calcio que es robado de los huesos y los dientes puede que sea depositado en las articulaciones artríticas. Como resultado de ello, los huesos se desmineralizan y están frágiles y quebradizos, y se rompen con facilidad. La osteoporosis es más común en las mujeres de mediana edad y posmenopáusicas —algunas con artritis. Investigadores chinos de la Facultad de Medicina de la Universidad de Shantou descubrieron que el 30% de sus pacientes con artritis más viejos también tenían osteoporosis.[54]

La osteoporosis puede acelerarse si se come más proteína animal de la que el cuerpo puede absorber. En los estudios realizados al respecto, se ha demostrado que las mujeres que comen mucha cantidad de carne, huevos y aves de corral pierden el 35% de su masa ósea entre los 50 y los 89 años, en tanto las mujeres vegetarianas pierden sólo el 18%. En estos estudios se demuestra que la dieta con alto contenido de proteínas puede duplicar la pérdida ósea.

Asimismo, en los estudios sobre nutrición se ha demostrado que si usted come alimentos que contienen muchos nutrientes para fortalecer los huesos, como el calcio y la vitamina D, así como magnesio, boro y las vitaminas K, B12, B6 y ácido fólico, se protege contra la osteoporosis. Tal vez, usted piense que los huesos son simples palos que mantienen su cuerpo erguido. Lo cierto es que los huesos son un tejido vivo y cambiante que necesita tantas vitaminas y minerales como los otros órganos. Demasiada proteína, sal, alcohol y cafeína[53] también son perjudiciales para los huesos.

El truco para mantener los huesos sanos es comenzar joven, preferentemente antes de los 35 años. Cuanto antes suministre a los huesos calcio y otros nutrientes, más fuerte será su esqueleto con el correr del tiempo. Sin embargo, esto no significa que usted deba abandonar los hábitos de nutrición cuando cumple 40 años. Por el contrario, si lleva una vida activa y come alimentos reconstituyentes tal vez no logre tener huesos como si tuviera 30 años, pero esto retrasará o impedirá la pérdida ósea y tal vez le ayude a recuperar algo del hueso que ya ha perdido.

Cabe mencionar el estudio realizado en 1991 en la Universidad Tufts, en Boston, con mujeres posmenopáusicas que caminaban con frecuencia y aumentaron el nivel de calcio durante un año —recuperaron así una modesta cantidad de masa ósea.[55]

Los alimentos reconstituyentes son naturalmente ricos en todos los nutrientes para los huesos. Las verduras de hoja verde tienen mucha vitamina K, calcio, magnesio y vitaminas del complejo B. Los granos enteros tienen más magnesio y vitaminas B. Algunas nueces contienen calcio y magnesio. Las frutas y las verduras tienen mucha cantidad de boro y los frijoles de soja y la coliflor son depósitos de vitamina K. La vitamina D, que su organismo necesita para utilizar el calcio, la puede obtener tomando sol unos 15 minutos por día. Los pescados grasos, que calman el dolor y la inflamación, también son ricos en vitamina D.

Número 4. Reconstituyen la deficiencia de vitamina C

Según un informe publicado en el *Annals of the Rheumatic Diseases* (Vol. 50, N° 2, 1991), un equipo de investigadores británicos descubrió que la sangre extraída de pacientes con artritis reumatoide protegía menos las células de los ataques de las moléculas de radicales libres en comparación con la de personas sanas. La vitamina C, un antioxidante importante que desarma los radicales libres destructores, también era más baja en el grupo de personas con artritis.[56]

La vitamina C, custodio máximo del colágeno, es un remedio poderoso que se encuentra en grandes cantidades en las glándulas adrenales de las personas sanas. Pero la vitamina C es tan escasa en las personas que padecen de artritis, que en un estudio realizado en el departamento de farmacología del *Trinity College* de Dublin, en Irlanda, se descubrió que el 85% de todos los enfermos de artritis reumatoide realmente sufrían de escorbuto subclínico. Los investigadores concluyeron que las personas con artritis consumen la vitamina C más rápidamente que las personas sanas. Una de las razones es que la aspirina saca la vitamina C de la sangre. Al hacerlo, debilita el sistema inmunitario y disminuye la resistencia a todas las enfermedades infecciosas. El exceso de radicales libres —típico en la artritis— también consume las reservas de vitamina C.

Los alimentos estresantes son particularmente deficientes en vitamina C.

Se cree que esta falta de vitamina C es uno de los factores que causa una anormalidad en el sistema inmunitario que reconoce las inofensivas partículas de alimentos como invasores extraños. La deficiencia de vitamina C también exacerba los problemas en las articulaciones en tanto que la abundancia de vitamina C alivia la tensión en las articulaciones.

Al seguir la dieta de 65-20-15, hasta el 65% de los alimentos reconstituyentes de su dieta consisten en frutas y verduras frescas con amplias propiedades nutritivas para contrarrestar la deficiencia de vitamina C en los típicos pacientes con artritis.

Número 5. Normalizan la respuesta inmune

La artritis reumatoide puede aparecer cuando los glóbulos blancos del sistema inmunitario identifican partículas de alimentos como extrañas y luego erróneamente atacan las células de las articulaciones. Esta anormalidad ocurre con menos frecuencia en las personas completamente sanas que tienen una nutrición óptima.

La mala nutrición es una causa frecuente de la debilidad y anormalidad del sistema inmunitario. Por ejemplo, las investigaciones en instituciones renombradas como los centros médicos Memorial Sloan-Kettering, en Nueva York, y City of Hope, en Duarte, California, han demostrado que el funcionamiento del sistema inmunitario puede ser fortalecido con un abundante suministro de vitamina C y zinc, junto con cantidades suficientes de vitamina A y E y las del complejo B. Varios investigadores científicos han formulado la hipótesis de que este refuerzo nutritivo también pueda ayudar a eliminar las reacciones anormales que propician la artritis.

Los alimentos reconstituyentes ricos en vitamina C son las verduras de hoja verde, las frutas cítricas, las fresas (frutillas), el bróculi, la col (repollito) de Bruselas, los tomates, el nabo (*turnips*), la col (repollo), el melón cantalupo y el *honeydew*, el quingombó (*okra*), las papas, y los pimientos rojos dulces. El zinc, un microelemento reconstituyente, se encuentra en muchas verduras y granos. Las zanahorias son ricas en vitamina A. Y alimentos tales como las semillas, las nueces, los granos y las verduras de hoja verde son buenas fuentes de vitaminas del complejo B.

Jack F. se curó de su dolorosa gota con alimentos que propician la salud

A sus 55 años, ya hacía 10 años que Jack F. tenía cada vez más severos episodios de gota. Por recomendación de su médico, Jack dejó de comer alimentos con alto contenido de purinas. Sus ataques fueron menos frecuentes. Pero cada algunas semanas, las articulaciones de sus pies y tobillos de repente se calentaban, hinchaban, debilitaban y latían, y el dolor duraba varios días.

Finalmente, un amigo consiguió que se interesara en la nutrición. Aunque había dejado de comer alimentos ricos en purina, su dieta aún incluía grandes cantidades de alimentos en lata y cocidos y casi no tenía frutas frescas ni verduras. El amigo le aconsejó que eliminara todos los alimentos refinados, enlatados y procesados, y que los reemplazara por alimentos naturales que tuvieran vitamina C. También le aconsejó que comiera muchas verduras de hoja verde, nueces pecanas, frijoles de soja y arroz moreno (*brown rice*) para suplirse de las vitaminas del complejo B.

No volvió a tener ni un solo ataque de gota después de un año de iniciar su dieta. Cuando el médico analizó el nivel de ácido úrico, descubrió que había descendido al nivel normal.

¿Cómo se explica esto? El amigo nutricionista de Jack cree que la vitamina C aumenta la excreción de ácido úrico en la purina. Pero no debemos olvidar que Jack ya había eliminado de su dieta los alimentos estresantes y los había reemplazado por alimentos reconstituyentes naturales. Existe la posibilidad de que al haber hecho eso también hubiera eliminado las causas subyacentes de la gota.

Número 6. *Disminuyen la carga de radicales libres y aumentan los alimentos ricos en antioxidantes*

Los radicales libres son elaborados por el organismo y utilizados por los glóbulos blancos para matar los gérmenes; el hígado los usa para desintoxicarse de las toxinas dañinas. Resulta irónico que las mismas moléculas de radicales libres —sin las cuales uno se muere—, puedan en grandes cantidades empeorar la artritis.

Desafortunadamente, la inflamación crónica, en sí misma una señal de que el sistema inmunitario está trabajando fuertemente, pueda crear una cantidad de radicales libres que abruman las reservas de antioxidantes del organismo.

Una forma de reducir los radicales libres es evitando situaciones y substancias que producen esas moléculas. La otra, según Bruce Ames, Ph.D., director del *National Institute of Environmental Health Sciences Center* en la Universidad de California, en Berkeley, es deleitarse con frutas y verduras ricas en antioxidantes. Las personas que comen por lo menos cinco porciones de verduras por día en comparación con las que consumen pocas o ningunas, tienen un 50% menos de posibilidades de enfermarse de cáncer y muchas menos de padecer de cataratas y problemas del corazón.[57]

Número 7. Mejoran la eliminación y retrasan la absorción de toxinas y partículas de alimentos en la sangre

Ningún alimento de origen animal contiene fibras y todos los alimentos estresantes son alimentos de bajos residuos, es decir pasan lentamente por el sistema digestivo y son eliminados como heces duras y pequeñas. A veces es difícil eliminar esas heces y a menudo causan hemorroides. Por lo tanto, no es sorprendente que muchos pacientes de artritis tengan una eliminación deficiente.

En realidad, los alimentos estresantes tienen tan poca fibra (también llamada *roughage* o *bulk* en inglés) que necesitan entre 2 y 5 días para atravesar el sistema digestivo, en comparación con apenas algo más de un día, que es lo que necesitan los alimentos reconstituyentes.

Este prolongado tránsito en los intestinos permite a muchas más partículas de alimentos parcialmente digeridos ser absorbidas en la sangre y de esa manera sobrecargan el hígado, posiblemente hacen estallar la respuesta inmune y generan artritis en las personas susceptibles.

La poca cantidad de fibra ingerida afecta el equilibrio microbial en los intestinos. Un tránsito prolongado y lento también les da a las bacterias patógenas (que causan enfermedad en el intestino) más tiempo para descomponer la materia fecal y convertirla en toxinas que entran a la sangre. Cuando esto sucede, otros órganos como la piel, los pulmones y los riñones deben eliminar las toxinas.

El aliento se torna maloliente, el olor de la transpiración es más fuerte y la piel se seca y se pone áspera, y la orina se pone oscura y maloliente. Estas señales de mala eliminación son comunes en las personas que padecen artritis.

La escoba de la naturaleza

Estos hechos fueron medicamente confirmados por el investigador inglés doctor Dennis Burkitt y sus colegas cuando estudiaban los efectos de la dieta con fibras en el cáncer de colon. Ellos teorizaron que una dieta con alto contenido de fibras protege a las personas contra el cáncer de colon ya que acorta el tiempo que necesitan los desperdicios de los alimentos para pasar por el sistema digestivo. Descubrieron que en los africanos que se alimentaban con dietas naturales altas en fibras, las heces eran tan grandes y se movían en el intestino tan rápidamente, que las toxinas peligrosas se diluían y los desperdicios se eliminaban prontamente.

En comparación, las heces duras y pequeñas de las personas en las naciones occidentales industrializadas que consumen grandes cantidades de alimentos estresantes pasan tan lentamente por los intestinos que las bacterias pueden descomponer los ácidos biliares naturales y convertirlos en los cancerígenos que causan el cáncer de colon.

En un artículo publicado en el *Journal of the American Medical Association* en 1974, el doctor Burkitt señaló que la falta de fibras en los alimentos refinados y en los de origen animal es, al menos, la causa parcial de la mayoría de las enfermedades degenerativas.

Los médicos tradicionales siguen discutiendo la función de las fibras en la salud. Mientras lo hacen, una enorme cantidad de estudios confirma que las dietas con poco contenido de fibra contribuyen al estreñimiento, la diabetes, la obesidad, la enfermedad de Crohn, los cálculos en la vesícula, las úlceras pépticas, la enfermedad diverticular y el colesterol alto.[58]

En forma fácil usted puede comprobar el tiempo de su propio tránsito de la siguiente manera. Después de cenar trague maíz crudo sin masticar; o mastique y trague una remolacha cocida; o coma arándanos azules. Estos aparecerán en sus heces y le permitirá comprobar el tiempo exacto de tránsito. El maíz aparecerá exactamente como lo comió; la remolacha dejará un inequívoco color rojo; y los arándanos un color azul verdoso.

Si su tiempo de tránsito es mayor de 36 horas, su dieta contiene poca fibra. Una dieta de los típicos alimentos reconstituyentes necesitará entre 15 y 30 horas y generará heces grandes, blandas que barrerán las toxinas y los desperdicios de sus intestinos.

Artritis —la enfermedad de los alimentos cocidos

Durante un estudio realizado en Sudáfrica, se descubrió que si bien el tiempo de tránsito promedio en los intestinos de los europeos que seguían una dieta de alimentos de bajos residuos era 90 horas, el tránsito para los africanos que comían alimentos crudos ricos en fibras era de entre 18 y 24 horas. Pero cuando los africanos comían los mismos alimentos cocidos, su tiempo de tránsito aumentaba a 35 horas.

Cocinar es otra forma de procesar alimentos que destruye muchas enzimas contenidas en ellos; descompone algunas fibras de algunos alimentos; destruye algunas vitaminas totalmente; y muchas otras vitaminas y minerales se pierden en el agua de la cocción. Debido a que destruye algunas fibras, cocinar es otra contribución al estreñimiento, un problema común en las personas con artritis.

El grado de daño que el hecho de cocinar los alimentos produce en la salud quedó demostrado en un experimento clásico realizado en 1946 por Francis Pottenger, M.D., profesor de la Universidad de California, en Berkeley. El doctor Pottenger separó cientos de gatos en dos grupos. Un grupo recibió exclusivamente como alimento carnes cocidas y leche pasteurizada, mientras que el otro comió carne cruda y leche cruda.

Pottenger descubrió que el grupo que hizo la dieta de alimentos cocidos desarrolló una diversidad de alergias a alimentos conjuntamente con artritis y otras enfermedades degenerativas. El sistema inmunitario se debilitó a tal punto que ellos fueron susceptibles a una variedad de infecciones, incluso la neumonía.

El doctor Pottenger descubrió también que los gatos que comían alimentos cocidos pronto adquirieron las mismas enfermedades que las personas que seguían la dieta occidental industrializada. Estaban desganados y fatigados. Muchos de ellos mostraron síntomas de diabetes, y a medida que pasó el tiempo, la artritis se generalizó.

Muchos de los gatos que comieron alimentos cocidos murieron en el parto y sus crías fueron enfermas y débiles. Cada generación dio muestras de más alergias que las anteriores. La cuarta generación de gatos ya no pudo reproducir.

Mientras tanto, los gatos que comieron alimentos crudos gozaban de una salud óptima y prosperaron.

El doctor Edward Howell, de Illinois y Florida, investigador pionero en materia de enzimas, también halló que los alimentos cocidos pasan por el colon más lentamente que los crudos. Durante el prolongado tiempo de tránsito los alimentos cocidos se fermentan causando flatulencias, atascamiento, dolores de cabeza y enfermedades del colon. Muchos especialistas en el colon estiman que el típico estadounidense de mediana edad que come carne y consume mayormente alimentos cocidos, arrastra a través de sus intestinos una acumulación de materias fecales de 3 a 4 días en las paredes del intestino que pesa entre 8 y 30 libras (3,5 y 13,5 kilos). Este exceso de peso hace que el colon se estire y debilite mientras los desperdicios tóxicos entran en la sangre a través de las permeables paredes intestinales. Durante las irrigaciones del colon, se eliminan grandes cantidades de restos de materia fecal oscuros, duros y con mucosidad.

Es posible corregir el estreñimiento crónico en un par de semanas cambiando a una dieta de alimentos reconstituyentes.

Número 8. Normalizan el peso

La causa inmediata de la mayoría de los casos de osteoartritis es uso y desgaste de las articulaciones, con frecuencia causado por tener que acarrear el exceso de peso. Cuando se cambia de una dieta tradicional de alimentos estresantes con alto contenido de grasa y un bajo contenido de fibras, a una de alimentos reconstituyentes ricos en fibras, la ingestión total de calorías se reduce abruptamente.

En estudios realizados a personas que siguen una dieta rica en fibras de alimentos reconstituyentes se puede observar que mientras esa dieta llena al estómago, generalmente es baja en grasas y calorías. Asimismo, se señala que con una dieta rica en fibras exclusivamente, el organismo absorbe menos calorías del tracto digestivo y de esa forma mantiene el peso a un nivel óptimo.

A medida que los alimentos reconstituyentes empiezan a equilibrar nuevamente la química del organismo, uno de los resultados inmediatos es la normalización de los mecanismos de control del apetito y del peso, mediante el metabolismo de carbohidratos vía el páncreas.

En el Capítulo 15 se examina la forma de recuperarse de la osteoartritis adelgazando. Las personas con artritis reumatoide o formas similares que han adelgazado consideran que los alimentos reconstituyentes gradualmente restablecerán su peso normal.

Los alimentos reconstituyentes curaron un caso severo de osteoartritis en la columna vertebral

A los 55 años, Sarah D. ya había sufrido de osteoartritis durante 5 años. Tenía 30 libras (13 kilos) de sobrepeso. Como resultado de esta carga excesiva, los síntomas de la artritis ya estaban apareciendo en las rodillas.

Lo peor de todo era el estreñimiento crónico que padecía Sarah. Muy pocas veces podía mover el intestino normalmente. Una vez por semana se acostaba en el piso del baño y se aplicaba un enema. Tras lo cual, eliminaba materia fecal negra y dura y excremento como cordones delgados.

Eso se debía a la dieta que hacía Sarah. Era una enamorada del atún, el salmón y las sardinas en lata, alimentos estos que nos son perjudiciales en sí mismos, pero cuando se sirven con pan blanco tostado y papitas fritas *chips* y mayonesa, distan de ser alimentos sanos. Los huevos, el queso, las hamburguesas, las salchichas, las tartas, los dulces, el helado y el café eran consumidos en gran cantidad por Sarah. No comía nada de frutas, verduras, nueces, semillas ni granos enteros y su ingestión de fibras era casi nula.

Al final, Sarah tuvo el peor caso de hemorroides tipo *grapevine* que su médico jamás había tratado. Sus heces eran sanguinolentas y después de cada movimiento intestinal tenía que introducir las hemorroides hacia adentro del ano con los dedos.

Hacía tiempo que su hermana le venía aconsejando que cambiara de dieta y que comiera alimentos naturales. Sarah estaba tan preocupada por las hemorroides que finalmente decidió hacer la prueba.

Su hermana hacía tiempo le aconsejaba que dejara de comer todos los alimentos ricos en grasas y con pocas fibras que frecuentemente son también alimentos estresantes, y que los reemplazara por una dieta de alimentos con poco contenido graso y ricos en fibras, idénticos a nuestros alimentos reconstituyentes.

¡Los resultados fueron dramáticos! El estreñimiento de Sarah, que la había aquejado toda su vida, desapareció de golpe en sólo 48 horas. En lugar de los alimentos enlatados y refinados de pocos residuos que le llevaba una semana evacuar, las frutas y verduras ricas en fibras, las nueces, semillas y granos que comía ahora pasaban por su sistema digestivo en apenas 24 horas.

Ya no tenía que esforzarse en mover el intestino. Lo hacía regularmente cada 8 horas. Sus heces eran grandes, blandas y no impactadas.

Más sorprendente fue el efecto en la propia Sarah. Se sintió mejor de lo que se había sentido en años. Sin hacer un régimen para adelgazar o controlar las calorías que comía, adelgazó 2 libras (un kilo) por semana y su columna vertebral y rodillas comenzaron a mejorar.

En 4 meses, su peso era el normal y los síntomas de la artritis estaban desapareciendo rápidamente. También había mejorado de las hemorroides.

En un año estaba totalmente recuperada. Para entonces, Sarah podía caminar varias millas sin sentir dolores ni fatiga. Podía flexionar la columna vertebral fácilmente en todas las direcciones. Y las hemorroides ya no eran un problema.

Número 9. Aumentan la producción de cortisona natural de las glándulas adrenales

Muchas formas de artritis son provocadas en parte por el aumento de la hormona cortisona de las glándulas adrenales. La medicina capitaliza esto inyectando derivados de la cortisona en forma de corticoesteroides (esteroides) en el tejido de las articulaciones para disminuir la inflamación y el dolor causado por la artritis, o suministrando píldoras de esteroides. Pero cuando la cortisona se introduce artificialmente, causa un desequilibrio en el cuerpo y da lugar a efectos secundarios destructivos y a menudo pone en riesgo a la vida.

Sin entrar en detalle en la química del organismo, se ha descubierto que los alimentos ricos en las vitamina C y las del complejo B pueden en forma natural estimular las glándulas adrenales para que liberen grandes cantidades de cortisona.

El doctor C. E. Barton-Wright, un reumatólogo famoso, ha señalado que tanto la osteoartritis como la artritis reumatoide son el resultado de la deficiencia de las vitaminas B2 y B6. Esas vitaminas, junto con la vitamina C, estimulan la glándula pituitaria a liberar la hormona adrenocorticotropina (ACTH) que, a su vez, ocasiona un aumento en la cantidad de cortisona natural que liberan las glándulas adrenales.

Las hormonas cortisonas liberadas por las glándulas adrenales disminuyen la inflamación y la destrucción de los cartílagos de las articulaciones sin los efectos secundarios que tienen las hormonas artificiales.

Los alimentos reconstituyentes como las frutas, verduras, nueces, semillas y granos contienen grandes cantidades de la vitamina C y las del complejo B que aumentan la cantidad producida de cortisona natural.

Número 10. *Reconstituyen la circulación normal de la sangre a las articulaciones artríticas*

La ateroesclerosis, o el endurecimiento de las arterias, es agravada por la ingestión de grasas saturadas y aceites vegetales hidrogenados. El hecho de comer estos alimentos estresantes produce un desequilibrio en el organismo, que trae aparejado depósitos del colesterol malo LDL en las arterias en todo el organismo. A medida que estos depósitos grasos bloquean las arterias y restringen el flujo de la sangre, oxígeno y nutrientes esenciales a las articulaciones, éstas se van debilitando.

Los programas de rehabilitación cardiaca han demostrado que la ateroesclerosis se puede curar mediante una dieta de poca grasa y muchos carbohidratos complejos ricos en fibras. Estos alimentos reconstituyentes limpian las arterias y permiten que llegue más sangre y nutrientes a las articulaciones y los tejidos inflamados.

Número 11. *Disminuyendo la inflamación en forma natural*

La saponina, un compuesto natural del tipo de los esteroides que se encuentra en muchas plantas medicinales y comestibles, tiene un efecto directo antiinflamatorio en las articulaciones afectadas por la artritis reumatoide. Aunque las saponinas varían grandemente en acción y composición química, la mayoría son poco o no absorbidas por una pared gastrointestinal intacta.[59] Algunos médicos consideran que las saponinas, tal vez relacionadas con esta propiedad, también reducen la absorción de las partículas de alimentos parcialmente digeridos y de las bacterias tóxicas en la sangre, reduciendo por lo tanto los ataques autoinmunes a las articulaciones.

Es la saponina que se encuentra en las plantas, como por ejemplo en las batatas (camotes, boniatos) silvestres y en los frijoles de soja, la que suministra a las empresas farmacéuticas las materias primas para elaborar la cortisona —un poderoso remedio antiinflamatorio—, y otras hormonas sintéticas.[60] Se desconoce si nuestro organismo es capaz de convertir los esteroides básicos vegetales en hormonas similares a las humanas. Pero la posibilidad existe.

Los beneficios de la saponina se revelaron por primera vez en un estudio publicado en el *Journal of Applied Nutrition* (Vol 27, N° 2 y 3, 1975) por el reumatólogo Robert Bingham, M.D. (un cirujano ortopedista y director médico del *National Arthritis Medical Center* en Desert Hot Springs, California), y el doctor Bernard Bellew (médico y administrador de una clínica para el tratamiento de la artritis en Desert Hot Springs, California). En un estudio a doble ciego realizado por los doctores Bingham y Bellew, 165 pacientes con artritis, entre 11 y 92 años, recibieron ya sea suplementos de saponina y otros nutrientes obtenidos de las plantas del desierto local, o placebos.

Se notó muy poco efecto en los que recibieron placebos, pero el 60,7% de los pacientes que recibieron los suplementos de saponina informaron de una considerable disminución en los dolores, la hinchazón y la rigidez. Los doctores Bingham y Bellew llegaron a la siguiente conclusión: "Se comprobó que la saponina tiene efectos beneficiosos generales y específicos en los casos de osteoartritis y artritis reumatoide".

En un estudio similar realizado por el doctor Robert A. Elliot de Woodland Hills, California, el 50% de los pacientes tuvieron un alivio considerable después de tomar suplementos con saponina. Otro reumatólogo, el doctor Paul Isaacson de Tucson, Arizona, también informó que había descubierto que entre el 50 y el 90% de los pacientes obtenía algún alivio después de tomar tabletas que contenían saponina.

Ninguno de esos médicos usó solamente suplementos de saponina. Pero todos estuvieron de acuerdo en que los suplementos que contenían saponina aumentaban el éxito de otros tipos de tratamientos.

Desde ese importante primer estudio hace más de 20 años, las saponinas, junto con otras sustancias fitoquímicas, han llamado la atención de muchos investigadores. En la actualidad, las saponinas aisladas de los frijoles de soja, el ginseng, el orozuz y otras plantas están demostrando su potencial para el tratamiento del cáncer,[61] la taquicardia[62] y la ateroesclerosis.[63]

Tal vez, el descubrimiento más importante en relación con la artritis es el efecto curativo que diversas saponinas tienen en el hígado. Científicos de la Universidad de Kansas descubrieron que la saponina protege al hígado del daño causado por la sobredosis de acetaminofeno (Tylenol™).[64]

Se ha descubierto que la saponina baja la presión arterial, el colesterol y los niveles de grasa en la sangre. Al parecer, también reduce la frecuencia de las migrañas y los ataques de asma.

La fuente más abundante de saponina en las dietas son los frijoles de soja. En el Capítulo 14 se dan más instrucciones sobre la forma de usarla, en la parte titulada "Alimentos recuperativo Número 7".

Número 12. Aumentan el crecimiento de bacterias no tóxicas e inocuas

Una de las formas de sacar a la fuerza los microorganismos tóxicos de su tracto digestivo es aumentando el crecimiento de bacterias no tóxicas e inocuas. Mantener el equilibrio entre las 400 especies microbiales, o más, que se encuentran en el intestino, es vital para la salud intestinal.

Reemplazar las bacterias intestinales que producen toxinas por las beneficiosas reduce la toxicidad en el hígado, la sangre y en última instancia en las articulaciones.

La forma más natural de realinear las poblaciones gastrointestinales es comiendo yogur, un producto de leche fermentada que tiene muchas bacterias buenas. Cuando un equipo de investigadores alemanes, encabezado por Hans-Peter Bartram de la Universidad de Wuerzburg, le suministró dos tazas de yogur por día a una docena de personas sanas durante 3 semanas, la bifidobacteria beneficiosa que tenían en el tracto gastrointestinal aumentó en forma significativa. El desequilibrio en la bacteria intestinal, según se informa en la publicación de 1994 del *American Journal of Clinical Nutrition* (Vol. 59), puede aumentar el riesgo de cáncer de colon.[65]

En todo el mundo, los científicos encomian las virtudes del yogur. En Italia se descubrió que el yogur aumenta la producción intestinal de IgA,[66] el mismo factor de inmunidad que falta en muchas personas que padecen del síndrome del intestino "goteador". Los niños con diarrea persistente, señalan investigadores paquistaníes, se curan con una dieta a base de yogur.[67]

En este país, en el centro de salud St. Joseph en St. Charles, Missouri, Marsha Johnson Schulte, enfermera especializada en el tratamiento del cáncer, señaló que el yogur sin sabor aplicado a una llaga maloliente de un cáncer ulcerado durante 10 minutos por día (junto con un tratamiento de antibióticos) ayudó a uno de sus pacientes. Ella dijo que este tratamiento natural era "rentable y . . . una experiencia gratificante para el paciente y el personal de la enfermería."[68]

Vea el Capítulo 14, "Alimento recuperativo Número 14" si desea tener más información al respecto.

21 alimentos maravillosos para recuperarse de la artritis para el siglo 21

Cuando fue entrevistado años atrás por un periódico nacional, Robert Bingham, M.D., director médico de la National Arthritis Medical Clinic en Desert Hot Springs, California, señaló que una persona con artritis puede reducir significativamente el dolor y aliviar la rigidez en las articulaciones simplemente comiendo alimentos que contengan vitaminas, minerales y enzimas esenciales.

Las vitaminas y los minerales que sabemos que reducen el dolor incluyen a las vitaminas A, C, D y E y las del complejo B, y los minerales calcio y magnesio.

Los descubrimientos del doctor Bingham están siendo confirmados continuamente por la ciencia moderna. Los investigadores están volviendo a descubrir los poderes curativos de las plantas y las hierbas. Las compañías farmacéuticas han confirmado que hierbas como la ortiga (*nettle*) son fuentes ricas en vitaminas, minerales y enzimas curativas, mientras que otras como la yuca y la alfalfa contienen compuestos parecidos a los esteroides.

Mientras que la cuenta anual de la atención médica en Estados Unidos llega a cerca de $1.000.000.000.000 de dólares, el gobierno, los empleadores y el público en general están considerando cómo los alimentos y otras terapias pueden mejorar la salud. Alguna vez (y todavía) tildados como curanderismo por muchos, los poderes medicinales de los alimentos fueron aprobados en 1989 cuando la división de la prevención de cáncer del Instituto Nacional de Cáncer emprendió su Programa de Alimentos Experimentales de cinco años con un presupuesto de $20,5 millones de dólares, conocido también como el proyecto "Alimentos Diseñados" (*Designer Foods*). Los enemigos de la artritis como el ajo, los frijoles de soja y las semillas de linaza (*flaxseeds*) fueron sólo algunos de los alimentos estudiados.

Kristen McNutt, Ph.D., J.D., una asesora nutricional de Ypsilanti, Michigan, lo expone más acertadamente cuando escribe: "La historia señalará que, aproximadamente en estos años, la nutrición se movió hacia una era de varias décadas durante la cual los científicos aprendieron nuevas formas de extender la cantidad y mejorar la calidad de vida por medio de los alimentos".[69]

Cada uno de los 21 alimentos recuperativos descritos en este capítulo tienen una acción bioquímica especial que afecta directa o indirectamente a las articulaciones. Todos son considerados importantes para restaurar la salud del tejido de las articulaciones —y todos trabajan naturalmente para ayudar a revertir la artritis.

A pesar de sus innegables beneficios terapéuticos, usted puede encontrar estos alimentos comunes en los estantes de casi todo supermercado o tienda de alimentos naturales.

Cómalos como meriendas o como parte de sus comidas. Sin embargo, el hecho de que estos alimentos actúen como un tónico no significa necesariamente que mientras más usted coma, mayor será el efecto. Tómelos en cantidades moderadas. Y coma solamente cuando tenga hambre.

Para que estos alimentos trabajen naturalmente para ayudar a revertir la artritis, antes tiene que ser removida la causa. Entonces, todos los alimentos estresantes y alergénicos deben ser eliminados, además de usar estos alimentos antes de que la salud sea restaurada.

Si usted sabe o sospecha que tiene una o más de las doce deficiencias nutricionales relacionadas con la artritis, descritas en el Capítulo 13, seleccione definitivamente uno o más alimentos que usted crea que lo puedan ayudar a restaurar los niveles normales. Y luego hágalos una parte regular de su dieta.

Naturalmente, usted no usaría ninguno de los alimentos recuperativos que le provocan una alergia. Si usted tiene alguna duda acerca de una posible susceptibilidad a un alimento específico, use la prueba rápida del pulso (Capítulo 9) para averiguarlo.

A pesar de que no recomendamos comer ningún alimento muy seguido, la mayoría de los alimentos recuperativos son tan beneficiosos y nutritivos que pueden ser ingeridos diariamente mientras se recupera de la enfermedad artrítica. Luego de lo cual, los podría usar con menos frecuencia y alternarlos regularmente.

Alimento recuperativo Número 1: Los científicos revelan los efectos antiinflamatorios y de modulación inmunológica del pescado

Por siglos, la personas que comen pescado han cosechado los beneficios de sus dietas marinas. Mientras que la comida del estadounidense común promedia solamente 20 gramos de pescado al día, la de los japoneses es cinco veces mayor, y las comidas de los nativos de Groenlandia contienen cuatro veces más pescado que la de los japoneses.[70]

Los especialistas de la salud naturista o natural han usado este conocimiento antiguo durante años para tratar a sus pacientes artríticos. Más recientemente, los investigadores están confirmando (y los reumatólogos aceptándolo de mala gana) que los aceites de pescado constituyen un excelente alimento antiinflamatorio.

Un informe de 1995 del equipo del reumatólogo Joel Kremer señaló que pacientes con artritis reumatoide que tomaron cápsulas de aceite de pescado durante al menos ocho semanas tenían menos dolor, fatiga, rigidez matinal, hinchazón y articulaciones menos sensibles que antes. Algunos de sus pacientes se sentían tan cómodos con este tratamiento natural que tiraron a la basura sus calmantes para el dolor.[71] Un estudio previo del doctor Kremer reveló resultados similares con una suplementación de aceite de pescado equivalente a una cena de salmón.[72]

El aceite de tipo omega-3 en los pescados grasos, como sardinas, arenque (*herring*) y truchas (*trout*) bloquea las prostaglandinas que crean la inflamación. En su lugar, junto con la ayuda de las vitaminas E y C, y otros nutrientes, las grasas omega-3 empujan a los senderos bioquímicos de su cuerpo hacia las prostaglandinas antiinflamatorias. Tiene que ser paciente con este tratamiento ya que los beneficios se empiezan a notar luego de seis semanas o hasta tres meses.[73]

El aceite de pescado ayuda a tratar otras condiciones inflamatorias como la psoriasis,[74] la colitis ulcerante,[75] una forma de enfermedad inflamatoria del intestino, y la osteoartritis donde la hinchazón se hace presente.[76] La propiedad de los pescados grasos de adelgazar la sangre beneficia a aquellos con ateroesclerosis.[70] Incluso las enfermedades autoinmunes como la esclerosis múltiple y el lupus responden a este simple alimento medicinal.[77]

Elija el pescado más graso para aliviar su artritis

A diferencia de muchos de los alimentos que come, cuanto más grasa sea su comida de pescado, mejor. Para ayudarlo a escoger el pescado más jugoso, y que más reduce la inflamación, seleccione los tipos oscuros y de agua fría. Ellos incluyen:

*Anchoas (*anchovies*)

Anguila americana (*eel*)

*Arenque (*herring*)

Atún de Albacora (*Albacore tuna*)

*Caballa (*mackerel*)

Espadín (*Sprat*)

Esturión ruso (*Russian sturgeon*)

Pez azul (*bluefish*)

Pilchard

Salmón

*Sardinas

Trucha arco iris (*rainbow trout*)

Los aceites omega-3 se encuentran en plantas como los frijoles de soja, las nueces y las semillas de linaza (*flaxseeds*).[78]

*Debería evitar estos pescados si usted tiene gota, porque son ricos en purinas. Los demás pescados de la lista pueden servirse ocasionalmente.

Alimento recuperativo Número 2: Cómo el incrementar el consumo de ciertas vitaminas y minerales beneficia a la mayoría de los casos de artritis y gota

Mollie R. empezó a sufrir de artritis reumatoide a los 45 años de edad. El tratamiento comenzó con las aspirinas, pero el dolor en las manos y las muñecas de Mollie se volvió tan insoportable que pocos meses después su doctor empezó a recetarle esteroides. Luego de tres años de corticoesteroides, el rostro de Mollie adquirió una apariencia redonda, parecida a la luna, se sentía deprimida constantemente y su condición había continuado deteriorándose. Gradualmente, sus rodillas y tobillos sucumbieron también al dolor artrítico. A los 49 años, Mollie sólo podía caminar con la ayuda de un bastón. Ella consultó a otro reumatólogo, quien le dijo que la cirugía era la única alternativa para su deteriorada rodilla izquierda.

Por último, desesperada, Mollie fue a un quiropráctico que se especializaba en terapia natural. En lugar de utilizar más medicamentos o cirugía, el quiropráctico le ordenó a Mollie que eliminara todos los alimentos de alto riesgo (nuestros alimentos estresantes) de su dieta y que los reemplazara por frutas frescas, verduras, nueces y semillas (nuestros alimentos reconstituyentes). Recomendó especialmente que se sirviera abundantes porciones de lo que él llamaba una "Mezcla de semillas y cítricos".

Para prepararla, mezcle un puñado grande de semillas de girasol descascaradas con dos cucharadas llenas de semillas de ajonjolí. Espolvoréelo con alga marina *kelp* o *dulse* (alga marina disponible en las tiendas de alimentos naturales) y añada dos cucharadas de levadura de cerveza (*brewer's yeast*). Luego coma todo junto con una toronja grande o dos naranjas. Alternando los días, puede comerlo con un tomate grande o dos o tres más pequeños.

Mollie alternaba una cucharada llena de estas semillas con un bocado de cítricos o tomates. Desde el día que empezó a comer esta mezcla, Mollie nunca retrocedió. Junto con los cambios en su dieta, dejó de tomar todos sus medicamentos. El quiropráctico le hizo también un levantamiento del talón que la puso a caminar normalmente al cabo se seis semanas.

Rica en las vitaminas A, C, D, y E, y las del complejo B, la combinación de semillas y cítricos está también repleta de calcio, magnesio, manganeso, zinc y otros nutrientes y enzimas antiartríticos. Para su cumpleaños número 50, Marie estaba completamente libre de todo el dolor y la rigidez de la artritis.

En los cinco años subsiguientes, no ha tenido ningún ataque serio de la enfermedad, y cada ataque ha sido menos severo y breve que el anterior. Ella sigue consumiendo la "Mezcla de semillas y cítricos" que tanto le agrada. Ella encuentra que el renunciar a los alimentos perjudiciales que solía comer es un bajo precio a pagar por la liberación del dolor y la incapacidad.

Alimento recuperativo **Número 3: Un** *remedio antiguo se convierte en el nuevo medicamento de moda*

Mientras leíamos un número reciente de *Arthritis Today*, una revista producida por la *Arthritis Foundation*, nos tropezamos con un anuncio de una crema para aliviar el dolor que contenía un extracto de pimienta de cayena. Este es un ejemplo perfecto de que la ciencia moderna está volviendo a descubrir lo que los herbolarios han sabido por siempre —los alimentos pueden tener efectos medicinales.

Curanderos antiguos han frotado ajíes y pimientos picantes en las partes adoloridas del cuerpo por cientos de años. El ingrediente activo en los ajíes picantes es la capsaicina, que significa "morder" en latín. Reduce el dolor disminuyendo la sustancia P, un neurotransmisor que activa la inflamación en las articulaciones y transmite sensaciones de dolor al cerebro.

Varios estudios revelan que hasta el 80% de los sujetos con osteoartritis o artritis reumatoide se benefician del frotamiento de la crema de pimienta de cayena en sus articulaciones adoloridas luego de tan sólo dos semanas. Óptimamente, estas cremas son aplicadas cuatro veces al día.

El comer estos pimientos picantes, incluyendo el pimentón (*paprika*), tiene también sus ventajas. Como muchas de las verduras de colores brillantes, los ajíes picantes están llenos de carotinas antioxidantes activas, así como de las vitaminas C y A. La pimienta de cayena (*Cayenne pepper*) disminuye las probabilidades de que sufra de enfermedades del corazón reduciendo los niveles de triglicéridos y colesterol en la sangre. Y al contrario de la creencia popular, los ajíes picantes ayudan, no destruyen, a la función digestiva en la gente que no tiene úlceras.[79]

Alimento recuperativo **Número** 4: *Las plantas silvestres tienen un sorprendente poder terapéutico*

"Las plantas silvestres eran nuestras verduras originales, y varias se usan todavía como hierbas medicinales y alimentos, en especial en Europa", afirma la doctora Silena Heron, una herbolaria experta y doctora naturópata de Sedona, Arizona.

La doctora Heron cultiva hierbas para sus pacientes y colegas, y actúa como una asesora profesional de botánica. En su opinión, las hierbas que más ayudan a curar la artritis son el diente de león (raíz y hoja), la ortiga, las semillas de apio y la alfalfa. La reputación del diente de león como un medicamento en contra de la gota tiene mucho sentido, considerando que incrementa la excreción de ácido úrico. Las toxinas son eliminadas cuando esta hierba ejerce su acción diurética y estimula la función filtradora del hígado.

La ortiga (*stinging nettle*), aunque de triste fama, tiene en realidad un sabor agradable y agrega nutrientes a las sopas y otras comidas. (Al cocinarla se elimina su mal olor.) Actúa también como un diurético y aumenta la circulación en las articulaciones.

Las semillas de apio tienen efectos diuréticos y relajantes, componentes importantes del tratamiento de la artritis. La alfalfa, como la ortiga, es rica en vitaminas, minerales, enzimas y clorofila. A pesar de que no está bien documentado científicamente, la alfalfa tiene una larga tradición como un medicamento útil para tratar la artritis.

Todas estas hierbas vegetales deberían ser usadas consistentemente por varios meses seguidos para que el dolor disminuya considerablemente.

Cazando en el jardín

Si usted no rocía pesticidas en su césped, recoja esas molestosas plantas de diente de león que se encuentran en su jardín y añádalas a una ensalada por dos razones: su amarga habilidad digestiva y sus acciones para el alivio del dolor. A las raíces y hojas del diente de león se las pueden secar para luego usarlas en forma de té. También se las puede usar frescas.

Para hacer un tónico superior que despertará a su hígado y limpiará su organismo, tome una cucharadita de hojas secas de diente de león y añada una taza de agua caliente. Deje en reposo por 15 minutos y bébalo. Se recomienda tomar tres tazas diarias durante un mes. Si usted desea obtener resultados más dramáticos para una inflamación aguda, aumente la dosis de la hierba a una cucharada por cada taza de agua hasta que los síntomas se desvanezcan.

Para utilizar la raíz, pulverícela en un molinillo de café o en una licuadora. Añada agua caliente a un termo y coloque una cantidad apropiada de la hierba en polvo. Deje que se asiente por 40 minutos, cuele y sirva. Usted puede hervir también la raíz intacta en agua durante 30 minutos con el objetivo de que suelte sus ingredientes medicinales.

Alimento recuperativo Número 5: Cinco años de dolor artrítico
terminaron repentinamente cuando Herbert L. se cambió a cierto tipo
de cereal para el desayuno

Poco después de su cumpleaños número cuarenta, a Herbert L. se le diagnosticó artritis reumatoide en el brazo derecho con una degeneración en la columna. Para matar el dolor y reducir la inflamación, su médico le recetó 12 aspirinas diarias más una dosis periódica de esteroides. Herbert, quien administraba un negocio de plomería, a menudo encontraba el dolor tan intenso que tomaba 15 o hasta 20 aspirinas diarias. Las aspirinas le causaron irritaciones estomacales severas. Pero nada más podía ayudarlo.

Esto sucedió hasta que una tía sabia vino a pasar vacaciones con Herbert y su esposa. A pesar de que era una amateur autodidacta, su tía sabía mucho acerca de la nutrición. Ella estaba horrorizada con la dieta de Herbert, un montón de carnes, chorizos y quesos con grandes cantidades de papitas fritas, pan blanco, pasteles, tartas y postres azucarados, todos acompañados de litros de café y refrescos gaseosos.

Al segundo día, la tía pudo persuadir a Herbert a que realizara un cambio radical en la forma en que comía. Tan grande fue su manera de insistir que Herbert aceptó de mala gana intentarlo. Debido a que su tía diagnosticó correctamente una deficiencia severa de vitaminas del complejo B, Herbert tenía que comenzar cada día con un cereal rico en vitaminas B1, B2, B3, B5 y B6.

 ## Un tónico cargado de nutrientes para la artritis que puede ayudar a terminar con el dolor para siempre

Como desayuno cada mañana, Herbert tenía que comer un tazón de arroz moreno cocido mezclado con un puñado grande de germen de trigo, dos cucharadas de salvado de trigo, y dos cucharadas de levadura de cerveza. Se añadía melaza (*blackstrap molasses*) para endulzar. Encima del cereal se esparcían pedazos de piña fresca y melón *honeydew* o cantalupo. Además, había un pequeño plato complementario de pacanas y semillas de girasol. Herbert picaba las nueces y las semillas entre las cucharadas repletas de cereal y fruta.

Lo que Herbert realmente comía eran dos tazones de dinamita nutricional repleta de tiamina (B1), riboflavina (B2), niacina (B3), ácido pantoténico (B5) y piridoxina (B6), junto con un generoso suministro de vitamina C natural y suficiente fibra para purificar totalmente sus intestinos y restaurar la eliminación normal.

Increíblemente, Herbert empezó a sentirse mejor luego de su segundo desayuno con el nuevo cereal. Su tía reemplazó el café fuerte por cantidades ilimitadas de jugo de naranja recién exprimido. También le pidió a Herbert que dejara de tomar aspirinas o cualquier otro medicamento.

El dolor que Herbert temía nunca se materializó. Mientras las vitaminas C y del complejo B empezaron a trabajar para reconstituir su colágeno, generar fluido sinovial y estimular sus glándulas adrenales para producir más cortisona, Herbert se sentía más animado y optimista.

A pesar de que el dolor y la rigidez de Herbert terminaron en forma repentina, la recuperación completa duró considerablemente más tiempo. Pero gradualmente, los síntomas disminuyeron y Herbert recobró el completo funcionamiento y la flexibilidad de su brazo y su espalda.

La rápida recuperación de Herbert no debería sorprendernos. Las pruebas han demostrado repetidamente que los niveles sanguíneos de las vitaminas C y del complejo B en las personas con artritis son por lo general 75% más bajos que en un hombre o mujer saludable. Cuando el reumatólogo William Kaufman trató a 663 pacientes artríticos con niacinamida (B3), casi todos reportaron avances en su recuperación de la rigidez en las articulaciones, debilidad muscular y fatiga. La vitamina B6 fue también hallada beneficiosa para aliviar el dolor en las articulaciones, especialmente en las manos.

Se ha descubierto que una combinación de las vitaminas C y B6 (más otras vitaminas del complejo B) levantan el umbral de la respuesta inmune. Lo que esto significa es que un suministro abundante de vitamina C y las del complejo B puede reducir el dolor y la inflamación de la artritis reumatoide y otras formas similares de artritis.

Alimento recuperativo Número 6: Una especia común está dotada de un potencial curativo increíble

¿Sabía que cuando usted toma refresco de *ginger ale* o pica galletas de jengibre (*gingerbread*) usted está ingiriendo una especia medicinal? ¡Así es! El jengibre, usado por los tradicionales doctores ayurvédicos de la India y los curanderos chinos, ataca al dolor artrítico por todos los frentes.

Mata el dolor casi de la misma manera que lo hace la pimienta de cayena, rebajando drásticamente los niveles de la sustancia P. Conocido durante siglos como un medicamento antiinflamatorio, los experimentos modernos explican que esta propiedad se debe a la inhibición del dolor producida por las prostaglandinas. Además, el jengibre es un antioxidante poderoso listo para barrer con los oxidantes perjudiciales.

Cuando la mala digestión contribuye al suplicio de la artritis, el té de jengibre constituye el tónico intestinal perfecto. Estimula el apetito, previene los gases y el abotagamiento del estómago, combate la diarrea y las náuseas, cura las úlceras gástricas, e incluso tiene propiedades antibióticas. Para completar, el jengibre es rico en nutrientes como la niacina y la vitamina A que reparan las articulaciones.[79]

K. C. Srivastava y T. Mustafa de la Universidad de Odense, en Dinamarca, pusieron a prueba el polvo de jengibre. De los 46 pacientes con osteoartritis y artritis reumatoide que usaron este alimento medicinal, tres cuartas partes notaron un mejoramiento en cuanto al dolor y la hinchazón. Las cantidades tomadas y la duración del tratamiento (de tres meses a dos años y medio) variaron,[80] pero el uso diario regular es un buen comienzo.

Muchos estudios han descubierto y usado las propiedades curativas del polvo de jengibre. Sin embargo, como cualquier producto botánico, la raíz completa y fresca del jengibre es más potente que la variedad seca y molida.

El jengibre fresco y crudo funciona rápidamente para aliviar el dolor artrítico

Los investigadores daneses cuentan la historia de un paciente asiático que emigró a Canadá. Cuando este caballero cumplió 50 años se le diagnosticó artritis reumatoide. Él sabia que esta enfermedad no le permitiría realizar apropiadamente su trabajo como mecánico de autos.

Sacando provecho de su conocimiento de las tradiciones curativas asiáticas, el paciente empezó a añadir raíz de jengibre fresca y cruda a sus comidas de platos de verduras y carnes cocidas ligeramente al vapor. Al cabo de un mes, sus articulaciones adoloridas e hinchadas se recuperaron. Dos meses más tarde todo el dolor y la inflamación habían desaparecido.

Más de doce años han pasado desde el día de su diagnóstico, y este caballero asiático continúa disfrutando del jengibre todos los días en sus comidas. Los científicos daneses informan que han aparecido nódulos en algunas de las articulaciones, pero no hay dolor ni deformidad, y el paciente mantiene el funcionamiento completo de sus manos.[80]

Alimento recuperativo Número 7: Los increíbles beneficios de un extracto de planta disponible en cualquier tienda de alimentos naturales

La saponina, un compuesto parecido a un esteroide que se forma naturalmente en una planta desértica llamada yuca, está disponible en tabletas en casi todas las tiendas de alimentos naturales. Cuando se les dieron las tabletas de extracto de yuca a 212 pacientes con artritis en un estudio realizado por los doctores Laga, Harris, y Bingham en California, aproximadamente el 66% reportó por lo menos algún tipo de beneficio y alivio del dolor y la hinchazón.

Las tabletas contenían jugo de yuca seca, una medicina natural usada por las tribus indígenas por cientos de años para aliviar el dolor artrítico. Tomando de 2 a 8 tabletas diarias, el extracto de yuca produce un efecto similar al de la cortisona en inflamaciones causadas por la artritis. Sin embargo, la yuca es totalmente segura, natural y sin efectos secundarios.

Para obtener mejores resultados, usted debería tomar una tableta cada cuatro horas durante el día (un promedio de cuatro tabletas diarias). Las personas más grandes y pesadas pueden tomar seis o hasta ocho tabletas diarias. Junto con el extracto de yuca, se aconseja comer un pedazo grande de aguacate y una banana entera.

La alfalfa es otra planta que contiene saponina. En pruebas, la alfalfa ha bajado también el nivel del colesterol y ha aliviado los dolores de cabeza y artríticos. Es mejor tomar la alfalfa como brotes o en forma de té.

Usted puede incrementar su consumo de saponina usando un brebaje bastante fuerte de té de alfalfa como un refresco. Para prepararlo, cocine una onza (30 g) de semillas de alfalfa sin procesar (idénticas a aquellas usadas para germinar) en 2 ½ pintas (1 ¼ litros) de agua. Revuelva ocasionalmente mientras hierve a fuego lento durante 30 minutos. Luego cuele las semillas y beba hasta siete tazas diarias. Prepare un brebaje fresco cada 24 horas.

Lorrie T. usó el esteroide natural para reducir la hinchazón de sus articulaciones

A sus 57 años de edad, Lorrie T. tenía unos dolores atroces causados por la artritis reumatoide en sus manos y rodillas. Ella sufría también de diverticulosis y estreñimiento tan severos que apenas podía desempeñar sus funciones. Su doctor había tratado todos los tipos de medicamentos pero lo único que Lorrie obtuvo fueron efectos secundarios.

En su cumpleaños número 58, un amigo le aconsejó a Lorrie que se cambiara a una dieta de alimentos naturales y que tratara de tomar tabletas de yuca. Exactamente cuatro días después de que comenzó, Lorrie empezó a ir al baño con una regularidad infalible. Una semana más tarde, los síntomas de la diverticulosis fueron desapareciendo tranquilamente. Cuatro semanas después, sus dolores artríticos desaparecieron.

Pasaron solamente dos semanas más antes de que Lorrie estuviera de pie y moviéndose libremente como lo había hecho 50 años atrás. A los 61 años de edad, Lorrie hoy en día disfruta de una salud vigorosa y no ha tenido ningún indicio de la artritis durante los tres años que han pasado.

Alimento recuperativo **Número 8**: **U**n *analgésico natural terminó con el dolor de la artritis reumatoide y la parte inferior de la espalda*

El ajo, un vegetal de jardín disponible en casi todos los supermercados y en forma de extracto en las tiendas de alimentos naturales, contiene selenio, un microelemento que ayuda a normalizar la respuesta inmune.

Cuando los investigadores japoneses sometieron a prueba el extracto de ajo en pacientes con artritis y dolores en la espalda baja, el 86% de los pacientes reportaron un mejoramiento notorio. Ninguno se quejó de efectos secundarios.

El doctor Satosi Kitahara, un profesor japonés de toxicología en la Universidad de Kumamoto, ha descubierto, según se informa, que el extracto de ajo ayuda en el tratamiento de la artritis fortaleciendo el sistema inmunitario, calmando la indigestión, actuando como un diurético, ejerciendo sus habilidades antioxidantes, y calmando la inflamación. Si una infección intestinal le está causando dolores digestivos, o gérmenes patogénicos están abarrotando su intestino, el ajo, con sus propiedades antibióticas naturales, es una solución.

Otras propiedades naturales del ajo: previene el cáncer, protege contra las apoplejías y enfermedades del corazón, calma la fiebre, alivia las náuseas y el vómito, baja el nivel del colesterol en la sangre, disminuye la alta presión sanguínea, elimina el exceso de grasa elevando el ritmo del metabolismo y rejuvenece el organismo entero.

A pesar de que puede añadir ajo a cualquier guiso o plato similar cuando cocina, las cápsulas de ajo —algunas inodoras— disponibles en la mayoría de las tiendas de alimentos naturales ofrecen una manera más conveniente de tomar ajo dos veces al día.

Para obtener mejores resultados, tome una cápsula de ajo dos veces al día. Es mejor tomar estos suplementos con una porción grande de hojas de lechuga verdes y frescas, y tomate maduro.

La cebolla, una prima del ajo, posee poderes similares aunque más leves.

A pesar de que se ha descubierto que el ajo alivia mayormente la artritis reumatoide, ha probado también ser beneficioso para la osteoartritis y la gota. Cuando come el diente de ajo, éste es más medicinal crudo que cocido.

Alimento recuperativo **Número 9:** *Frutas maravillosas que pueden suprimir los dolores de la gota*

Una conocida clínica "Nature Cure" en el suroeste de Estados Unidos sirve media libra (225 g) de cerezas dos veces diarias a sus pacientes con gota cuando la fruta fresca está disponible.

Su razonamiento está basado en el trabajo del doctor Ludwig N. Blair quien, en los años cuarenta, descubrió accidentalmente que podía causar una disminución dramática de su nivel de ácido úrico en la sangre comiendo media libra o más de cerezas cada día. A pesar de que las cerezas son las frutas preferidas, experimentos posteriores han demostrado que el jugo de cereza es casi tan eficaz como ellas.

Los flavonoides tales como la prociantociandina proveen a las cerezas de su color rojo intenso, ponen los colores negro y azul en los arándanos y las moras, y dan color a otras frutas como las fresas y los arándanos agrios (*cranberries*). Como muchas otras sustancias fitoquímicas, las prociantociandinas son una caja de Pandora de la curación. La gota, la osteoartritis y la artritis reumatoide son aliviadas por estas acciones antiinflamatorias de los flavonoides, la escarbación de los radicales libres y la capacidad de fortalecer el cartílago, los tendones y las articulaciones.[81]

Aquí tiene otro detalle acerca de las cerezas, las frutas maravillosas. Debido a que los tallos (no la fruta) de los cerezos han sido usados como un diurético en la medicina popular, unos investigadores húngaros decidieron probar la capacidad antiinflamatoria del extracto del tallo de cereza. Lo que descubrieron fue que las ramas, como la fruta también, del cerezo reducen la hinchazón.[82]

A menos que crezcan orgánicamente, todas las cerezas deberían ser enjuagadas y lavadas completamente para ayudar a eliminar cualquier huella de pesticida antes de comerlas.

Cuando las cerezas frescas estén a su disposición, puede comer de ½ a 1 libra diaria (225 a 450 g). Se pueden comer otras frutas solas o mezcladas en una ensalada de frutas deliciosa.

Alimento recuperativo Número 10: Un estimulante natural que renueva y recarga el organismo entero

Hace ocho años, su doctor le dijo a Sue M. que tenía un caso severo de osteoartritis y que se volvería cada vez peor con el pasar de los años. Le dijo que descansara y se relajara, que evitara cualquier actividad vigorosa y que tomara aspirinas para aliviar el dolor y la inflamación.

Sue no siguió ninguna de sus indicaciones. En su lugar, llamó por teléfono al director de una reconocida clínica para el tratamiento de la artritis en el suroeste de Estados Unidos y le pidió un consejo. Entre los cambios en la dieta que le sugirió estaba una merienda que debía comer dos veces por día.

A la mitad de la mañana y la mitad de la tarde, en lugar de su acostumbrado descanso para tomar café, Sue tenía que comer una manzana grande y fresca con la misma cantidad de zanahoria cruda y fresca. Las dos tenían que ser cortadas en rodajas, puestas en un tazón y espolvoreadas con *kelp* o *dulse* (algas marinas disponibles en tiendas de alimentos naturales) picada.

A pesar de que los demás cambios en su dieta parecían ser beneficiosos, Sue se entusiasmó más por la merienda de zanahoria, manzana y alga marina. Cada vez que comía la merienda, a eso de una hora más tarde la rigidez y el dolor en su columna y rodillas se volvían menos intensos. Gradualmente, día por día, los síntomas de la artritis cesaron. Tres meses luego de que empezó a comer su merienda dos veces diarias, Sue se dio cuenta de que estaba completamente libre de los dolores artríticos.

A pesar de que Sue ha experimentado un regreso ocasional del dolor desde ese entonces, cada vez éste era más corto y menos severo que el anterior. A lo largo de los ocho años con el tratamiento,

Sue no se ha perdido ni una vez su merienda de zanahoria, manzana y alga marina. Juega tenis todos los días y puede correr, caminar, nadar o montar bicicleta con facilidad.

Para preparar la merienda, enjuague y refriegue bien la manzana antes de servírsela, si no es orgánica. Pero no pele la manzana bajo ninguna circunstancia. La piel de la manzana es rica en la fibra pectina, uno de los agentes dietéticos más efectivos de la naturaleza para la purificación. Las pruebas han demostrado que la pectina "refriega" el colesterol fuera de las arterias y mantiene jóvenes y flexibles a los vasos sanguíneos. La pectina humedece también y ayuda a eliminar cualquier excremento duro y seco que se podría encontrar en el colon.

Las zanahorias crudas son ricas en calcio, magnesio, manganeso y vitamina A, y ayudan a normalizar las acciones del hígado y el páncreas. Las zanahorias ejercen también un mejoramiento profundo y duradero en la eliminación y acción del colon. En un estudio publicado en el *American Journal of Clinical Nutrition* (Septiembre 1979), cuando los investigadores del hospital Western General, en Edimburgo, Escocia, alimentaron durante tres semanas a cinco personas saludables con siete onzas de zanahorias frescas cada día, descubrieron que sus niveles de colesterol en la sangre bajaron en un 11%. El peso de sus deposiciones aumentó también en un 25%, mientras que la excreción de ácido biliar en los excrementos aumentó en un 50%.

Alimento recuperativo Número 11: Cómo el color en el curry disminuye el dolor

Si a usted le gusta el *curry*, entonces usted ya está comiendo un alimento antiartrítico fabuloso. La cúrcuma, la especia que da al *curry* y la mostaza preparada su brillante color naranja-amarillo, disipa las articulaciones hinchadas, protege al hígado, actúa como un antioxidante, aumenta la secreción de enzimas digestivas y previene los malestares estomacales.

La curcumina, el pigmento medicinal fuerte de la cúrcuma, se usa por lo general en lugar de la más liviana especia de cúrcuma pura. El doctor John O'Hearne, profesor clínico adjunto de medicina familiar en la Universidad de Colorado, en Boulder, usa la curcumina mezclada con otra sustancia natural llamada bromelaína para tratar a los pacientes con lupus. Esta terapia natural constituye un agente antiinflamatorio tan eficaz que uno de sus pacientes pudo deshacerse de sus 1000 mg de esteroides diarios y usar la curcumina en su lugar.[83] La curcumina (o la cúrcuma) no produce efectos secundarios serios y, a diferencia de otros medicamentos, contiene minerales y vitaminas para sus articulaciones.

La cúrcuma puede ser espolvoreada libremente en los alimentos para reducir la hinchazón y el dolor, o usted puede consumir sus platos al *curry* favoritos. Un tratamiento tradicional de la India usa el polvo de cúrcuma mezclado con jugo de lima aplicándolo en forma de emplasto sobre las articulaciones adoloridas e inflamadas. Usted puede comprar también suplementos de curcumina en las tiendas de alimentos naturales.

Alimento recuperativo Número 12: Un aceite natural rico en minerales ayudó a Carole R. a eliminar progresivamente los dolores artríticos que había sufrido durante muchos años

La historia de la artritis reumatoide de Carole R. se parecía a un historial clínico de un texto de estudio. Empezó con una pequeña hinchazón en la articulación media del dedo índice de su mano derecha. Pronto, todo el dedo se hinchó. Carole no lo podía doblar. Tres meses después, todos los dedos de su mano estaban hinchados y adoloridos. Luego, el dolor apareció en sus tobillos, cuello, hombros, caderas y codos. Mientras se levantaba de la cama cada mañana, el dolor y la rigidez en estas articulaciones eran casi insoportables.

El doctor de Carole le realizó los rayos X usuales y los análisis del factor reumatoide, nivel del ácido úrico, ritmo de sedimentación, recuento sanguíneo y de orina. Cuando llegaron los resultados, Carole recibió el veredicto estándar de los textos de estudio: "Usted tiene un caso severo de artritis reumatoide. No se conoce ninguna cura. Descanse y relájese abundantemente. Evite actividades extenuantes. Coma muchas proteínas. Y tome aspirinas para aliviar el dolor y la inflamación".

Tal como predicen los textos de medicina, Carole empezó a vivir con un dolor agobiante, invalidez y deformidad que duraron por tres años más llenos de agonía.

Su enfermedad no duró más debido a la llegada a la ciudad de Carole de un médico naturópata, que había sido entrenado en una clínica "Nature Cure" que se especializaba en la artritis. Desencantada por completo por el fracaso de los medicamentos para aliviar su sufrimiento, Carole hizo una cita con el médico naturópata el primer día que abrió su consultorio.

El diagnóstico del médico naturópata fue que Carole estaba sufriendo de un metabolismo del calcio defectuoso. Su consumo de vitamina D era tan bajo que su organismo no podía absorber el calcio de sus alimentos. Como resultado, el calcio estaba siendo filtrado de sus huesos y dientes, y formaba depósitos que restringían el movimiento en las articulaciones afectadas.

Entre los consejos del médico naturópata estaba una recomendación de tomar una cucharada de aceite de hígado de bacalao dos veces al día; una tradición inglesa de 200 años para el reumatismo y la gota.[71] El médico naturópata le explicó que este aceite natural de pescado suministra la vitamina D biológicamente activa que se necesita antes de que el organismo pueda utilizar el calcio de los alimentos.

El aceite de hígado de bacalao es también rico en vitamina A, que se cree ayuda a normalizar la función del sistema inmunitario y estimular la regeneración del tejido destruido. Como otros aceites de pescado, está también lleno de ácido eicosapentaenoico, la sustancia de las grasas omega-3 que calma la inflamación.

Durante varias semanas, Carole no notó ninguna diferencia. Luego una mañana, ella detectó una flexibilidad nueva en su normalmente rígido codo derecho.

La siguiente mañana, los dedos de su mano derecha parecían más móviles que lo normal. Día a día, la rigidez desapareció paulatinamente de sus articulaciones. Una vez que pudo mover sus articulaciones sin dolor, Carole pudo sentir como se resquebrajaban y crujían los depósitos de calcio. Para calentar sus articulaciones, el médico naturópata le aconsejó a Carole que hiciera muchos movimientos fáciles de estiramiento y flexión.

Esta terapia fue tan efectiva que luego de tres meses de haberla empezado, Carole podía caminar normalmente y mover libremente sus brazos sobre la cabeza.

En los años intermedios, durante los cuales Carole nunca ha dejado de tomar su ración de aceite de hígado de bacalao, su condición ha mejorado constantemente. Hoy en día, la densidad de sus huesos es completamente normal y no tiene ninguna señal de artritis ni osteoporosis.

Alimento recuperativo Número 13: Un alimento medicinal amargo ayuda a la digestión y alivia la artritis

¿Qué tienen en común las plantas de mostaza, la escarola, el berro y la manzanilla? Ellas son las plantas que llamamos "amargas" debido a su sabor amargo y astringente. Este sabor amargo es el que mantiene fluyendo su saliva y jugos gástricos para una mejor digestión.

Los practicantes de la medicina naturista o natural recomiendan en especial estos alimentos amargos para las personas con bajo ácido estomacal. Los resultados de un estudio suizo indicaron que el 32% de los pacientes que analizaron con artritis reumatoide, tenían bajo o ningún ácido estomacal. La mitad de estos individuos estaban también plagados por el exceso de crecimiento de la bacteria intestinal.[84]

Una manera maravillosa de obtener las enzimas vivientes que usted necesita y estimular al mismo tiempo la digestión, consiste en comer una ensalada de verduras crudas que incluya endibia u otra lechuga amarga.

Alimento recuperativo Número 14: Los resultados espectaculares de un agente curativo suave

A fines de los años setenta, el departamento de agricultura del gobierno estadounidense (USDA) realizó un estudio en el cual varios tipos diferentes de animales eran criados con una dieta rica en yogur. Los resultados revelaron que todos los animales que fueron alimentados con yogur crecieron más grandes, fuertes y saludables que los animales del grupo de control alimentados con una dieta normal. Estudios similares en animales y seres humanos han convencido a muchos biólogos de los extensos beneficios para la salud que tiene el yogur.

A pesar de que contiene colesterol, el yogur en realidad baja los niveles del suero del colesterol cuando se lo come regularmente. Su contenido de calcio y ácido ha probado también ser extremadamente beneficioso en numerosos casos de artritis gotosa.

Para que tenga un valor terapéutico, el yogur debe contener *Lactobacillus acidophilus* u otros microorganismos saludables que desplacen a las bacterias enemigas que afectan al tracto intestinal. Como resultado, el yogur tiene propiedades especiales para restaurar la salud intestinal, un paso vital en la recuperación de la enfermedad artrítica.

Si usted prefiere, pruebe uno de los muchos acidófilos u otros microorganismos beneficiosos disponibles en píldoras. Algunos de estos suplementos necesitan refrigeración.

No todos los yogures comerciales contienen acidófilos, pero la mayoría de las tiendas de alimentos naturales ofrecen marcas que los contienen. O puede preparar fácilmente su propio yogur con *acidophilus starter* y una máquina para preparar yogur.

Un sustituto en caso de que no pueda tolerar la leche

Los investigadores creen que los alimentos fermentados como el yogur pueden ser tolerados por muchas personas con una sensibilidad a la leche. La bacteria del yogur digiere aparentemente algo de la lactosa (azúcar) de la leche, transformándola así en un alimento tolerable para aquellos con sensibilidad a la lactosa.

Durante los mismos estudios del USDA, cuando las ratas del grupo de control fueron alimentadas con cantidades iguales de leche fortificadas con dosis masivas de vitaminas, las ratas alimentadas con yogur todavía las superaban.

Una clínica para la artritis ha experimentado con el yogur como un alimento reconstituyente y ha encontrado resultados alentadores. La cantidad recomendada es de 16 onzas de yogur de acidófilos sin sabor ni grasa, dividido en tres porciones y servido como una merienda tres veces diarias. (Esto significa, que se come una libra cada día.) El yogur debe estar libre de cualquier azúcar adicional, gelatina, saboreador o aditivo. Si usted prefiere, una pequeña cantidad de miel, fruta fresca o nueces pueden ser usados para darle sabor. O, como en los Balcanes, el yogur puede comerse con pan integral.

Observaciones han demostrado que este alimento reconstituyente es aún más eficaz cuando se combina con 15 minutos diarios de baños de sol. El asolearse es la forma en la que la naturaleza provee vitamina D. Si esto no es posible, considere tomar dos cucharadas de aceite de hígado de bacalao diarias o la misma cantidad en forma de cápsulas, o una pastilla de vitamina D (200 unidades internacionales I.U. diarias).

Walter W, un paciente de la clínica para la artritis, había sufrido de síntomas severos de gota en sus manos, pies y rodillas durante cada uno de los cinco inviernos previos. Durante enero y febrero de cada año, su nivel de ácido úrico era tan alto como 13 mg/dl.

Luego de pasar el mes de septiembre en la clínica y acostumbrarse a comer permanentemente la merienda de yogur tres veces al día, Walter estuvo completamente libre de la gota a lo largo del invierno siguiente. Desde ese entonces ha continuado tomando las meriendas de yogur regularmente todos los días y no ha tenido ninguna reaparición de la gota.

Alimento recuperativo Número 15: *El tratamiento de frutas tropicales*

Nada sabe más delicioso que una piña exquisitamente madura en un día caluroso de verano. Esta fruta sudamericana es también la fuente de bromelaína, una enzima con propiedades antiinflamatorias y digestivas que asimila las proteínas.

En 1956, un dentista de Filadelfia informó que la bromelaína disminuía el dolor y la hinchazón en sus pacientes que sufrían de impactos dentales múltiples.[85] Las capacidades de la bromelaína para aliviar la artritis fueron reportadas un año más tarde. Desde ese entonces los investigadores se han mantenido ocupados investigando este luchador natural de la inflamación, documentado en más de 200 publicaciones científicas.[86] Los practicantes de la salud naturista utilizan la bromelaína como un reemplazante de la enzima digestiva, para aliviar el dolor y aumentar la absorción de las medicinas naturales y sintéticas.[87]

La papaya, con su enzima papaína que asimila las proteínas, y la piña pueden ser añadidas a una ensalada de frutas antes de la comida. O mezcle un cóctel de frutas tropicales como una ayuda digestiva durante la comida. La papaya debe estar algo verde para recoger la mayor cantidad de papaína. Las tabletas de bromelaína y papaína están también disponibles en su tienda de alimentos naturales.

Alimento recuperativo Número 16: *Cómo una maleza común brinda alivio para la artritis*

Por miles de años los griegos, romanos y egipcios usaban la menta para calmar la indigestión, tratar los resfríos y eliminar los dolores de cabeza. Siglos más tarde, nosotros contamos con pastillas de mentol, derivadas de la menta, para el dolor de garganta y los resfríos, y comemos caramelos de menta piperita (*peppermint*) luego de la comida para que nuestros estómagos se asienten más fácilmente. El té de menta es una buena conclusión de las comidas para las personas con artritis.

Las articulaciones y los músculos adoloridos se calman cuando son frotados suavemente con aceite de menta piperita. El mentol, el principal aceite volátil de la menta, alivia el dolor enfriando primeramente la piel y luego calentándola. Use el aceite de esta maleza común para obtener un alivio temporal del dolor. Pero tenga cuidado: demasiado aceite puede causar un sarpullido en la piel.

Alimento recuperativo Número 17: *El punto de vista tradicional de la medicina china acerca de los alimentos y la artritis*

La doctora Ilene Dahl, una acupunturista licenciada de Concord, California, dice que los doctores de la medicina china usan los síntomas de la artritis para decidir qué alimentos deberían comer sus pacientes. Esto es lo que ella tiene que decir.

"Para la artritis tipo fría, la cual empeora en el clima frío y mejora con el clima o las aplicaciones calientes, coma estos alimentos:

Ajo	Cordero	Pastinaca (*parsnip*)
Alimentos condimentados/ picantes	Frijoles negros	Pimientos
	Hojas de mostaza (*mustard greens*)	Pollo
Cebollas verdes	Jengibre	Semillas de sésamo
		Uvas

Evite los alimentos crudos y fríos.

Para la artritis de tipo húmeda, la cual empeora con el clima húmedo y lluvioso, y algunas veces mejora con el calor y principalmente mejora con la sequedad, coma estos alimentos:

Cebada	Hojas de mostaza (con las comidas)	Té de barbas de maíz (*cornsilk tea*)
Frijoles y habichuelas (especialmente rojas)	Mijo (*millet*)	Vino de arroz dulce (*sweet rice wine*)

Evite los alimentos crudos y fríos, incluyendo los productos lácteos y el tofu.

Para la artritis de tipo caliente, la cual se presenta, por lo general, con más inflamación y una sensación de calentura, y mejora con las aplicaciones frías, utilice estos alimentos:

Brotes de frijoles de soja	Diente de león	Frutas frescas
Col (repollo)	Frijoles *mung*	Melón de invierno
	Frijoles de soja	Verduras frescas

Evite los alimentos picantes, el alcohol, las cebollas verdes y la canela.[88]

Alimento recuperativo Número 18: *Por qué los japoneses que comen algas marinas rara vez contraen la gota*

Hasta mediados de los años sesenta, la gota era casi desconocida entre la clase trabajadora japonesa. Durante las décadas que precedieron a los sesenta, el típico japonés vivía consumiendo tofu, pescado, algas marinas y arroz moreno en abundancia.

Luego llegó una nueva prosperidad económica que cambió la dieta de incluso las clases más pobres. En la actualidad, el arroz moreno (*brown rice*) es considerado un "alimento de campesinos". Este grano integral rico en nutrientes ha sido reemplazado por el desnaturalizado arroz que no contiene nada más que calorías vacías. Junto con la nueva prosperidad económica ha venido la harina blanca (llamada "harina americana"), los alimentos fritos, las carnes pesadas y muchos alimentos basura, como los refrescos azucarados y los dulces.

Como era de esperarse, para principios de los años setenta, Japón experimentó un gran surgimiento de casi todas las enfermedades degenerativas, incluyendo no solamente la gota y la artritis, sino también las enfermedades del corazón, el cáncer, la diabetes, y la hipertensión. Anteriormente, cuando la mayoría de los japoneses habían vivido con una dieta de alimentos naturales con poca grasa y abundante fibra, estas enfermedades eran aproximadamente una décima parte tan comunes como en Estados Unidos.

Alimento recuperativo Número 19: Una ventaja más de la dieta japonesa tradicional

El shiitake, el hongo forestal japonés, es un manjar apreciado y de alto precio. Su suave sabor ahumado hace más tentadoras a las sopas; sus lentinanas y vitaminas lo convierten en un suplemento beneficioso para un programa de tratamiento de la artritis.

Durante años, los investigadores japoneses han probado este hongo comestible para ver qué es lo que lo hace tan curativo. La lentinana es el polisacárido encontrado en los shiitakes que refuerza las defensas del organismo en contra del cáncer, las infecciones y posiblemente las condiciones autoinmunes como la artritis reumatoide.[72]

Si usted tiene suerte y encuentra hongos shiitake frescos en su mercado, escoja los que tengan una pulpa firme y sombreretes apenas cerrados, porque es debajo del sombrerete donde reposan las esporas curativas. Los fragantes hongos shiitake agregan más sabor a sus sopas y guisos. Para aquellos que deben conformarse con los shiitakes secos, disponibles en las tiendas de alimentos naturales y las de productos asiáticos, remoje los sombreretes tres o cuatro horas antes de usarlos. Descarte los tallos, luego añada los sombreretes y el agua donde los remojó a cualquier comida que esté preparando.

Alimento recuperativo Número 20: La bebida japonesa que reduce la hinchazón

¿Qué es una comida japonesa sin té verde, la bebida con alto poder medicinal? Los tés negro y verde se originan de la planta

Camellia sinensis. Sin embargo, debido a que el té verde es apenas cocido al vapor antes de ser vendido, retiene la mayoría de sus polifenoles que combaten los oxidantes —las articulaciones artríticas están llenas de oxidantes dañinos.

Otras ventajas que ofrece el té verde para la artritis incluyen sus supuestos efectos antiinflamatorios y propiedades que promueven la digestión.

Lo malo del té verde es que, como su primo el té negro, contiene cafeína. Si esto le molesta, tome café verde descafeinado antes de una comida —está disponible en muchos mercados y en las tiendas de alimentos naturales.

Una dieta medicinal para la enfermedad artrítica

Muchos nutricionistas creen que la dieta de arroz moreno, tofu y alga marina fue la que mantuvo a los japoneses casi libres de la gota en los tiempos de antes. Esta creencia se ha expandido a varias clínicas para la artritis y centros de salud en Europa, donde el arroz moreno se usa como parte de la dieta medicinal para tratar la enfermedad del corazón, la hipertensión y la artritis.

Sin embargo, usted no necesita visitar un centro de salud europeo para incluir arroz moreno, algas marinas y tofu en su dieta. El arroz moreno, cultivado preferentemente de forma orgánica, está disponible en casi todas las tiendas de alimentos naturales, como así también las algas japonesas. Como alternativa, puede usar algas americanas más baratas como el *kelp* o el *dulse*.

El tofu, una cuajada hecha de frijoles de soja parecida al queso, está también disponible en la mayoría de supermercados y tiendas de alimentos naturales. El *tempeh*, igual que el tofu, pero sin la adición de los frijoles de soja, es una alternativa más sustanciosa. Estos y otros alimentos de soja constituyen el suministro más grande de saponinas, las sustancias parecidas a los esteroides que ayudan a las articulaciones artríticas a recuperarse.

Para disfrutar de la misma dieta beneficiosa que los japoneses tuvieron una vez, prepare dos o tres comidas por semana con una porción abundante de arroz moreno. Solamente añádale agua al arroz. Sobre el arroz, sirva un surtido de verduras apenas cocidas al vapor, incluyendo aquellas ricas en vitamina C como la col (repollito) de Bruselas, el bróculi, el nabo, la piña y el alga marina, sazonados con ajo. Si usted prefiere, puede preparar las verduras en una sartén tipo *wok*.

Algunas personas prefieren cocinar el tofu junto con las verduras porque este alimento de sabor insípido tiende a absorber otros sabores. Algunos añaden el tofu luego de cocinar. Usted también puede espolvorear alga marina o especias picantes picadas sobre las verduras luego de cocinarlas.

Para cualquier persona alérgica al maíz, la avena, las papas u otros alimentos básicos, el arroz moreno es una magnífica alternativa antiartrítica.

Alimento recuperativo **Número** 21: *La madre (naturaleza) tiene la última palabra*

"¡Come tus frutas y verduras!" Esta es la voz de las madres del mundo (y la madre naturaleza) —¡Y nosotros estamos de acuerdo!

Los estadounidenses son terriblemente indisciplinados en lo que se refiere a comer su requerimiento diario recomendado de cinco a siete raciones de frutas y verduras al día. Sólo el 20% lo hacen; menos del 10% saben de su importancia.[89] Pero si usted tiene artritis; es aún más vital que ingiera estos antioxidantes.

Los individuos con niveles de antioxidantes bajos, dicen los científicos finlandeses, tienen un alto riesgo de contraer la artritis reumatoide.[90] Los antioxidantes protegen a las articulaciones afectadas por la artritis y la gota de las moléculas de radicales libres que destruyen el tejido.

Por supuesto, las frutas y verduras frescas contienen también vitaminas, minerales, enzimas y fibra, los cuales son absolutamente vitales para lograr un buen estado de salud.

Capítulo **15**

Cómo vencer a la artritis

con alimentos que

ayudan a bajar de peso

Las estadísticas muestran que la mayoría de las personas con gota o osteoartritis tienen exceso de peso. Los kilos de más son una de las razones por las cuales se desarrolla la osteoartritis. El peso corporal excesivo simplemente sobrecarga las articulaciones que soportan el peso en la columna, las caderas y las rodillas. Bajo la tensión de este peso continuo, el cartílago protector de la articulación pierde su elasticidad y se desgasta, exponiendo a los huesos de la articulación a que se froten dolorosamente uno con otro.

A causa del peso excesivo, el cartílago se desgasta con mayor facilidad cuando es deficiente en nutrientes esenciales. La deficiencia nutricional es la norma en cualquier persona que lleva una dieta de alimentos estresantes. Los alimentos estresantes son frecuentemente responsables por el exceso de peso. Por lo tanto, los alimentos estresantes son una de las principales causas de la osteoartritis.

La gota es una enfermedad que se agrava cuando se ingieren frecuentemente alimentos ricos en purinas (el componente básico del ácido úrico). Los alimentos ricos en grasas trastornan también el metabolismo de la purina y producen la gota. Por lo tanto, las personas que comen estos alimentos a menudo tienen exceso de peso.

Una vez que el dolor y la incapacidad de moverse aparecen, es muy probable que las víctimas de ambas enfermedades no puedan reducir su peso por medio de la actividad y el movimiento.

Ambas enfermedades pueden ser beneficiadas grandemente por los cambios en los hábitos alimenticios y el hacer ejercicios que ayuden a bajar de peso. De hecho, los antecedentes muestran que para que los síntomas desaparezcan por completo, el paciente debe restaurar su peso a lo normal.

En el caso de que usted esté pensando que esto será una dieta de moda, ¡relájese! Pocas veces las dietas rigurosas que usted lee llevan a una reducción de peso permanente. La forma segura y natural para deshacerse de los kilos de más, y mantenerlos fuera para siempre, ya ha sido descrita en este libro.

Consiste simplemente en comer sólo alimentos reconstituyentes y comerlos de la forma 65-20-15.

Pierda peso mientras continúa comiendo todo lo que quiere

¿Cómo puede ser posible que el comer nos ayude a perder peso?

Porque los alimentos reconstituyentes son en su mayoría bajos en grasas y calorías y ricos en enzimas y fibra. Los alimentos "vivos" como las frutas y verduras frescas contienen enzimas que ayudan a la digestión.

Entre los muchos doctores que han alabado los beneficios de los alimentos naturales bajos en grasa y ricos en fibra se encuentra el doctor Neil Solomon. Mientras formaba parte del personal del hospital Johns Hopkins, en Baltimore, el doctor Solomon informó que la mayoría de los desórdenes metabólicos podían ser revertidos con una dieta baja en grasa. Casi todas las enfermedades degenerativas son desórdenes metabólicos y, como lo han descubierto los nutricionistas, muchas pueden ser revertidas permanentemente si se cambia a una dieta de Alimentos Reconstituyentes.

Los efectos de una dieta baja en grasa y rica en fibra son tan poderosos que muchos vegetarianos pueden comer comidas abundantes sin aumentar de peso. Varios estudios han demostrado que cuando por lo menos el 80% de la dieta consiste de frutas y verduras frescas y sin cocinar, el contenido de fibra es tan alto que el organismo no absorbe todas las calorías (recuerde que la fibra no es absorbida). La fibra lo mantiene a usted satisfecho por más tiempo, permite que los alimentos pasen rápidamente por el tracto gastrointestinal y previene el estreñimiento.

Por lo tanto, llene su plato con estos alimentos reconstituyentes bajos en grasa y ricos en fibra, y después sírvase más. Esa sensación de privación y hambre que se experimenta usualmente con una dieta reductora de peso desparecerá. En cambio, usted se quedará satisfecho y con la seguridad que ha alimentado a su cuerpo con los nutrientes de mejor calidad.

Los alimentos que ayudan a bajar de peso

Esto significa que una dieta de frutas y verduras frescas junto con granos integrales es la manera más eficaz de restaurar su peso normal. Si sigue la fórmula 65-20-15, usted puede comer todos los alimentos reconstituyentes que desee sin contar las calorías, aunque es mejor que coma sólo cuando tenga hambre.

Si usted sufre de sobrepeso, perderá peso gradualmente. Si a usted le falta peso, aumentará de peso gradualmente. Debido a que la composición genética determina también el tipo de cuerpo, el peso "normal" varía de un individuo a otro, siendo algunos un poco más delgados o más pesados que otros.

Para asegurar un retorno natural y saludable a su peso óptimo, el 65% de su dieta debe consistir de carbohidratos complejos; el 20% de las calorías deben provenir de la grasa; y el 15% de proteína completa. Para perder peso más rápidamente, le sugerimos que evite el comer nueces, semillas y aguacates, y reemplazarlos por frijoles de soja y otros frijoles y habichuelas ricas en proteínas, tanto germinadas como cocidas. Tan pronto como su peso se normalice, usted podrá volver a ingerir nueces, semillas y aguacates —los cuales son fuentes excelentes de ácidos grasos esenciales.

Añadir salvado a los alimentos normales incrementa la fibra y mejora la regularidad. Pero no asegura la pérdida de peso e incluso puede deteriorar la absorción de los minerales. Al contrario, una dieta que consiste exclusivamente de alimentos ricos en fibra requiere mucha masticación. Usted se sentirá lleno y satisfecho mucho antes de que coma en exceso. Al comer alimentos reconsti-tuyentes de la forma 65-20-15, su alimentación será tan voluminosa que rara vez se sentirá con hambre.

Para perder peso, todo lo que tiene que hacer es seguir la tera-pia nutricional descrita en este libro para recuperarse de la artritis. Al eliminar todos los alimentos estresantes, usted elimina la mayo-ría de los alimentos ricos en grasa. Y al emprender un programa de purificación de dos semanas, usted puede perder hasta cinco libras (2 kilos) de inmediato.

Elimine grasa mientras el cuerpo se purifica por sí mismo

La purificación es una manera de empezar a derretir al-gunas libras. Mientras el cuerpo se purifica, las heces excesivas son eliminadas y los intestinos limpiados, al mismo tiempo que el or-ganismo se nutra de sus propias células de grasa.

Antes de la purificación, asegúrese de estudiar cuidadosa-mente el Capítulo 5, en especial la sección titulada, "Quien no de-bería emprender la técnica de purificación".

Si usted se encuentra bajo tratamiento médico por cualquier condición que podría ser afectada por el ayuno, la purificación, o un cambio en la dieta, usted debería consultar primeramente con su doctor.

La purificación es un comienzo fabuloso para perder el peso excesivo. Si sigue apropiadamente las indicaciones, usted puede purificarse o ayunar periódicamente por ejemplo 1 ó 2 días cada mes, permaneciendo con los alimentos reconstituyentes entre cada purificación o ayuno. Siguiendo este programa de ali-mentación, la mayoría de las personas con sobrepeso podrían perder al menos dos libras (un kilo) por semana de una manera se-gura y natural.

Por medio de una alimentación saludable y purificaciones pe-riódicas, sus papilas gustativas se despiertan al sabor de los ali-mentos reconstituyentes. Luego de algunas semanas de ingerir estos alimentos "vivos", la mayoría de las personas encuentran desagradables a los alimentos basura y dulces. Mientras usted continúe comiendo alimentos reconstituyentes de la forma 65-20-15, el exceso de peso no debería volver jamás.

Anna J. disminuyó la grasa y se libró de su artritis

De acuerdo con las tablas estándar de altura y peso, Anna J. debería haber pesado 130 libras. Pero a los 55 años de edad, ella pesaba 180 libras. El acarrear estas libras de más causó un agotamiento en sus rodillas y caderas que dio origen a una osteoartritis severa. Gradualmente, el dolor se extendió a la parte superior de la columna y sus hombros se volvieron tan rígidos que casi no los podía mover.

Anna sabía que el perder peso era su única solución, pero simplemente no podía regular las calorías ni hacer dieta.

Una mañana, se dio cuenta de que el dolor en sus caderas se había extendido a su ingle y debajo de la parte interior de sus muslos. A duras penas podía arrastrar los pies alrededor de la casa.

"Simplemente era demasiado", dijo Anna. "Tuve que hacer un cambio. Ahí decidí tomar control de mi cuerpo para poder recuperarme".

Anna se inscribió en una escuela de salud higiénica natural en el estado vecino. El doctor estaba horrorizado por su dieta. Casi todas las comidas de Anna consistían en azúcares y grasas.

A Anna la recetaron un programa de alimentación a base de alimentos naturales. Esto significaba que tenía que hacer dos purificaciones al mes, seguidas por alimentos frescos como frutas y verduras crudas, frijoles y habichuelas, granos integrales y pescado por el resto del tiempo.

En un solo mes, Anna perdió diez libras (4½ kilos) y se sintió con la suficiente confianza como para continuar con el programa en su casa. Después de otro mes de seguir con el programa, bajó su peso a 160 libras.

Mientras las libras se derretían, Anna se sentía mejor cada día. Los dolores en sus muslos e ingle desaparecieron. Ella podía mover nuevamente su columna y sus hombros con libertad. Y la incomodidad estaba disminuyendo en sus rodillas y caderas.

Anna perdió sus últimas 10 libras solamente con los alimentos reconstituyentes. Mientras adelgazaba, pudo hacer nuevamente los quehaceres domésticos y empezó a realizar caminatas diarias.

"Me tuve que comprar un juego de ropa totalmente nuevo", ella dijo. "Bajé de la talla dieciocho y medio a la talla doce".

Eso ocurrió muchos años atrás. Anna todavía conserva la misma figura esbelta y se encuentra totalmente activa y en buena forma física. ¿Cómo hizo para permanecer con los alimentos reconstituyentes?

"En la clínica aprendí que los alimentos naturales como las frutas, las verduras, las nueces y las semillas son compatibles con el sistema digestivo humano. Pero el hombre no puede comer los alimentos refinados o ricos en grasa sin llegar finalmente a enfermarse.

"Ahora que me encuentro bien, trato de mantenerme en buen estado de salud. A mi punto de vista, cualquier tipo de alimentos procesados no son buenos para el consumo humano. Yo no comería ninguno de esos alimentos basura ni por un millón de dólares".

Una técnica alimenticia que rebaja su cintura

Si usted está comiendo alimentos naturales bajos en grasa, su cuerpo dejará de perder peso una vez que usted haya alcanzado su peso ideal. El ejercicio, aun pequeñas caminatas, es imprescindible para lograr este objetivo.

Usted puede prevenir mucho del aumento de peso comiendo más temprano durante el día. El *Research and Development Command* del ejercito estadounidense descubrió que mientras más temprano usted coma, menos grasa podría conservar.

¿La razón? Las calorías ingeridas antes de las 11 de la mañana son quemadas durante el día antes de que puedan convertirse en grasa. Pero las calorías ingeridas más tarde, especialmente en la noche, se convierten en grasa durante la noche.

Para aprovecharse de este fenómeno, tome su comida más pesada y abundante en el desayuno y hágalo temprano —tan pronto como se levante, si es posible. Haga del almuerzo su segunda comida fuerte y cómalo temprano también. Luego coma ligeramente durante el resto del día.

La pérdida de peso puede ser acelerada aún más usando la rutina de la minicomida descrita en el Capítulo 16.

Cómo parar de usar los alimentos como un desahogo

¿Es usted una de esas personas que come demasiado debido a lo que le está molestando por dentro? Si es así, cuando usted se dirija hacia el refrigerador, deténgase y pregúntese por qué va a comer. ¿Está usando los alimentos para aliviar el estrés de la ansiedad, el aburrimiento, la soledad, o el sentirse infeliz, discriminado, y sin ser amado?

La solución consiste en hacer una lista de placeres alternativos, cada uno de los cuales tiene que estar disponible y ser fácil de realizar. Por ejemplo, usted podría hacer el amor, escuchar música, dar una vuelta en su auto, ir de pesca, pintar un cuadro, ver una película, leer una novela, o hacer alguna actividad física si puede.

Cuando sienta la urgencia de comer, realice un placer alternativo en su lugar. Trate de desasociar el comer con otros placeres como beber, leer, escuchar música o ver la televisión o una película. Nunca coma durante estas actividades. Haga del comer una actividad totalmente aparte.

Durante meses luego de su divorcio, Georgia R. se dirigía hacia el refrigerador y se llenaba de helado, tarta, galletas y refrescos gaseosos. El inevitable aumento de peso de Georgia produjo finalmente un dolor parecido al de la osteoartritis en sus rodillas. Un psicólogo amigo le sugirió que consiguiera un placer substituto que le trajese más alivio que el comer compulsivamente.

Georgia siempre había querido pintar. Entonces ella compró los materiales y tomó unas lecciones de acuarela. Cuando se sentía deprimida, en lugar de dirigirse hacia el refrigerador, tomaba su pincel y empezaba a pintar. Esta terapia motivacional funcionó tan bien para Georgia que en un período de 12 meses, su peso bajó gradualmente al normal y sus rodillas estaban libres del dolor una vez más.

Cómo disfrutar de la vida y mantenerse delgado

Este puede ser un buen momento para mencionar los poderosos beneficios del movimiento y la actividad física.

Una vez que se haya recuperado lo suficiente como para moverse libremente sin dolor, usted debería empezar una actividad regular que incluya movimientos suaves y fáciles. Las posiciones del yoga (en las que usted se dobla y se estira) y los movimientos fluidos y ligeros del Tai Chi (una forma de arte marcial oriental) son perfectos para restaurar la flexibilidad en las articulaciones afectadas.

Mientras la recuperación progresa, comience a realizar regularmente caminatas diarias y actividades recreativas como bailar, andar en bicicleta o nadar. Muchas de las personas en nuestros relatos tomaron ventaja inmediatamente de su habilidad de moverse nuevamente y se volvieron muy activas. La actividad complementa los poderes reconstituyentes de la nutrición y ayuda a mantener a todo el organismo en un estado de salud óptimo. Mejora la inmunidad, ayuda a la digestión y previene el aumento de peso.

Entonces use su cuerpo para disfrutar de la vida y mantener su peso bajo. Baile, juegue tenis o golf (sin un carrito), vaya en canoa o ande en bicicleta, plante sus propias frutas y verduras, o inscríbase en un centro de gimnasia para adultos. Una vez que empiece a llevar una vida activa, es casi imposible volver a aumentar de peso o contraer la artritis.

Capítulo **16**

Nuevas maneras de
eliminar la artritis

Hasta este momento en este libro, hemos hablado acerca de lo QUÉ comemos —alimentos y nutrición. Sin embargo, CÓMO comemos —el acto mismo de comer— desempeña también un papel importante en la recuperación de la artritis. En algunos casos la enfermedad artrítica puede agravarse más por *cómo* comemos que por *lo qué* comemos.

Por ejemplo, usted puede reducir grandemente la exposición a los alimentos alergénicos alternando su dieta y comiendo minicomidas en lugar de las tres "comidas completas" usuales por día. (Recuerde la norma de "varias comidas simples y pequeñas" o "3-S" por las siglas en inglés de *several simple small meals*.) Y puede mejorar la digestión (y reducir el riesgo de la artritis) usando los alimentos para restaurar la salud intestinal.

Al mejorar la manera en que usted come, así mismo como lo que come, su terapia para la artritis se vuelve más completa.

Cómo comer nuevamente los alimentos alergénicos sin ningún riesgo

Puede ser que usted no tenga que dejar de comer permanentemente todos los alimentos alergénicos. El plan de dieta digestivo le ayuda añadiendo una mayor variedad a su dieta, de manera que las raciones de alimentos alergénicos estén más separadas. Existe la posibilidad de que usted pueda empezar probablemente a comer nuevamente la mayoría de estos alimentos luego de unas pocas semanas de abstinencia.

El hecho es que la mayoría de nosotros simplemente no comemos la variedad de alimentos que deberíamos. Los experimentos han demostrado que cuando el cuerpo está en un balance óptimo de salud y libre de todas las tensiones nutricionales, nosotros podemos escoger naturalmente los alimentos que contengan los nutrientes que necesitamos.

Pero una vez que los mecanismos del cuerpo son distorsionados por los alimentos estresantes o cuando estamos cansados o tensos, escogemos alimentos convenientes, como el azúcar y las grasas que nos levantan temporalmente y contribuyen a la mala salud.

En lugar de comer una gran variedad de alimentos, nosotros evitamos la diversificación y seguimos comiendo los mismos alimentos una y otra vez. La mayoría de las personas comen solamente de 12 a 16 alimentos diferentes. Mientras comemos continuamente cantidades grandes y frecuentes de sólo unos pocos alimentos, podemos incluso llegar a desearlos.

La facilidad de la preparación guía también a las personas a escoger sus comidas, por ejemplo, una barra de caramelo está disponible de inmediato, en lugar de esperar 30 minutos para hornear verduras. Si la actividad física es restringida por la artritis, nuestra selección de alimentos puede hacerse más estrecha aún por la incapacidad para poder movernos e ir de compras.

De esta manera continuamos comiendo relativamente pocos alimentos, y por lo general comemos un mismo alimento varias veces al día. La industria moderna del transporte nos permite mantener los mismos alimentos sobre la mesa todos los días del año.

Pero en la naturaleza, los alimentos cambian con las estaciones. Las personas primitivas encontraban una variedad de alternativas y alimentos diferentes que les proveían de un balance nutricional perfecto.

Añadiendo una mayor variedad a su dieta y comiendo más variedades de alimentos, usted puede muy bien empezar a comer nuevamente ciertos alimentos a los cuales es alérgico. Esto es posible debido a que hay dos clases de alergias a los alimentos.

- *Alergias fijas* son innatas y pueden ser causadas por una intolerancia genética. Ellas estarán siempre con usted. No importa por cuanto tiempo usted se abstenga de comer el alimento o lo poco que coma de éste, una reacción alérgica ocurrirá siempre.

- *Alergias cíclicas* son una respuesta de rechazo adquirida que se desarrolla como resultado de una digestión distorsionada, y un estrés nutricional o de cualquier otro tipo.

Afortunadamente, las alergias cíclicas son las más comunes. La única forma de averiguar el tipo de alergia que tiene usted, consiste en abstenerse de comer el alimento alergénico por varias semanas y luego "desafiarlo". Si no ocurre ninguna reacción, puede ser una alergia cíclica o ninguna alergia en absoluto.

El asombroso sistema de rotación para recuperarse de la artritis

Luego de una abstinencia de seis semanas o más, los alimentos que causan alergias cíclicas pueden ser incluidos nuevamente en la dieta con la condición de que:

- No coma el alimento alergénico más de una vez cada cinco días.

- No coma el alimento alergénico de cualquier familia más de una vez cada otro día.

- No se debe comer más de un alimento alergénico en un solo día.

Digamos que usted tiene alergias cíclicas al trigo, al maíz, a la carne de ternera, al pollo, y al maní (cacahuete). Luego de abstenerse de comer estos alimentos durante seis semanas, usted se desensibiliza temporalmente de ellos.

Dentro de las indicaciones recién descritas, usted puede tratar de volver a incluir cada uno de estos alimentos en su dieta. Por ejemplo, usted podría comer trigo el lunes, carne de ternera el martes, maíz el miércoles, pollo el jueves, y maní el viernes. De esta manera, los dos cereales de la familia de los pastos (maíz y trigo) están separados por dos días. (Hay una lista de las familias de los alimentos en el Capítulo 8.)

El resto de sus alimentos no deben seguir la rotación de cinco días. Usted puede comer los alimentos no alergénicos más a menudo. Sin embargo, para prevenir cualquier posible tendencia a futuras intolerancias, es prudente alternar sus alimentos y comer la mayor variedad de alimentos que pueda.

Algunas personas pueden tener alergias múltiples a 10 o incluso 15 alimentos diferentes. Si usted tiene tantas alergias cíclicas, tiene todavía que separarlos de tal manera que ingiera solamente un alimento alergénico cada día. Si usted trata de comer porciones normales de dos o más alimentos alergénicos, la exposición alérgica total podría ser suficiente como para provocar un ataque de la artritis.

Si usted desea comer dos alimentos alergénicos en un día, entonces coma sólo media porción de cada uno.

Algunos alimentos que parecieran ser alergénicos no son verdaderas reacciones inmunes. Son en realidad intolerancias o sensibilidades debidas a otros factores. Esa es la razón por la cual el reparar su tracto gastrointestinal, una razón para las intolerancias a los alimentos, le puede permitir a usted que consuma un alimento al cual era anteriormente sensitivo.

En la próxima página, se encuentra un menú modelo en el cual los cinco alimentos alérgicos (en mayúsculas) se alternan cada cinco días. Trate las meriendas entre las comidas de la misma manera. Todos los alimentos listados pueden ser preparados o combinados de cualquier manera que usted desee para cada comida.

A pesar de que el menú contiene más verduras cocidas de lo que sería ideal, todavía cumple con las indicaciones 65-20-15 debido a las ensaladas de verduras que preceden a cada almuerzo y merienda. Se deberían variar las ensaladas de verduras tanto como sea posible para incluir brotes, tomates y otras verduras deseadas.

Mientras los alimentos reconstituyentes reconstituyen la salud en su totalidad, incluyendo la digestión, las sensibilidades a las alergias cíclicas pueden desaparecer gradualmente del todo. Pero esto puede durar un año o más. Mientras tanto, utilice un menú rotativo para separar a los alimentos alérgicos de tal manera que pueda continuar comiéndolos sin provocar una respuesta de rechazo.

Menú para cinco días

Día	Desayuno	Almuerzo	Merienda
1	Cantalupo, Arroz moreno, Leche de soja, almendras, pasas y miel	Ensalada de verduras, Yogur, PAN DE GRANO INTEGRAL	Ensalada de verduras, Merluza horneada, Papas, Guisantes (arvejas, *peas*), pastinaca y cebollas
2	Manzana, Pera, Salvado de avena (*oatbran*), Yogur	Ensalada de verduras, CARNE DE TERNERA, Papas horneadas, Judías verdes (chaucha, ejote, vainita, *green beans*)	Ensalada de verduras, Bacalao horneado, Arroz moreno, Verduras al vapor, habichuelas blancas (*navy beans*)
3	El sabroso jugo de frutas a las corridas (Vea la receta en la página 217)	Ensalada de verduras, Frijoles de soja, MANÍ (Cacahutes), Semillas de girasol y de sésamo, Nueces variadas	Ensalada de verduras, Merluza horneada, Nabos suecos (rutabaga), Nabos (*turnips*), Frijoles o habichuelas, Guisantes (arvejas, *peas*), Cebollas
4	Piña (ananá), Avena (*oatmeal*), Anacardos (*cashews*)	Ensalada de verduras, Merluza horneada, MAÍZ (choclo o elote), Judías verdes (chaucha, ejote, vainita, *green beans*)	Salmón, Ensalada de verduras, Verduras salteadas en un *wok*
5	El sabroso jugo de frutas a las corridas	Ensalada de verduras, POLLO, Papa horneada, Guisantes (arvejas, *peas*)	Ensalada de verduras, Sopa de verduras, batata (boniato, camote, papa dulce, *sweet potato*), Habichuelas (judías) blancas, Cebollas

El Reverendo C. comió nuevamente los alimentos alergénicos sin ningún riesgo

El Reverendo C. había sufrido de artritis reumatoide desde que tenía cincuenta años. Cuando se retiró a los 65 años, tomó el tiempo para inscribirse en una clínica de orientación naturista para el tratamiento de la artritis. Ahí ayunó por cinco días y los resultados de las pruebas para las alergias dieron positivos para el azúcar, el maíz, la avena, la carne de res, la leche y el queso.

La recuperación fue gradual pero constante. Tres meses después, el Reverendo C. podía caminar varias millas, nadar y andar en bicicleta.

Luego de que llamó a la clínica para la artritis, le aconsejaron al Reverendo C. que tratase de volver a incluir en su dieta el maíz y la avena. Como los dos pertenecían a la familia de los cereales de pasto, le aconsejaron que los comiera cada cuatro días, y que lo hiciera sólo en días alternados. Esto significaba que durante un período de cuatro días, el Reverendo C. comía maíz el primer día y avena el tercer día.

Observando cuidadosamente esta técnica de rotación, el Reverendo C, encontró que podía comer dos mazorcas de maíz el primer día y un tazón grande de avena el tercer día sin notar ninguno de los síntomas de la artritis.

La mala digestión puede estar causando la artritis

La mala digestión está por lo general al fondo de las alergias retrasadas a los alimentos. Casi todas las personas con alergias severas o múltiples a los alimentos sufren de algún tipo de problema gastrointestinal —aparente en especial cuando comen el alimento alergénico.

Extrañamente, sin embargo, en lugar de que la alergia provoque una mala digestión, probablemente sucede lo contrario.

La masticación defectuosa y el comer inapropiadamente pueden conducir a una digestión incompleta. Si se añade a esto, la mala selección de alimentos, el estrés emocional y mental, y otros problemas del intestino, entonces se tiene un gran problema. Cuando los alimentos no son digeridos completamente, aumenta el número de las partículas de alimentos parcialmente digeridos. Cuando esta carga de partículas es absorbida por el torrente sanguíneo, ellas arrollan al hígado y pueden provocar una respuesta inmune que causa el dolor en las articulaciones. De ahí que mientras peor sea la digestión, mayor será el riesgo de sufrir de artritis reumatoide u otras formas similares de artritis.

De cualquier forma, usted puede beneficiar a su artritis y su digestión aprendiendo las reglas de una alimentación exitosa.

La masticación inapropiada y la digestión defectuosa son las causas comunes del abotagamiento del abdomen, el exceso de gases, la acidez estomacal, la indigestión, y muchos de los casos de estreñimiento y diarrea. Cuando el nivel de las enzimas es bajo, como en los alimentos cocidos y refinados, ellos pueden ser mal absorbidos y el valor nutritivo es menor.

Obedeciendo las seis reglas para una digestión exitosa que se encuentran a continuación, usted puede acelerar su recuperación de la artritis.

De lo que hemos estado hablando hasta este momento en este libro está relacionado con los alimentos y la nutrición. Las siguientes reglas gobiernan el acto de comer.

Seis reglas para eliminar la gota y la artritis

Regla Número 1: Nunca coma de más ni se harte. Evite las comidas grandes. Coma minicomidas en su lugar.

Mientras más pequeñas sean sus comidas, menor será el estrés de su digestión y más estable su nivel de azúcar en la sangre. Esto reduce el riesgo de contraer alergias a los alimentos o la enfermedad artrítica. De cinco a seis comidas frecuentes son ideales con tal de que sean pequeñas.

Un estudio de dos años realizado con 4.057 personas mayores de 20 años y conducido por el doctor Allen B. Nichols en la Universidad de Michigan reveló que el comer comidas grandes puede ser tan peligroso para el corazón y los vasos sanguíneos como una dieta rica en grasa. Cuando come una comida grande, el cuerpo es estresado con una oleada repentina de azúcar y grasa. Las personas que comen comidas grandes deben procesar y conservar el doble de grasa y azúcar que los que comen en pequeñas cantidades. Los que comen mucho o en exceso tienen estómagos e intestinos que son 40 por ciento más grandes que los de los que comen en forma moderada.

A pesar de que la artritis y la gota no han sido relacionadas directamente con el comer en exceso, otras enfermedades degenerativas sí lo han sido. El comer comidas grandes es un factor de riesgo comprobado para las enfermedades del corazón, la diabetes del adulto, la hipertensión y, al suprimir el sistema inmunitario, el cáncer. Ya que todas las enfermedades degenerativas tienen raíces similares, es muy probable que el comer en exceso constituya también un factor causal en el comienzo de la artritis.

Por ejemplo, en la Universidad de Praga, Checoslovaquia, el doctor Paul Fabry condujo un estudio con 1.133 hombres entre los 60 y 64 años de edad. Descubrió que las enfermedades del corazón eran significativamente mayores entre aquellos que comían tres o menos comidas al día (el 30,5% tuvieron ataques al corazón) que entre los que consumían la misma cantidad dividida en cinco o más comidas (sólo el 20% tuvieron ataques al corazón).

Las investigaciones han demostrado que las poblaciones humanas primitivas rara vez (si es que lo hacían) comían comidas grandes y pesadas. En su lugar, picaban pequeñas cantidades de alimentos en intervalos frecuentes.

Nuestros cuerpos simplemente no están adaptados para manejar la tensión de hacer frente a las comidas grandes y pesadas. Cuando el doctor Grant Gwineup, profesor de la Universidad de California, en Irvine, cambió su patrón de comidas de las tres comidas diarias a las 10 minicomidas, descubrió que la tensión reducida en la digestión redujo significativamente el riesgo de un ataque al corazón.

La hechicería de las minicomidas

Muchos centros de rehabilitación cardiaca dividen cada comida de tamaño estándar en tres minicomidas y sirven un total de nueve comidas en el transcurso del día. Los registros mantenidos en estas instituciones muestran que las personas obesas que empiezan a comer minicomidas pierden aproximadamente dos libras por semana sin reducir su ración de calorías. En menos de tres meses, el nivel del colesterol ha retornado frecuentemente a la normalidad. Los registros muestran también que mientras se recuperan de las enfermedades del corazón por medio de las minicomidas, algunos pacientes se recuperan simultáneamente de la osteoartritis, la artritis reumatoide y la gota.

Al seguir el plan de comidas pequeñas, usted toma su desayuno normal y lo divide en tres porciones iguales. Hace lo mismo con su almuerzo y su cena. Esto le provee de seis minicomidas que las come durante el transcurso del día en intervalos de aproximadamente 90 minutos.

Si usted prefiere, puede dividir su ración diaria de comidas en tan solo cinco minicomidas. O en un número mayor, según lo desee. Por supuesto, usted deberá observar las otras reglas como el comer sólo cuando esté tranquilo y con hambre, y debe comer despacio y masticar completamente cada bocado.

Las personas que trabajan encuentran algunos problemas en ajustar las minicomidas dentro de sus horarios de trabajo. Usted puede empezar con una minicomida a la hora del desayuno, una segunda durante el descanso de la media mañana, una tercera a la hora del almuerzo, una cuarta durante el descanso de la media tarde, una quinta inmediatamente cuando llegue a casa y el resto espárcirlas durante la noche. Usted puede llevar con facilidad alimentos crudos y frescos al trabajo, tales como nueces, semillas, frutas, ensaladas de verduras y pan de grano integral.

El comer las minicomidas garantiza virtualmente el librarse del abotagamiento del abdomen, los gases y la indigestión. Las comidas son tan livianas que la digestión apenas se nota y usted está permanentemente libre de sentirse pesado o afligidamente lleno. Los estudios han demostrado que la absorción es mucho mejor y que el ritmo del pulso muy raramente aumenta cuando se comen las minicomidas.

Hay también una creciente cantidad de evidencia que muestra que los alimentos alergénicos comidos en forma de minicomidas tienen menos probabilidades de provocar una respuesta inmunológica.

Ninguna persona con artritis debería dejar de adoptar el plan de minicomidas.

Regla Número 2: Coma solamente cuando tenga hambre

Muchas veces comemos por entretenimiento o diversión, como un hábito social, para aliviar el aburrimiento o como un estimulante. De hoy en adelante, coma solamente cuando realmente tenga hambre. Si usted no tiene en realidad hambre, saltee esa comida.

Regla Número 3: Coma solamente cuando esté calmado y sereno y cuando el ambiente esté tranquilo y relajado

Nunca coma cuando esté cansado, tenso, enfermo, molesto, o tarde por la noche.

Si usted se siente hambriento o tensionado emocionalmente al mismo tiempo, use esta técnica de relajación rápida. Párese recto y tense simultáneamente todos los músculos de su cuerpo. Manténgalos así por siete segundos. Luego reléjalos. Tense los músculos de sus brazos, piernas, manos, pies, abdomen, espalda, cuello y cara. Si no puede tensarlos todos al mismo tiempo, tense los brazos y las manos primeramente, manténgalos así mientras cuenta lentamente hasta ocho, y suéltelos. Luego repita con las dos piernas, con los hombros y la espalda, con el abdomen y las nalgas, y finalmente el cuello y la cara.

Luego siéntese o acuéstese y respire profunda y lentamente seis veces. Inhale durante cuatro segundos, mantenga la respiración durante cuatro segundos, y exhale durante cuatro segundos. Haga seis de estas inhalaciones lentas y profundas. Luego relájese e imagínese que está corriendo a lo largo de la playa con su espalda y sus articulaciones tan flexibles como las de un gato y sin rastros de la artritis. Continúe visualizándose a usted mismo como si ya se hubiera recuperado de la artritis.

Cuando su mente se canse de este ejercicio, usted se encontrará totalmente calmado y sereno y listo para comer.

Regla Número 4: Coma despacio y mastique bien los alimentos

Nunca coma apresuradamente o en contra del reloj o cuando esté de apuro o mientras esté de pie. Estas son maneras casi seguras de desarrollar indigestión. Una buena manera de retardar su forma de comer consiste en usar palillos para comer.

La digestión de todos los almidones y otros carbohidratos complejos empieza en la boca. Los alimentos deben ser masticados completamente de manera que sean divididos en pedazos más pequeños y mezclados con la saliva que es rica en enzimas. Trague cada bocado sólo cuando esté bien masticado y tenga la consistencia de una pulpa líquida.

El no poder masticar bien los frijoles y las habichuelas es la razón por la cual muchas personas se quejan de que estos alimentos causan flatulencia. (Si todavía encuentra que los frijoles son gaseosos, trate de cocinarlos juntos con arroz moreno y asegúrese de que los frijoles que compre estén frescos.)

Usted perderá también peso más rápidamente comiendo despacio y masticando más. Esto sucede debido a que luego de comer se demora alrededor de 10 minutos para que la sensación de estar lleno se registre en el cerebro. Al comer más lentamente usted se sentirá lleno antes de que haya comido más de lo conveniente.

Regla Número 5: Cuando evitar los líquidos con las comidas

Para las personas con una digestión óptima, el tomar líquidos con la comida no representa ningún problema. Sin embargo, si su nivel de ácido estomacal es bajo y le causa problemas (recuerde que se ha descubierto que una tercera parte o más de aquellos con artritis reumatoide carecen de ácido en el estómago), beba poco o nada con las comidas. Un pensamiento de la salud natural tradicional dice que el tomar demasiado líquido con las comidas diluye el ácido estomacal y las enzimas digestivas, inhibiendo de este modo el proceso de la digestión.

Si usted quiere intentarlo, no tome nada 20 minutos antes de comer una comida normal ni 90 minutos luego de haberla comido. Con comidas pequeñas, evite tomar cualquier líquido 10 minutos antes de comer y 30 minutos después de hacerlo.

Una excepción a esta regla son los jugos de papaya y piña. Estas frutas tropicales contienen enzimas que digieren las proteínas y pueden ser absorbidas a lo largo de la comida como ayuda para la digestión. Usted también puede tratar de tomar un vaso de agua pura con jugo de limón recién exprimido, un tónico antiguo para acrecentar los jugos gástricos y salivares y despertar el apetito.

Regla Número 6: Coma moderadamente, pero disfrutando

Varios estudios acerca de la longevidad han descubierto que las personas que comen con moderación viven por más tiempo y disfrutan de una mejor salud. Como ya hemos aprendido, las personas con una salud óptima son menos propensas a contraer la artritis.

A continuación se encuentran varias técnicas simples que le asegurarán casi por completo que usted va a comer frugalmente.

- Antes de comenzar cualquier comida, retire una quinta parte de los alimentos de su plato. Luego trate de dejar un poco de comida en su plato cuando termine.

- Después de que la comida esté servida, siéntese y espere durante un minuto antes de empezar a comer.

- Ponga el tenedor o cuchara en la mesa entre cada bocado hasta que los alimentos sean masticados y tragados completamente. O si está comiendo con sus manos, ponga su comida en el plato nuevamente luego de cada bocado.

- Tome solamente mitad de la cantidad que toma normalmente.

- Si usted es derecho, coma con la mano izquierda. O vice versa. Esto retardará su forma de comer.

- Mantenga el refrigerador casi vacío.

- Levántese siempre de la mesa con un poquito de hambre (Usted estará satisfecho naturalmente después de 10 a 20 minutos mientras su cerebro registre que usted ha comido lo suficiente.)

June R. perdió su artritis comiendo naturalmente

Cuando June R. usó varias técnicas de alimentación simultáneamente con un método natural para curar la artritis, ella logró resultados fabulosos.

"Yo tenía osteoartritis y mi problema eran 50 libras de exceso de grasa," June indicó mientras se relajaba en el patio de su casa de retiro en Arizona. "Esto sucedía cuando trabajaba en una agencia de publicidad y mi ocupado horario no me daba tiempo para ayunar o purificarme. Nunca había podido seguir ninguna dieta. Finalmente, me inscribí en una clínica para bajar de peso que se especializaba en la motivación del comportamiento.

"Se me instruyó que comiera alimentos frescos bajos en grasa y ricos en fibra, y los tenía que preparar de acuerdo con la fórmula 65-20-15. Se me permitía comer tanto como quería siempre y cuando lo hiciera en la forma de nueve minicomidas cada noventa minutos. Podía comer sólo cuando tenía hambre y tenía que masticar completamente cada bocado antes de tragarlo. También acepté el comer sólo cuando me sentía calmada y relajada emocionalmente".

Todas las dietas previas de June habían enfatizado en el consumo bajo de carbohidratos y la habían dejado con hambre y cansada. Esta vez fue diferente. Ella encontró su dieta de carbohidratos complejos tan satisfactoria que en realidad tuvo que saltar dos minicomidas cada día.

"Nunca me sentí con hambre y comía todo lo que quería," dijo June. "Sin embargo, perdí constantemente cinco libras (más de 2 kilos) por semana. Este método natural fue un sistema poderoso. Sin contar calorías ni sentirme con hambre, en tres meses mi peso volvió a ser normal.

"Con cada libra que perdía, mis rodillas se sentían mejor. Cuando volví a usar la talla 12 de vestido, pude caminar sin ningún dolor e incluso pude bailar.

"He seguido fielmente con la dieta de alimentos naturales y con las minicomidas, y nunca he cambiado la fórmula 65-20-15. Toda esa super nutrición restauró gradualmente la salud de mis rodillas. Hoy, a los 65 años de edad, soy tan flexible y ágil como cuando tenía 21 años. Mi peso es exactamente el mismo que tenía en aquel entonces. Y no tengo ninguna huella de la artritis".

La fibromialgia: una clase de artritis diferente

Por último, pero sin quitarle importancia le presentamos un capítulo aparte sobre la fibromialgia, la artritis incurable. ¿O se podrá curar?

No debe causar sorpresa que muchas de las mismas técnicas nutricionales que alivian la osteoartritis y la artritis reumatoide beneficien a la fibromialgia. El reemplazar los alimentos estresantes destructivos por los alimentos reconstituyentes constituye tan solo el primer paso. También es útil encontrar los alimentos alergénicos e implementar un plan de dieta digestiva.

Pero hay más. Y es por eso que hemos guardado la fibromialgia hasta este momento. Todavía hay mucho que no sabemos acerca de esta enfermedad. Los doctores tienen menos experiencia tratando la fibromialgia que tratando la artritis, sin embargo las piezas del rompecabezas están empezando a juntarse.

Antes de revelar lo que la medicina natural ofrece para esta condición dolorosa y frustrante, le vamos a presentar un poco de los antecedentes de esta artritis.

Un diagnóstico del cesto de basura

Quince años atrás la fibromialgia, llamada entonces fibrositis, estaba agrupada con otros dolores musculares ambiguos y misteriosos. Desde ese entonces este tipo de artritis ha crecido a pasos agigantados hasta el punto que de cuatro a seis millones de estadounidenses están afectados por esta enfermedad, y los investigadores están luchando por explicar su causa.

Un doctor explica esta aparente epidemia describiendo a la fibromialgia como un "diagnóstico del cesto de basura", una enfermedad en la cual los médicos pueden arrojar a cualquier dolor indeterminado de músculo y articulaciones. El creciente estrés y la mala alimentación, tan comunes en la vida moderna, pueden estar incrementando el número de casos de fibromialgia.

"Los síntomas de la fibromialgia son tan indeterminables y difíciles de tratar que por largo tiempo los doctores negaban su existencia", según un médico que se especializa en esta condición. Los muchos y variados síntomas de la fibromialgia no caben dentro del molde de ninguno de los diagnósticos de la medicina tradicional. Sin embargo, los pacientes siguen quejándose.

El dolor evasivo y extenso y los sensitivos puntos aislados afectan casi 700 músculos en el cuerpo de la persona que padece de fibromialgia. El dolor es tan agudo para algunos que un simple toque es una agonía. Estos individuos están por lo general cansados, rígidos, preocupados, o deprimidos y tienen problemas en dormir. La típica víctima de la fibromialgia es una mujer de edad media.

Los antiinflamatorios no esteroides (AINE), medicamentos estándar para la artritis, no hacen sentir mejor a la mayoría de los pacientes con fibromialgia. El curso normal del tratamiento consiste en el control del estrés, ejercicios tolerables, ayuda psicológica, terapias físicas como masajes, y medicamentos antidepresivos. Los antidepresivos y los relajantes de los músculos no solucionan el problema, pero pueden reducir los síntomas. Desafortunadamente, los efectos secundarios son una molestia y luego de seis meses o más, algunos de estos medicamentos pierden su eficacia.[91]

¿Será la medicina naturista la respuesta?

Por la misma razón que la fibromialgia no cabe dentro de un diagnóstico específico, puede ser que sea una candidata para las terapias naturales, incluyendo la nutrición. Debido a que la medicina naturista o natural toma en consideración todos los aspectos de la persona —su estado físico, emocional y mental, patrones de alimentación, interacciones sociales y los hábitos de su estilo de vida— y excava en busca de la raíz del problema, la medicina naturista está mejor equipada para manejar enfermedades intratables como la fibromialgia. Hay también otras razones.

Las demandas emocionales y físicas de la vida moderna han sido implicadas por causar o agravar la fibromialgia. El estrés del sonido fuerte constante, pocas horas de sueño, contaminantes ambientales, productos químicos y medicamentos, exceso de trabajo, y el trauma emocional constituyen los problemas. Nuevamente, los practicantes de la medicina naturista son expertos en estos asuntos.

La fibromialgia ha sido comparada con el síndrome de la fatiga crónica, el síndrome de las alergias múltiples, la sensibilidad múltiple a los productos químicos y a un mal funcionamiento inmune, condiciones diagnosticadas comúnmente y tratadas por los practicantes de la medicina naturista. Muchas de estas enfermedades mejoran también cuando mejora la selección de alimentos.

Es interesante, también, que la fibromialgia puede ser de naturaleza autoinmune y puede ocurrir junto con la artritis reumatoide, el lupus y otros tipos de artritis.[92] Si es así, entonces las mismas estrategias nutricionales que hemos sugerido para la artritis deberían ser útiles.

La indigestión podría causar dolor en sus músculos

La idea de que la dieta causa dolores musculares es vieja. El término antiguo "toxemia alérgica" que describe dolores musculares indeterminados, fatiga, debilidad, dolores de cabeza y falta de sueño suena muy parecido a la fibromialgia. La solución es el evitar los alergenos y los productos químicos tóxicos —lo que no es diferente a nuestro plan para la artritis.

Más evidencia que relaciona a la fibromialgia con la digestión fue encontrada en el hospital Beaumont en Dublin, Irlanda. Los doctores descubrieron que el 70% de sus pacientes con fibromialgia tenían el síndrome del intestino irritable (IBS, por sus siglas en inglés), un desorden del intestino grueso donde el estreñimiento alterna con diarrea, gases, náuseas, dolores abdominales, pérdida del apetito y la depresión o la angustia están presentes. No sorprende que el 65% de los pacientes con IBS tenían fibromialgia.[93] ¿Hay una conexión entre estas dos aflicciones? Posiblemente, señalan estos investigadores irlandeses.

El síndrome del intestino irritable es tratado como la mayoría de los desórdenes del intestino. Se enfatiza en los alimentos ricos en fibra, se buscan las alergias a los alimentos y se utiliza un suplemento de yogur o *Lactobacillus* cuando la flora del intestino está fuera de balance. El aceite o el té de menta piperita rebaja la inflamación intestinal.

El doctor Donovan de la Universidad de Bastyr recuerda una paciente con fibromialgia muy particular quien, luego de ver a otro especialista de la salud natural, mejoró en un 50%. Aún así, ella pensó que había algo más que se podía hacer para reducir su dolor. Visitó al doctor Donovan quien examinó su función digestiva y chequeó si el síndrome del intestino "goteador" estaba presente. Como era de esperarse, había un problema. El doctor la puso en un plan de dieta digestiva (parecido al descrito en el Capítulo 6) más algunas otras terapias individualizadas. Al cabo de pocos meses, sus dolores musculares desaparecieron casi por completo.

¿Es la fibromialgia una reacción alérgica o una sensibilidad a los productos químicos?

El eliminar a los alimentos culpables alivia una gran variedad de las quejas de nuestro cuerpo incluyendo los síntomas que se parecen a los de la fibromialgia —dolor muscular, dolor de cabeza, perturbación del sueño, irritabilidad, ritmo cardiaco acelerado y problemas con el intestino.[94] Las alergias generalizadas están también asociadas con el síndrome de la fatiga crónica, una condición que es comparada muchas veces con la fibromialgia.[92]

Diez pacientes de mediana edad con fibromialgia participaron en un programa de tres semanas de comidas vegetarianas y ayuno ofrecido por médicos del departamento de medicina preventiva de la Universidad de Oslo, en Noruega. Este programa de purificación limpió el torrente sanguíneo de los sujetos de muchos de los radicales libres, las mismas moléculas dañinas que agravan la artritis en general.[95]

El dolor muscular es un síntoma de la enfermedad del medio ambiente, una aflicción devastadora en la que cualquier número de alimentos y productos químicos, que van desde el perfume hasta los desinfectantes caseros, son intolerables. ¿No es extraño, entonces, que la fibromialgia también puede ser causada por productos tóxicos como los medicamentos quimioterapéuticos, el silicón de los implantes de senos,[92] o el fenobarbital, un medicamento para controlar las convulsiones? Incluso la vitamina A, una substancia normalmente benigna y vital, puede crear músculos adoloridos si se toma en dosis excesivas.[96]

Por lo tanto tiene sentido que una vez que usted ha resuelto cualquier dilema digestivo, use las mismas sugerencias ofrecidas en los Capítulos 7, 8, y 9 para identificar a los alimentos alergénicos y sacarlos fuera de su dieta. Mantenga al mínimo su exposición a los productos químicos, y trate bien a su hígado —el extraordinario órgano que filtra las toxinas.

La teoría de un médico explica claramente lo que es la fibromialgia

Mientras la mayoría de los médicos están confundidos por la elusiva naturaleza de la fibromialgia, el doctor Jorge D. Flechas, un médico que practica la medicina familiar en Hendersonville, North Carolina, ha encontrado la respuesta. Asegurando un 80% de efectividad, las horas de investigación, razonamiento y trabajo del doctor Flechas con 600 pacientes con fibromialgia lo han recompensado con la siguiente hipótesis.

"La fibromialgia es básicamente una carencia de energía debida probablemente a un mal juego heredado de mitocondrias", explica el doctor Flechas. La energía para todo el cuerpo es producida por las mitocondrias, pequeños paquetes de poder que residen dentro de cada célula. Las mitocondrias crean energía convirtiendo el oxígeno puro y los nutrientes en adenosintrifosfato (ATP), el compuesto de alta energía que da fuerza a la mayoría de las funciones de su organismo.

Las personas con fibromialgia tienden a ser bajos en ATP (98) y por lo tanto en vigor también. Esta condición corre también en las familias.

La fibromialgia se da más en las personas adultas cuyos niveles de hormonas están bajando. Esto es más significante cuando la hormona adrenal dehidroepiandrosterona (DHEA) disminuye. La DHEA es la hormona "madre" de la cual se pueden producir otras hormonas. Y no solamente eso, pero la DHEA está envuelta intrínsicamente en la producción de energía ATP de las mitocondrias —que por lo general no funcionan adecuadamente en aquellos con fibromialgia.

También es posible, dice el doctor Flechas, que la oxitocina, mejor conocida como la hormona de la lactancia, sea baja en aquellos con fibromialgia. Esta hormona que supuestamente se encuentra sólo en las mujeres, está en realidad presente también en los hombres. A pesar de que se ha establecido científicamente, pocos médicos reconocen el papel extensivo de la oxitocina para aliviar el dolor, mantener la mente clara, contrarrestar la ansiedad y la depresión, y controlar la circulación. Todas estas funciones están comprometidas en la fibromialgia.

La receta de un médico para la fibromialgia

Uno de los primeros exámenes que el doctor Flechas realiza a sus pacientes con fibromialgia es el análisis de sulfato de DHEA en la sangre. Si los niveles son bajos, les receta una terapia de reemplazo de DHEA. Los pacientes continúan con este tratamiento hasta que sus depósitos de DHEA igualan a los de una persona normal de 30 años. El doctor Flechas mantiene de por vida a sus pacientes con fibromialgia en una dosis de mantenimiento de este medicamento hormonal.

(Las investigaciones señalan que el DHEA es un medicamento eficaz también para otros tipos de artritis, tales como lupus[99] y la artritis reumatoide.[100] Consulte con su médico.)

Un equipo de investigadores ingleses descubrió que la terapia de reemplazo del estrógeno funcionó bien, aliviando los síntomas de la fibromialgia en las mujeres menopáusicas.[101] Sin embargo, debido a que el cuerpo puede usar DHEA para fabricar su propio estrógeno, el administrar esta hormona adrenal ayudará también.

La oxitocina es otra hormona que el doctor Flechas administra a sus pacientes con fibromialgia. En la actualidad no hay ningún análisis disponible que determine los niveles de oxitocina. Sin embargo, este médico de North Carolina encuentra que la mayoría de sus pacientes con fibromialgia se benefician con la terapia de oxitocina.

Obviamente estas terapias sólo pueden ser implementadas con la cooperación de su médico Nosotros las incluimos con el propósito de que usted pueda explorar estas opciones con su médico.

Cómo eliminar la "P" y aliviar el dolor

Los estudios revelan que la sustancia P, el neurotransmisor sensitivo al dolor, es cuatro veces mayor en el fluido cerebroespinal de los pacientes con fibromialgia cuando se los compara con individuos saludables.[92] Esto puede explicar el por qué aquellos con fibromialgia se quejan de tener una tolerancia muy baja al dolor, y por qué sienten dolor en general.

Por suerte la naturaleza nos brinda muchos alimentos medicinales que absorben la sustancia P y reducen el dolor. En 1992, K. C. Srivastava y T. Mustafa de Dinamarca descubrieron que todos sus 10 pacientes con molestias musculares que usaron el polvo de jengibre se habían mejorado.[80] En el estudio de Srivastava no se especificó que la fibromialgia fuera la causa de los dolores musculares, pero parece lógico que el sazonar sus comidas con jengibre (y la pimienta de cayena que reducen la sustancia P) puede ser de gran ayuda.

Relajando los músculos con magnesio

En el hospital Central de Toulon, en Francia, J. Eisinger y sus asociados encontraron que los niveles de magnesio en los pacientes con fibromialgia eran bajos.[102] El magnesio es otro elemento importante en el ciclo de producción de energía de las mitocondrias. Este mineral relaja también los músculos tensos y ayuda con el sueño —dos de los problemas de las víctimas de la fibromialgia.

El magnesio se encuentra principalmente en los granos enteros, verduras de color verde oscuro y nueces, alimentos que son ignorados en las comidas del típico estadounidense. Los médicos que tratan la fibromialgia encuentran también que las cápsulas de magnesio dan resultados.

Cómo usar frutas y verduras para curar los músculos adoloridos

Si usted necesita una razón más para comer todas sus frutas y verduras, aquí está. La oxitocina cuenta con el inositol, que se encuentra abundantemente en verduras, frutas, nueces, legumbres y granos integrales como el arroz moreno, para actuar conjuntamente con las células y participar en otras funciones del organismo. Sin el inositol, el mioinositol (el "azúcar muscular") disminuye.

Cuando el doctor Flechas viajó a México, donde el arroz es un alimento básico, estuvo impresionado por las pocas personas que se quejaban de la fibromialgia. Además de evitar las frutas y las verduras, la mayoría de los estadounidenses prefieren las papas o el pan en lugar del arroz como su plato de fécula favorito.

El ácido málico es el otro ingrediente perdido en la comida occidental estándar. El ácido málico, que se encuentra en las manzanas y otras frutas ácidas, es otro miembro importante del ciclo de producción de energía que ocurre dentro de las mitocondrias. La producción adrenal de DHEA es estimulada también por el ácido málico. Las personas que no consumen frutas frescas están perdiendo la energía que depende del ácido málico, y pueden estar perdiendo el DHEA vital.

Pero no solamente las frutas y las verduras están ausentes en nuestras vidas. Es también el no tener en cuenta, como ha sido ilustrado por las docenas de historias en este libro, que ya tenemos dentro de cada uno de nosotros una fuente de salud y juventud. Por medio de los malos hábitos alimenticios y de vida, nosotros apagamos esta fuente. Sin embargo, siempre podemos volver a prender la fuente reemplazando nuestros malos hábitos alimenticios y de vida que destruyen nuestra salud por alimentos reconstituyentes beneficiosos, y cultivando otros hábitos diseñados para producir altos niveles de bienestar.

Ese es el mensaje del método naturista de curación descrito en este libro. Por medio del aprendizaje de todo lo que concierne a la artritis y todas las opciones y alternativas médicas disponibles —no simplemente los tradicionales— cada uno de nosotros podemos convertirnos en una persona médicamente educada, capaz de controlar su propia salud y tomar un papel activo en nuestra propia recuperación.

Ningún medicamento, inyección o cirugía puede aprovechar nuestros manantiales de salud internos. Solamente usted puede hacer uso de los poderes recuperativos y rejuvenecedores que viven dentro suyo.

En el análisis final, el vencer a la artritis —e incluso la fibromialgia— es algo que comienza cuando usted toma la decisión de recuperarse. Si usted necesita ayuda a lo largo del camino, recurra a uno de los muchos practicantes de la medicina naturista, que están listos y dispuestos a ayudarlo a prender su fuente de salud.

Diccionario de alimentos reconstituyentes

Le sugerimos dejar de lado los alimentos estresantes para mejorar su artritis y sustituirlos por alimentos naturales reconstituyentes. Pero, ¿sabía usted que los alimentos pueden también sanar? A diferencia de los medicamentos tradicionales, que producen un efecto poderoso y rápido, pero que a veces dan un choque tan grande a su cuerpo que los efectos secundarios llegan a ser inquietantes, los "alimentos medicinales" sanan de una manera suave y gradual.

La línea divisoria entre las hierbas (de las cuales se obtienen muchos de los medicamentos) y los alimentos vegetales, a veces no se encuentra claramente definida. Existen plantas que son comestibles y nada más, otras que son alimentos medicinales suaves, algunas que son alimentos vegetales de propiedades curativas moderadas, y otras que son hierbas potencialmente tóxicas.

Los alimentos reconstituyentes que se describen a continuación son los que el cuerpo necesita para proporcionar la energía, los minerales, las vitaminas, la clorofila, las enzimas y las proteínas necesarias para el proceso curativo. Algunos de estos alimentos también poseen propiedades medicinales. Este concepto de alimentos medicinales explica la razón por la cual, las culturas primitivas, que se alimentaban con una gran variedad de plantas enteras, frescas, crudas y a menudo silvestres, evitaban muchos de los malestares actuales, como la artritis.

Otra regla básica de la curación natural o naturista es dar al cuerpo la posibilidad de curarse por sí mismo. Aunque los alimentos medicinales estimulan este proceso, la curación consiste en una actividad biológica que puede llevarse a cabo sólo mediante los propios poderes de recuperación y rejuvenecimiento del cuerpo. Una vez que se ha eliminado la causa de la enfermedad, el cuerpo se transforma en una entidad autocurativa, siempre que cuente con los elementos biológicos necesarios, entre ellos el agua y el aire puro, el reposo, la tranquilidad emocional y los alimentos naturales ricos en nutrientes.

Para asegurarse de que el cuerpo asimile y utilice estos alimentos reconstituyentes —y por lo tanto maximice el proceso curativo— ellos deben comerse en las combinaciones adecuadas. Esto es especialmente importante para quienes padecen de trastornos digestivos. Tal vez usted no necesite combinarlos si su aparato gastrointestinal funciona eficazmente. Las reglas básicas para una adecuada combinación de alimentos se indican en el Capítulo 12. Sin embargo, si usted tuviera gases, flatulencia o cualquier otro tipo de indigestión luego de haber ingerido ciertas combinaciones de verduras, frutas u otros alimentos, podría probablemente evitar esas molestias en el futuro observando las siguientes y más detalladas indicaciones para la exitosa combinación de alimentos.

Los alimentos con proteínas combinan bien con las verduras de hoja verde y las frutas ácidas, pero no con almidones ni frutas dulces.

Los vegetales amiláceos (con almidón) combinan bien con otros almidones, entre ellos la mayoría de los cereales.

Las verduras de hoja verde combinan bien con otras verduras, proteínas y almidones, pero no con la mayoría de las frutas.

Los cereales, mayormente los granos, combinan bien con la mayoría de las verduras de hoja verde, los vegetales amiláceos y las grasas. No son siempre compatibles con las frutas, especialmente con las ácidas. Sin embargo, la mayoría de las frutas subácidas y dulces pueden combinarse con la mayor parte de los cereales para el desayuno.

Las frutas ácidas combinan bastante bien con las frutas subácidas y con las proteínas, pero no deberían mezclarse con los almidones.

Las frutas subácidas (son dulces cuando se secan) combinan bastante bien con las ácidas y pueden mezclarse, en cantidades razonables, con cereales para el desayuno o con productos lácteos.

Las frutas dulces combinan bien con las subácidas pero no con las ácidas ni con las proteínas.

Las frutas neutras combinan bien con las subácidas y con las verduras.

La mayoría de los alimentos reconstituyentes de la siguiente lista se identifican por familia de alimento, de manera que se puedan combinar adecuadamente. Todos los alimentos de la misma familia son compatibles y pueden mezclarse e ingerirse juntos. (*Ejemplo*: acelga o *chard*, apio, bróculi, cebollinos o *chives*, col (repollitos) de Bruselas, col rizada o *collards*, col (repollo), coliflor, y pepino, los cuales se han clasificado como verduras de hoja verde y pueden, sin problemas, comerse juntos en una misma comida.)

La mayoría de los alimentos naturales también pertenecen a las familias de alimentos, según su origen. Por ejemplo, la mayoría de los melones, calabazas (chayotes, zapallo, *squash*), calabazas *pumpkins* y pepinos, derivan de la calabacera (*gourd* en inglés) y pertenecen a esa familia. Dado que todos los alimentos pertenecientes a una misma familia son genéticamente similares, cuando una persona desarrolla una alergia hacia un alimento, posiblemente sea también alérgica a otros alimentos de la misma familia.

La importancia de las familias de alimentos en la investigación del origen de las alergias, se describe en el Capítulo 8. Para identificar otros miembros de cualquier familia a los cuales usted podría ser alérgico, a continuación se indica la familia a que pertenece cada alimento.

Aunque todos los alimentos indicados son nutritivamente útiles para el cuerpo que se recupera de la artritis, no han de comerse aquellos a los que se sabe que es sensible o alérgico.

Tenga en cuenta también que esta lista no está completa. Hemos mencionado la mayoría de los alimentos curativos descritos en nuestro libro, pero existen numerosos alimentos reconstituyentes que usted puede conseguir. Aventúrese en la búsqueda de la salud y haga lo posible por probar otros alimentos reconstituyentes.

Abadejo (*haddock*). Familia: bacalao. Un filete de este pescado de alta mar proporciona 18,3 gramos de proteína y sólo 1 gramo de grasa. Es también una buena fuente de calcio, potasio, fósforo y magnesio. Clase: *proteína*.

Aceituna (*olive*). Familia: aceituna. Debido a los productos químicos que se le agregan, la sal y el procesamiento, las aceitunas en vinagre tienen escaso valor nutritivo. Sin embargo, el aceite de oliva de presión en frío es un excelente aderezo para ensaladas y otras comidas, sobre todo cuando se mezcla con una parte igual de jugo de limón. Rico en ácidos grasos omega-3, este sabroso aceite reduce el dolor de las articulaciones. Sólo use aceite de oliva fresco.

Acelga (*chard*). Familia: quenopodiáceas. Las hojas de la acelga son ricas en potasio, calcio, hierro y vitamina A. Cuando se come cruda, proporciona al cuerpo los nutrientes necesarios para la recuperación de la artritis. Clase: *verdura de hoja verde*.

Acerola (cereza de Barbados). Esta aflautada cereza roja crece en setos y arbustos en el sur de la Florida. Cuando se come cruda es deliciosa y dado a que constituye una extraordinaria fuente de vitamina C, es muy valiosa en ayudar al cuerpo a superar el dolor y la hinchazón en las articulaciones artríticas. (Una pariente cercana es la pitanga o cereza de Suriname.) Clase: *fruta ácida*.

Aguacate (palta, *avocado*). Familia: laurel. Este versátil alimento, que puede conseguirse durante todo el año en sus diferentes variedades, combina bien con frutas y verduras. Está maduro cuando un poco blando, y puede mezclarse en ensaladas de frutas o verduras, untarse en bastoncitos de apio o en panes integrales, o hacerlo en guacamole. El aguacate proporciona beneficiosas grasas monoinsaturadas y es rico en nutrientes esenciales necesarios para el cuerpo en la recuperación de la artritis. Clase: *fruta neutra*.

Ajo (*garlic*). Familia: lirio. Los dientes de este bulbo resistente proporcionan nutrientes esenciales que el cuerpo utiliza para combatir infecciones y restituir el equilibrio del sistema inmunitario y el aparato digestivo. Agregue dientes de ajo picados a los guisos y a los alimentos cocidos al vapor, o frótelos contra el interior de una ensaladera de madera antes de colocar en ella la ensalada. Pueden adquirirse exprimidores para extraer el jugo del ajo y añadirlo a todo tipo de alimento cocido. También se vende en cápsulas. Clase: *verdura*.

Albaricoque (damasco, *apricot*). Familia: ciruela. Esta deliciosa fruta es rica en hierro y otros minerales. Deshidratada (seca) es buena, si no contiene conservantes como el anhídrido sulfuroso (dióxido de azufre, *sulphur dioxide*). En vez de cocinar los albaricoques deshidratados, ablándelos en agua durante toda la noche. Clase: *fruta subácida* (fruta dulce cuando está seca).

Alfalfa. (vea Frijoles)

Alforfón (*buckwheat*). Familia: ruibarbo. Aunque generalmente se lo agrupa con los granos, es una fruta (y de ninguna manera relacionada con el trigo). Su sabor fuerte y el nutritivo surtido de calcio, lisina, vitamina E y el complejo vitamínico B hacen que el alforfón sea un buen alimento para el tiempo frío. Se considera curativo para los riñones. *Kasha* es la versión descascarada del alforfón; no pelado y entero, solamente es apto para germinar. También puede consumirse su harina (buena para los panqueques) o la *soba*, un tipo de fideo japonés de alforfón. Clase: *cereal*.

Algarroba (*carob*). Familia: legumbres. Las vainas del algarrobo pueden comerse como fruta. Comúnmente se muelen hasta convertirlas en polvo, que se vende en las tiendas de alimentos naturales, para la elaboración de una bebida sana o como sustituto del chocolate. El polvo de algarroba es una buena fuente de la vitamina A y las del complejo B, calcio, hierro, cobre y magnesio. Asegúrese de que el producto que compre no contenga azúcar. Clase: *fruta dulce*.

Almendras (*almonds*). Familia: ciruela. Las almendras frescas, enteras, descascaradas y sin sal, son ricas en proteínas y una buena fuente de potasio, magnesio, calcio, ácidos grasos esenciales y fósforo. Van bien en ensaladas de verduras o con cítricos. Usted también puede probar la leche de almendras. Clase: *proteína*.

Amaranto. Familia: pastos. Este grano vigorizante sin gluten formaba parte de la dieta de los aztecas. Sus pequeñas semillas, varían en color desde el amarillo pálido al negro violáceo, y están repletas de proteína, lisina, calcio y fósforo y son bajas en calorías. Sus hojas son comestibles y la harina que se obtiene de este grano es útil para hornear. Clase: *cereal*.

Anacardo (*cashew nut*). Familia: anacardo. Esta nuez deseable se vende pelada porque un ácido de la cáscara puede provocar ampollas en la piel. Mientras se descascaran, estas nueces son sometidas dos veces a temperaturas de 350° F (175° C), por lo tanto son más susceptibles a ponerse rancias que la mayoría de las nueces. Clase: *proteína*.

Apio (*celery*). Familia: perejil. Si se come entero con las hojas, o picado en ensaladas, el apio crudo es una buena fuente de calcio y otros nutrientes importantes que el cuerpo utiliza en la recuperación de la artritis y de otras enfermedades degenerativas. Las semillas del apio constituyen un buen diurético para la hinchazón artrítica. Clase: *verdura de hoja verde.*

Arándano agrio (*cranberry*). Familia: brezo. Es demasiado agrio y ácido para comerlo crudo, debe cocerse ligeramente. Debido a que se agrega grandes cantidades de azúcar a los arándanos agrios comercializados, se recomienda su preparación casera. Aún cocido el arándano agrio es una fuente valiosa de nutrientes esenciales que el cuerpo utiliza para combatir la gota. Clase: *fruta ácida.*

Arenque (*herring*). Económico y nutritivo, el arenque tiene un alto contenido de proteínas y aceites omega-3 que sirven para aliviar dolores. Su alto contenido de grasa hace que el arenque sea más perecedero. Es recomendado fresco o seco, en vez de preparado con vinagre o ahumado. Clase: *proteína.*

Arroz (*rice*). Familia: pastos. Se debe comer únicamente el arroz moreno no refinado o el silvestre. Las variedades de granos largos y cortos, cultivadas orgánicamente, se consiguen a precios módicos en la mayoría de las tiendas de alimentos naturales. Aunque el arroz es principalmente un alimento amiláceo, constituye una buena fuente de vitaminas del complejo B y su alto contenido de fibras agiliza la digestión y limpia los intestinos, lo que hace que se considere un alimento atractivo para la curación de la artritis. Prepare el arroz en una olla a presión o cocine a fuego lento en una *crockpot*. Mezcle 1 taza de arroz con 2 tazas de agua antes de que hierva. Luego tape y reduzca el fuego; cocine durante 35 minutos. Cocer en exceso reduce sus valores nutritivos. Para variar, al arroz puede comerse como harina de arroz sin gluten, leche de arroz, *amasake* (bebida dulce y refrescante hecha de arroz) y *mochi* (arroz dulce molido). Otras variedades incluyen *basmati, wehani, texmati* y arroz dulce. Clase: *cereal.*

Atún (de albacora, *albacore tuna*). Familia: caballa. La carne blanca de este pescado es deliciosa si se sirve fresca. Aunque su contenido graso es menor que el de otros pescados, el proteínico es más elevado: 25% de cada 100 gramos.[103] Clase: *proteína.*

Avellana (*filbert*). Familia: haya. Tiene un alto contenido de calcio y fósforo y es una buena fuente de grasas y proteínas saludables. Clase: *proteína.*

Avena (*oats*). Familia: pastos. Este grano rico en minerales es probablemente el mejor de los cereales para el desayuno. Se pueden servir con frutas subácidas como manzanas, peras, melocotones (duraznos) o melones. Se debe usar sólo la avena no procesada. Contrariamente a lo que se supone, se puede cocinar casi tan rápidamente como la avena fina de "cocción rápida". El salvado de avena es otro cereal saludable de rápida cocción. Clase: *cereal*.

Bacalao (*cod*). Familia: bacalao. Este valioso alimento, muy recomendado, es una elevada fuente de proteínas bajas en grasa y también provee fósforo y potasio. Clase: *proteína*.

Banana (plátano). Familia: banana. Constituye una de las mejores fuentes de potasio, nutriente esencial para el cuerpo durante el proceso de curación. Las bananas con manchas marrones son las más maduras y dulces; las que están parcialmente verdes, a menudo contienen almidón y tal vez no maduren completamente. Además de utilizarlas en ensaladas de frutas o comerlas untadas en pan, pueden congelarse para hacer un helado muy natural. Una variedad más grande, el plátano (*plantain*), a menudo se hornea. Clase: *fruta dulce*.

Batata (boniato, camote, papa dulce, *sweet potato*). Familia: maravilla. Principalmente la batata y el ñame (*yam*) son una fuente de energía que contiene abundantes vitaminas, minerales y beta caroteno. Es preferible hornearlas con cáscara, pero también pueden hacerse al vapor, a la parrilla o en guisos. Clase: *vegetal amiláceo*.

Berenjena (*eggplant*). Familia: solanáceas. Cocida al horno con tomates y ajo, la berenjena constituye un plato sabroso. Contiene nutrientes que sirven al cuerpo para restablecer las funciones digestivas. Clase: *verdura de hoja verde*.

Berro (*watercress*). Familia: mostaza. Esta verdura de hoja de gusto algo picante es rica en vitaminas y calcio, y proporciona diversos nutrientes esenciales para los poderes curativos del cuerpo. Utilícela en ensaladas o en sandwiches con pepinos, tomates y brotes de alfalfa como elemento de ayuda para la digestión. Clase: *verdura de hoja verde*.

Berza (*kale*). Familia: crucíferas. Las hojas arrugadas y crespas de este repollo sin cabeza son ricas en nutrientes que el cuerpo utiliza para la curación de la artritis. Es preferible comerla cruda en ensaladas o cocida levemente al vapor. Clase: *verdura de hoja verde*.

Bróculi (*broccoli*). Familia: crucíferas. Las pequeñas cabezas verdes crudas y picadas, en ensaladas, proporcionan nutrientes que ayudan al cuerpo a eliminar los perjudiciales radicales libres. Alternativamente, el bróculi puede desgajarse y cocerse ligeramente al vapor. Clase: *verdura de hoja verde*.

Brotes de bambú (*bamboo shoots*). Familia: pastos. Pueden conseguirse en la mayoría de tiendas de comestibles. Los chinos y japoneses consideran que son valiosos porque ayudan al cuerpo a expeler las toxinas y reducir la presión arterial. Se pueden comer crudos o cocidos por unos pocos minutos. Clase: *vegetal amiláceo*.

Caballa (*mackerel*). Familia: caballa. Otro pescado graso muy estimado, se consigue fresco en primavera y verano. Contiene muchas proteínas. Clase: *proteína*.

Cacahuete (cacahuate, maní, *peanuts*). Familia: legumbres. En realidad un frijol, el cacahuete es una buena fuente de energía y proteína, potasio, calcio, fósforo, hierro y grasas no saturadas. La mantequilla de maní recién hecha o el aceite de maní no refinado y prensado en frío, conservan la mayor parte de los nutrientes. Deben refrigerarse para que no se pongan rancios. La mantequilla de maní se puede untar en bastoncitos de apio, como una merienda o bocadillos para una fiesta. Clase: *proteína*.

Calabaza *pumpkin*, calabacín y chayote o zapallo (*squash*). Familia: calabaza. La gran variedad de esta familia de vegetales amiláceos, que incluye las calabazas de invierno y verano y las calabacitas italianas (*zucchini*), proporcionan abundante potasio. Las variedades más blandas, como las calabacitas, pueden comerse crudas; otras se deben cocer al vapor u hornear. Proveen nutrientes esenciales que el cuerpo utiliza para restituir la salud a los sistemas urinario y circulatorio. Si se comen crudas o peladas y tostadas, las semillas de la calabaza (*pumpkin seeds*) son ricas en nutrientes que el cuerpo necesita para restituir la salud de la próstata. Todas estas verduras son deliciosas si se hornean ligeramente con tomates y ajos. El tradicional pastel de *pumpkin* ha de hacerse únicamente con harina integral de trigo, aceites sanos y miel no refinada. Clase: *vegetal amiláceo*.

Canistel (*eggfruit*): Esta fruta tropical suave y de color amarillo pálido, muy común en el sur de la Florida, es una valiosa fuente de vitamina C. Clase: *fruta dulce.*

Caqui (*persimmon*). Familia: ciruela. Esta fruta, de un anaranjado rojizo, también presenta variedades de piel oscura. Su pulpa oscura puede comerse antes de que esté realmente madura, pero las variedades de pulpa clara son astringentes antes de estar completamente maduras. Clase: *fruta dulce.*

Carambola. Esta fruta tropical, oval, pentagonal, que se halla a menudo en el sur de la Florida, es rica en vitaminas y minerales que el cuerpo utiliza para purificarse y curarse. Clase: *fruta ácida.*

Castaña (*chestnut*). Familia: haya. Constituyen buenas fuentes de hierro y fósforo, pero son difíciles de digerir crudas, debido a su contenido de ácido tánico. Ligeramente tostadas son un delicioso agregado para las ensaladas de verduras o para el pollo o pavo acompañado con batatas (boniatos, camotes, papas dulces). Clase: *proteína.*

Cebada (*barley*). Familia: pastos. Ha de comerse únicamente la cebada no refinada (*unpearled*). Puede cocerse, como cereal para el desayuno (1 taza de cebada por 4 tazas de agua), agregándole pasas durante la cocción. Constituye una buena fuente de energía y vitamina B. Clase: *cereal.*

Cebolla (*onion*). Familia: lirios. Los cebollinos, chalotes, escalonias y puerros crudos realzan el sabor de cualquier ensalada de verduras. Las cebollas grandes de color amarillo, violeta o blanco pueden ser cocidas o hervidas al vapor con otras verduras, o prepararse en guiso de cebollas. Tiene propiedades medicinales similares aunque menores que las del ajo. Clase: *verdura de hoja verde.*

Cebollino (*chives*). Familia: lirios. Las hojas más finas de esta cebolla verde se pueden picar y usar para dar sabor a ensaladas y sopas. Clase: *verdura de hoja verde.*

Centeno (*rye*). Familia: pastos. El centeno cocido, partido o entero, es un buen cereal para el desayuno o se puede comer con verduras. La harina de centeno se usa para hornear. Clase: *cereal.*

Cereza (*cherry*). Familia: ciruela. Las cerezas crudas proporcionan hierro, magnesio y otros nutrientes que el cuerpo necesita en la recuperación de la artritis y otras enfermedades degenerativas. Las cerezas más oscuras son las más ricas en hierro, magnesio y los flavonoides antioxidantes. En pasteles y confituras pierden gran parte de su valor nutritivo. Clase: *fruta subácida*.

Ciruela (*plum*). Familia: ciruela. Sus numerosas variedades constituyen alimentos sanos. Las ciruelas pasas son ciruelas deshidratadas y se usan como un buen laxante natural. Las ciruelas se pueden remojar durante toda la noche y comerse sin cocer. Clase: *fruta subácida* (las ciruelas deshidratadas son frutas dulces).

Cítricos. Familia: cítricos. Todos los integrantes de esta familia —limón, lima, mandarina, naranja, tanjarina y toronja (pomelo)— son buenas fuentes de vitamina C, mientras que la parte blanca de la cáscara contiene los bioflavonoides que ayudan a conservar flexibles las arterias. Los cítricos proporcionan al cuerpo los nutrientes para curar las articulaciones artríticas. Comer la fruta es un poco más deseable que tomar el jugo, pero el jugo de lima o limón es un delicioso agregado para los tés de hierbas, las ensaladas de verduras y de frutas, y las frutas tropicales. Clase: *fruta ácida*.

Coco (*coconut*). Familia: palma. Esta gran nuez es una buena fuente de proteína pero posee un alto contenido de grasas saturadas. Debe comerlo entero y fresco. O bien extraiga el líquido y bébalo. Los cocos verdes, que se venden en la Florida, poseen una pulpa tan tierna que puede comerse con cuchara. La pulpa más dura y vieja de otros cocos se puede cortar y comer como otras nueces o rallar y rociar en las ensaladas de verduras. Clase: *proteína*.

Col (repollo, *cabbage*). Familia: crucíferas. Las diversas variedades, tempranas o tardías, de col verde o púrpura son buenas fuentes de hierro, calcio y otros nutrientes que el cuerpo utiliza para expeler las toxinas, mientras se recupera de la artritis. Es deliciosa cruda, particularmente la púrpura. Las hojas externas son las más ricas en calcio, por lo tanto no las descarte. También puede cocerse ligeramente hasta que esté apenas tierna pero nunca hasta que esté aguachenta —como lo hacen muchos restaurantes. Clase: *verdura de hoja verde*.

Col (repollitos) de Bruselas (*Brussels sprouts*). Familia: crucíferas. Los brotes saben mejor cuando su tamaño es de una pulgada (2 a 3 cm) de diámetro. Pueden hacerse picados y mezclados en ensaladas de verduras crudas o cocidos al vapor de 8 a 10 minutos. Proporcionan nutrientes que ayudan al cuerpo a mejorar las articulaciones doloridas. Clase: *verdura de hoja verde.*

Col rizada (*collards*). Familia: crucíferas. Esta col sin cabeza es una fuente importante de calcio y otros nutrientes que el cuerpo necesita para curar la artritis. Pueden comerse las hojas crudas en ensalada o cocidas ligeramente al vapor durante unos pocos minutos. Clase: *verdura de hoja verde.*

Coliflor (*cauliflower*). Familia: crucíferas. La mejor manera de prepararla es picarla muy finamente y agregarla cruda a ensaladas de verduras. La coliflor contiene nutrientes que el cuerpo utiliza para restaurar el metabolismo de los carbohidratos. Las personas mayores a quienes les puede resultar difícil digerirla cruda, pueden cocinarla brevemente al vapor. Clase: *verdura de hoja verde.*

Colinabo (*kohlrabi*). Familia: crucíferas. Pelada, esta verdura blanca de sabor a nuez puede comerse cruda o picada en ensaladas, o levemente cocida al vapor o al horno. Supuestamente tiene nutrientes valiosos para reconstituir el sistema urinario. Clase: *vegetal amiláceo.*

Colza (*canola*). Familia: col. "Canola" es el término canadiense más conocido en Estados Unidos para la colza (*rapeseed* en inglés, término poco usado en este país) originariamente popular en Europa e India. La semilla de colza, anuezada y amarronada, puede ser agregada a las comidas o, lo que es más común, el aceite de canola se usa en ensaladas y para cocinar, para combatir la inflamación con sus grasas monoinsaturadas. Clase: *proteína.*

Dátil (*date*). Familia: palma. Buena fuente de hierro y potasio, son un excelente sustituto de los caramelos. Deben comerse en cantidades reducidas, debido a su elevado contenido de azúcar. Clase: *fruta dulce.*

Diente de león (*dandelion*). Familia: áster. Las hojas jóvenes y pequeñas de las variedades cultivadas, como la de hoja ancha (*Improved Broad Leaf*), son un apreciado ingrediente de ensaladas. La variedad silvestre es amarga pero ayuda a la digestión. Puede cocinarse también como la espinaca. El diente de león crudo o el té de hoja y raíz contienen nutrientes valiosos para el cuerpo que contribuyen a purificar el hígado. Clase: *verdura de hoja verde.*

Dulse. Esta alga de agua salada es una importante fuente de hierro, calcio, iodo y fósforo. Las hojas secas de color violáceo se venden en la mayoría de las tiendas de alimentos naturales y dan un sabor algo picante cuando se pican para mezclarlas con ensaladas u otras comidas. Las hojas pueden ser consumidas solas y tienen mayor valor nutritivo que las del *dulse* que se vende en polvo o en forma de tableta.

Endibia (*endive*). Familia: áster. A la variedad de hoja ancha se la conoce también como escarola (*escarole*). Debe picarse y mezclarse con ensaladas debido a que es más bien amarga. Es una buena fuente de potasio, calcio y fósforo, y proporciona nutrientes esenciales que utiliza el cuerpo para favorecer la digestión. Clase: *verdura de hoja verde*.

Espárragos (*asparagus*). Familia: lirios. Estos suculentos brotes proporcionan nutrientes que el cuerpo usa para purificar las células y los riñones, un paso esencial en la recuperación general de la artritis. Los brotes de espárragos pueden comerse crudos o cocidos ligeramente al vapor durante unos minutos; se deben comer en seguida antes de que se ablanden y pierdan sabor. Clase: *verdura de hoja verde*.

Espinaca. Familia: quenopodiáceas. Las diversas variedades de esta verdura de hoja verde proporcionan nutrientes fundamentales que el cuerpo necesita para recuperarse de la artritis. Es preferible agregarla picada a ensaladas o puede cocerse muy brevemente. La mayoría de la gente cuece en exceso la espinaca, lo que hace que se desprenda el ácido oxálico que es el que retiene el calcio. Clase: *verdura de hoja verde*.

Frambuesa (*raspberry*). Familia: fresa. Estas pequeñas bayas rojas, negras o violetas crecen en forma silvestre en muchas regiones del norte y en zonas elevadas. Proveen nutrientes que el cuerpo necesita para restituir el metabolismo de los carbohidratos. Clase: *fruta subácida*.

Fresa (frutilla, *strawberry*). Familia: rosa. Como la cereza, esta fruta ha demostrado ser beneficiosa porque ayuda al cuerpo a curarse de la artritis. Clase: *fruta ácida*.

Frijoles (alubias, habas, habichuelas, judías, porotos). Familia: legumbres. La mejor manera de comerlos es haciéndolos germinar.

De lo contrario han de cocerse en una olla a presión o *crockpot*. Aproximadamente el 20 % de los frijoles secos es proteína. La soja, un alimento con diversas aplicaciones, es una importante fuente de hierro, potasio, ácidos grasos no saturados y saponinas curativas. Se encuentra en forma de leche, queso o yogur, helado, tofu, *tempeh*, *miso* (pasta de soja), harina y nueces de soja. Los frijolillos (*butter* o *wax beans*) y las habas blancas (*lima beans*) también son ricos en vitaminas y minerales, especialmente hierro. Los frijoles chinos (judías de Mung) usados para hacer brotes, proporcionan una amplia variedad de vitaminas y minerales de las que carecen las personas que padecen artritis. Las judías verdes son ricas en calcio, magnesio y potasio. La alfalfa —un alimento importante para recuperarse de la artritis— también es una legumbre. Clase: *proteína*.

Granada (*pomegranate*). A pesar de su piel dura y su pulpa saturada de semillas, esta fruta contiene nutrientes beneficiosos que hacen que el cuerpo excrete las toxinas. Para comerla, masajee y apriete la fruta hasta que esté blanda. Luego haga un pequeño orificio en la cáscara y chupe la pulpa. También puede extraerse el jugo, el cual combina bien con los de zanahoria y manzana. Clase: *fruta ácida*.

Grosella (*currants*). Familia: grosella. De las tres variedades existentes (roja, negra y blanca), la roja es la más rica en minerales. Mezcladas con coco recién rallado para formar bolitas, constituye una golosina natural muy buena. Clase: *fruta ácida*.

Grosella espinosa (*gooseberry*). Familia: grosella. Cruda, esta deliciosa baya del norte proporciona nutrientes valiosos para curar la artritis. Clase: *fruta ácida*.

Guayaba (*guava*). Familia: mirto. Es la manzana de los trópicos y crece en forma silvestre en el sur de la Florida. Aunque la guayaba se utiliza en mermeladas, jaleas y en pasta, es mejor cuando se come cruda, solamente pelándola. Contiene nutrientes que el cuerpo utiliza para restablecer la salud del sistema circulatorio. Clase: *fruta subácida*.

Guisante (arveja, chícharo, *pea*). Familia: legumbres. Las arvejas frescas de huerta, especialmente las variedades de vaina comestible, combinan fibra, proteína, vitaminas y minerales en un delicioso alimento. Pueden comerse en ensaladas de verduras o solas como merienda. Las arvejas deshidratadas, incluyendo las lentejas, son una segunda elección pero, de todas maneras, buenas fuentes de proteínas vegetales. Si las va a cocer, hágalo lo más brevemente posible. La sopa de arvejas o lentejas que contenga también zanahorias, arroz, apio, cebolla, papa, tomate y ajo, constituye una comida sabrosa y nutritiva. Clase: *verdura de hoja verde*.

Hayuco (nuez de haya, *beechnut*). Familia: haya. Esta pequeña nuez del norte del continente americano posee un elevado contenido de proteínas vegetales, ácidos grasos no saturados y energía. Clase: *proteína*.

Higo chumbo (fruta del cacto). Familia: tuna. Se encuentra en el sudoeste de Estados Unidos y en México, donde la llaman higo de pala o de tuna, o pera espinosa. El higo chumbo es un alimento natural muy sabroso, que se debe pelar antes de comer. Clase: *fruta subácida*.

Higos (*figs*). Familia: mora. Su elevado contenido de hierro y minerales hace que sean un valioso nutriente para el cuerpo y le ayuden a limpiar los intestinos para lograr una buena digestión. Es preferible consumir higos frescos. Los secos son un buen sustituto de los caramelos, pero deben comerse en cantidades moderadas debido a su alto contenido de azúcar. Clase: *fruta dulce*.

Hongo (seta, champiñón, *mushroom*). Familia: hongos. Aunque crudo no siempre se digiere fácilmente, el hongo es una buena fuente de vitaminas y minerales. Pruébelo en ensaladas crudas. Si no le resulta fácil digerirlos crudos, agréguelos en sopas u otros platos cocidos. Clase: *verdura neutra* (vea hongo *shiitake*).

Hongo *shiitake*. Familia: levadura. El *shiitake* u hongo del bosque japonés posee un sabor ahumado suave que hace más tentadoras a las sopas. Su lentina y vitaminas lo convierten en un valioso agregado para un programa de curación de la artritis. Si tiene suerte y encuentra hongos *shiitake* frescos en su mercado local, seleccione los más fragantes, de carne más firme y sombreretes (cabezas) algo cerrados. Los hongos deshidratados (secos), que se venden en las tiendas de alimentos naturales o de comestibles, deben remojarse 3 ó 4 horas antes de usarlos. Descarte los tallos, luego agregue los sombreretes y el agua donde se han remojado a la comida que esté preparando. Clase: *verdura neutra*.

Jengibre (*ginger*). Esta importante especia que sirve para condimentar alimentos también posee numerosas propiedades medicinales. Añada la raíz picada a verduras o pescados salteados, o beba el té de raíz de jengibre para facilitar la digestión y reducir las inflamaciones. El jengibre en polvo es menos eficaz que la raíz fresca. Clase: *verdura*.

Kelp. Esta alga marina es una importante fuente de hierro, calcio, fósforo, iodo y proteínas vegetales. Se utiliza por lo general como condimento en ensaladas y otras comidas.

Lechuga (*lettuce*). Familia: áster. Buena fuente de calcio, hierro, potasio y fósforo, las hojas exteriores verdes también son ricas en clorofila. Todas son esenciales para la curación de la artritis y para el posterior mantenimiento de la salud. La lechuga de hojas sueltas, tales como las variedades romana y Bibb, tienen un valor nutricional superior a la variedad que tiene las hojas apretadas, tal como el tipo *Iceberg*. Clase: *verdura de hoja verde*.

Levadura (*yeast*). Familia: levadura. Una cucharada de levadura de cerveza proporciona 3,9 g de proteína, 21 g de calcio, 175 mg de potasio, 23 mg de magnesio, 1,7 g de hierro y diversas vitaminas del complejo B. Si no se es alérgico, la levadura de cerveza es un excelente alimento para la salud. Clase: *proteína*.

Litchi (*lychee*). Esta fruta parecida a la nuez crece en la región sur de California y en la Florida. Es mejor comerla fresca pero también se consigue seca, y en este caso tienen el sabor de las pasas. Si están frescas se suelen mezclar con frutas tropicales, en tanto que las secas se remojan y se hierven para agregarlas a guisos de verduras o platos de arroz. Clase: *fruta subácida* (fruta dulce cuando está seca).

Maíz (choclo, elote, *corn*). Familia: pastos. Si se come crudo, cuando apenas ha crecido, o cocido ligeramente al vapor cuando está maduro, es un alimento valioso para el desarrollo del cuerpo. Se clasifica como verdura cuando apenas ha crecido, pero como cereal amiláceo cuando está maduro y seco, lo que indica que el maíz joven consumido crudo tiene menos posibilidades de ser alergénico. Lamentablemente los productos derivados del maíz, entre ellos, el almíbar de maíz (*corn syrup*), la harina de maíz (*cornmeal*), o la maicena (fécula de maíz, *cornstarch*), quedan desnaturalizados por el calor en el proceso de elaboración, en tanto el *hominy*, otra forma de maíz, puede ser contaminado por los productos químicos utilizados para descascararlos. Clase: *verdura*, cuando joven y fresco; *cereal* cuando está maduro y seco.

Mamey. Fruto tropical de color bermejo del sur de Florida y México, que tiene una pulpa color anaranjado oscuro y rica en vitaminas y minerales. Le sirve al cuerpo para normalizar el metabolismo de los carbohidratos. Clase: *fruta subácida.*

Mango. Familia: anacardo. Las variedades grandes y ovaladas que se cultivan al sur de Florida son algunos de los alimentos más deliciosos y saludables que se puedan conseguir. Cuando maduro es ligeramente blando y su cáscara se vuelve color rojo amarillento. Al prepararlo en chutney o en conserva, pierde la mayoría de sus nutrientes. Clase: *fruta subácida.*

Manzana. Familia: manzana. Si se comen con cáscara, estas frutas ayudan al cuerpo en la curación de la artritis proporcionándole la imprescindible pepsina y el ácido málico para aquellos que padecen de fibromialgia. Cuando no se dispone de manzanas frescas, pueden comerse las deshidratadas, que son también un buen sustituto de los dulces. El vinagre de sidra de manzana parece beneficiar al aparato digestivo y el jugo fresco de manzana es una bebida agradable. Sin embargo, la mayoría de los nutrientes en la mantequilla y mermelada de manzana se pierden durante el proceso de elaboración. Clase: *fruta subácida.*

Melocotón (durazno, *peach*). Familia: ciruela. Duraznos y nectarinas se digieren fácilmente, y poseen importantes nutrientes que el cuerpo necesita para estar sano y recuperarse de la artritis. Combina bien con otras frutas ácidas; las mitades de melocotones frescos (no enlatados) también saben bien con requesón (*cottage cheese*). Los melocotones deshidratados, si no contienen conservantes, son ricos en minerales; puede cocinarlos ligeramente y servirlos en compota. Clase: *fruta subácida.*

Melón. Familia: calabaza. El efecto ligeramente diurético de los melones, tales como los *honeydew* y los cantalupos, ayuda al cuerpo a eliminar el ácido úrico, que produce gota, y otras toxinas. El melón muy frío constituye un buen sustituto del helado. Sus semillas se pueden masticar e ingerir, o se pueden triturar para preparar un té de hierbas. (Macere una cucharada de semillas trituradas en una taza de agua caliente durante una hora, luego vuelva a calentar y sirva.) Si encuentra que los melones no combinan bien con otras frutas, cómalos solos. Clase: *fruta neutra*.

Menta: Menta piperita (*peppermint*), hierbabuena, menta verde (*spearmint*) y otros miembros de la familia de la menta son relajantes y suavizantes para la digestión. Se pueden utilizar para hacer té caliente o utilizar las hojas frescas en las comidas. Si se frota el aceite de menta piperita sobre las articulaciones inflamadas, sirve para aliviar el dolor.

Mijo (*millet*). Familia: pastos. Cocido, constituye un buen cereal para el desayuno, en especial acompañado de fruta. Este grano sin gluten puede usarse para hornear. Clase: *cereal*.

Mostaza (*mustard*). Familia: crucíferas. Las hojas verdes de la planta cultivada realzan las ensaladas de verduras, o también se pueden cocinar ligeramente al vapor. Crudas, proporcionan clorofila y otros nutrientes esenciales al cuerpo para la curación de la artritis. Su gusto amargo favorece las secreciones digestivas. Clase: *verdura de hoja verde*.

Nabo (*turnip*). Familia: crucíferas. Sus variedades blanca y amarilla pueden rallarse y comerse crudas, o se pueden cocer ligeramente al vapor, al horno o usar en sopas. Las hojas son valiosas fuentes de vitamina C y calcio y otros nutrientes necesarios para la salud. Clase: *vegetal amiláceo*.

Nuez del Brasil. Familia: sapucaia. Procedente de Sudamérica, posee un elevado contenido de calcio, fósforo, hierro, proteínas vegetales, calorías y grasas no saturadas. Clase: *proteína*.

Nuez del nogal (*walnuts*). Familia: nuez. Las diversas variedades, entre ellas la del nogal blanco americano y la negra, son todas buenas fuentes de proteínas, calcio, fósforo, potasio y grasas omega-3. Proporcionan al cuerpo los nutrientes necesarios para aliviar inflamaciones. Clase: *proteína*.

Papa (*potato*). Familia: solanáceas. Este tubérculo amiláceo, con un alto contenido de potasio, es principalmente una fuente de energía. Hornee ligeramente o corte y cocine al vapor hasta que estén tiernas. Clase: *vegetal amiláceo*.

Pataca (*Jerusalem artichoke*). Familia: áster. Las distintas variedades de este tubérculo, entre ellas la alcachofa francesa y la pataca de Jerusalén, son buenas fuentes de potasio, hierro, magnesio, calcio y de vitaminas A, C y las del complejo B. La pataca de Jerusalén también alimenta a los amigables microbios del aparato digestivo con los fracto-óligos sacáridos. (El ajo, la cebolla y el espárrago también contienen dichos elementos.) Las patacas pueden comerse crudas, hacerse al vapor u hornear ligeramente. Clase: *vegetal amiláceo*.

Papaya: Este fruto tropical, similar al melón, puede llegar a tener el tamaño de una pelota de fútbol. Debe pelarse. En el centro hueco de su pulpa anaranjada se encuentran decenas de semillas negras ricas en papaína, una enzima que hace digerir las proteínas. Cuando madura tiene la cáscara verde matizada de amarillo. Es una buena fuente de vitamina C y potasio, y cuando aún no está del todo madura, de papaína. Es una de las grandes frutas tropicales. Las mejores se cultivan en la Florida y México, pero muchos supermercados tienen todo el año las variedades más pequeñas procedentes de Hawai. Combina bien con otras frutas subácidas. Se le puede agregar jugo de lima o mezclar en un cóctel de papaya y piña para acompañar las comidas. Clase: *fruta subácida*.

Pavo (guajolote, *turkey*). Familia: pavo. La carne blanca de esta ave rinde diez veces más proteínas enteras que grasas y es una buena fuente de fósforo y potasio. Clase: *proteína*.

Pecana (*pecans*). Familia: nogal. Este alimento, valioso por sus proteínas, es también una buena fuente de calcio, fósforo, potasio y grasas no saturadas. Puede comerlos en ensaladas o como merienda. Clase: *proteína*.

Pepino (*cucumber*). Familia: calabaza. Con un alto contenido de potasio y otros minerales, esta verdura es ligeramente diurética. La mezcla de jugos de pepino y zanahoria ayuda al cuerpo a purificarse del ácido úrico. Los pepinos encurtidos con vinagre (*pickles*) no tienen valor nutritivo. Además, trate de obtener pepinos cuyas cáscaras no hayan sido aceitadas en el supermercado. Clase: *verdura*.

Pera. Familia: manzana. Esta estimada fruta, de bajas calorías, combina bien con ensaladas de frutas y puede servirse cortada con el cereal para el desayuno. No la pele, si es posible. Las peras deshidratadas son aceptables únicamente si no contienen conservantes. Clase: *fruta subácida.*

Perejil (*parsley*). Familia: perejil. Hierba rica en vitaminas y minerales de los que carecen muchas personas que sufren de artritis. Es recomendable agregar generosas cantidades de perejil picado a las ensaladas y otros platos de verduras. Puede añadirse a los jugos de verduras para dar sabor. Su jugo es ligeramente diurético. Crudo, proporciona al cuerpo los nutrientes que necesita para eliminar toxinas. Clase: *verdura.*

Pimienta de cayena (*Cayenne pepper*). (Vea Pimientos)

Pimientos, ajíes y pimienta (*peppers*). Familia: solanáceas. Los pimientos verdes, si se comen crudos, son una rica fuente de vitamina C y realzan el sabor de las ensaladas de verduras. También pueden ser rellenados con col (repollo), zanahorias y tomates, y luego horneados ligeramente. Las pimientas picantes, especialmente la de cayena, son productos antiinflamatorios y curativos maravillosos para el estómago. Si le agrada la comida picante, condimente las comidas con pimienta de cayena y otras pimientas picantes. Clase: *verdura de hoja verde.*

Piña (ananá, *pineapple*). Familia: piña. Esta fruta procedente de Hawai, Puerto Rico y México, puede conseguirse durante todo el año. Su rico jugo, fibra y enzima bromeliácea, que hace digerir las proteínas, le confieren especiales valores nutritivos esenciales para el cuerpo en la curación de la artritis. Su jugo fresco es una bebida sana. No deben comerse ni la piña ni su jugo enlatados. La piña fresca es deliciosa con el cereal del desayuno o mezclada con papaya. Clase: *fruta ácida.*

Piñón (*pine nut*). Familia: coníferas. Esta nuez del pino piñonero es originaria del sudoeste de Estados Unidos y se consigue en la mayoría de las tiendas de alimentos naturales. Aunque es rica en proteínas, se mastica fácilmente y va bien con ensaladas de verduras. Deben conservarse refrigeradas porque se pudren pronto. Clase: *proteína.*

Pistacho. Familia: anacardo. A menos que los adquiera en las tiendas de alimentos naturales, la mayoría de los pistachos han sido desnaturalizados al tostarlos, teñirlos y salarlos. Constituyen una buena fuente de proteínas, grasas no saturadas y energía. Clase: *proteína.*

Pollo. Familia: codorniz. Sin la piel, el pollo es una atractiva fuente baja en calorías de proteínas enteras, y también posee un elevado contenido de fósforo y potasio. Clase: *proteína*.

Quingombó (quinbombó, *okra*). Familia: malva. Su contenido mucilaginoso suaviza el aparato digestivo. Puede cocinarse muy rápidamente. Es delicioso al horno, con tomates, ajo y cebolla. Clase: *verdura de hoja verde*.

Quinua (quinoa). Familia: quenopodiáceas. Nativa de los Andes, tal vez sea la planta más completa en proteínas del mundo vegetal. Se puede conseguir desde 1984; no es un grano auténtico pero sus contenidos en calcio, vitaminas B y E y otros nutrientes esenciales hacen que se utilice como tal. Puede comer la quinua sola o usar su harina sin gluten en la fabricación de panes y pasteles sanos. Clase: *cereal*.

Rábano (*radish*). Familia: crucíferas. Los tiernos rábanos nuevos agregan sabor a las ensaladas. (Los rábanos más grandes y viejos se ponen duros y fibrosos.) Es un alimento sano mientras no esté muy fuerte o picante como para comerlo solo. Su alto contenido en fibra ayuda a prevenir la constipación y resulta también un diurético suave. Clase: *verdura de hoja verde*.

Remolacha (betabel, *beet*). Familia: quenopodiáceas. Es mejor si se comen crudas y ralladas, en ensaladas de verduras. Se pueden cocer ligeramente al horno o al vapor, o hacer en sopas. El valor nutritivo de las remolachas cocidas puede acrecentarse si se cuecen al vapor sus hojas, ricas en hierro y otros minerales esenciales, y se comen en una misma comida. De ambas maneras, la remolacha provee importantes nutrientes que el cuerpo utiliza para recuperarse de la artritis ya que ayuda al hígado. Clase: *vegetal amiláceo*.

Requesón (*cottage cheese*). Familia: bóvidos. El requesón desgrasado es una fuente muy importante de proteínas y también de calcio, vitaminas B6 y B12, fósforo y riboflavina. Es un excelente aderezo de ensaladas y combina muy bien con frutas subácidas. Clase: *proteína*.

Ruibarbo (*rhubarb*). Familia: ruibarbo. Si se cuece ligeramente es una buena fuente de calcio y potasio y ayuda a limpiar los intestinos. Debido a su contenido de ácido oxálico, no debería comerse con frecuencia si se es propenso a cálculos en los riñones.

Prepárelo colocando, en una sartén con agua hirviendo, tallos cortados de ruibarbo y sacándolos inmediatamente del fuego. Déjelo allí unos minutos. No permita que se ponga muy blando. Clase: *verdura de hoja verde*.

Rutabaga (nabo sueco, *rutabaga*). Familia: crucíferas. Este tubérculo amiláceo es una buena fuente de calcio y calorías. Cocínelo brevemente al vapor con papas y otras verduras. Clase: *vegetal amiláceo*.

Salmón. rico en aceites omega-3 y deliciosamente dulce, el salmón es el rey de los pescados. Sirva este manjar caliente o frío o pruebe alguna de sus muchas variedades tales como: *chinook*, *sockeye*, *coho* o salmón rosado y disfrute de sus cualidades curativas beneficiosas para la artritis. Clase: *proteína*.

Sardinas. La mayoría de las sardinas auténticas se pueden encontrar en las aguas del Mediterráneo. En Estados Unidos y Canadá, la mayor parte de estos pescados grasos con alto contenido de proteínas y calcio, están enlatados. Nuestras sardinas frescas domésticas son, en realidad, inmaduros arenques y anchoas, buenos alimentos por derecho propio. Clase: *proteína*.

Semillas de girasol (*sunflower seeds*). Familia: áster. Estas semillas son tan ricas en proteína, calcio, hierro, vitaminas A, E y las del complejo B, que muchos nutricionistas las consideran casi esenciales para la curación del cuerpo. Cómalas solas o combinadas con semillas de sésamo y pasas. Puede también comerlas con frutas cítricas o en ensaladas de verduras. El aceite de semillas de girasol, su mantequilla y harina conservan muchos de los nutrientes encontrados en las semillas. Clase: *proteína*.

Semillas de lino (*flax seeds*). Son ricas en omega-6 y, por lo general, se usan para regular los intestinos. Puede espolvorearlas sobre las comidas o molerlas para hacer harina. El aceite de semillas de lino ayuda a aliviar el dolor y la inflamación de las articulaciones. Las semillas de psilio (*psyllium*) tienen cualidades medicinales similares a las del lino, pero provienen de otra planta. Clase: *proteína*.

Semillas de sésamo (ajonjolí, *sesame seeds*). Familia: pedaliáceas. Ricas en calcio, minerales y proteínas, las semillas de sésamo figuran, con las de girasol, entre los alimentos más sanos y nutritivos. Combinan bien con las semillas de girasol en una proporción de aproximadamente 4 partes de semillas de girasol y 1 parte de semillas de sésamo. De las semillas de sésamo se elabora una mantequilla aceitosa llamada "tahini" y cuando está fresca es un alimento bueno y beneficioso. De igual manera, el aceite de ajonjolí fresco y de presión en frío es adecuado para cocinar. Clase: *proteína*.

Soja. (vea Frijoles)

Tomate. Familia: solanáceas. El tomate juega un papel fundamental al proporcionar al cuerpo los nutrientes que utiliza para curarse. Es mejor recogerlos cuando están maduros. Lamentablemente, los tomates generalmente disponibles, se recogen verdes, nunca llegan a tener el sabor o el jugo de los tomates de huerta casera. Combinan bien con proteínas o verduras de hoja verde, y es preferible que se coman crudos en ensaladas o sandwiches. También se pueden preparar en guisos, sopas, a la parrilla, o al horno. Clase: *fruta ácida*.

Trigo (*wheat*). Familia: pastos. El trigo partido (*cracked wheat*) cocido o los granos de trigo (*wheat berries*) constituyen un excelente cereal para el desayuno, en tanto que la harina de trigo integral puede utilizarse para hacer todo tipo de panes. Si bien la harina de trigo blanqueada o refinada y todos los productos que se hagan con ella, carecen totalmente de nutrientes, el trigo integral es una buena fuente de fibra, hierro, fósforo y vitaminas B. Clase: *cereal*.

Trucha arco iris (*rainbow trout*). Familia: salmón. Es preferible comerla fresca, recién sacada del agua. Este pescado conserva algunas de las propiedades curativas de los ácidos grasos tan beneficiosos para la artritis. Clase: *proteína*.

Uvas (*grapes*). Familia: uva. Valiosas por los nutrientes que sirven para eliminar el ácido úrico. Las uvas frescas son deliciosas solas o en ensaladas de frutas. Las pasas, es decir las uvas secas, tienen muchos minerales, son también sabrosas y pueden agregarse a muchas comidas para realzarlas. El jugo de uvas frescas es una bebida recomendable. Clase: *fruta subácida*.

Yogur sin grasa o bajo en grasa. Familia: bóvidos. Una taza de yogur con poca grasa proporciona los siguientes porcentajes de nutrientes, según las recomendaciones de consumo diario del gobierno estadounidense: proteínas enteras 30%; riboflavina 30%; calcio 40%; vitamina B12 20%; y fósforo 35%. Con pocas grasas pero con mucha energía, el yogur de poca grasa proporciona muchos nutrientes esenciales para la curación del cuerpo y las bacterias beneficiosas para el aparato digestivo. Cómalo solo, con pan o con ensaladas u otros alimentos. Clase: *proteína*.

Zanahoria (*carrot*). Familia: perejil. Si se come cruda proporciona al cuerpo vitamina A y otros nutrientes que se utilizan para restablecer el equilibrio del sistema inmunitario y las glándulas endocrinas. Para comer crudas son preferibles las zanahorias más nuevas y pequeñas. Se pueden rallar, cortar en rodajas, desmenuzar o comer enteras. Las zanahorias más grandes y viejas pueden cocerse al vapor o hacerse en puré, sopas o jugos. Clase: *vegetal amiláceo*.

Zarzamora o mora negra (*blackberry*). Familia: rosa. Los nutrientes de esta baya, que se da en zarzas silvestres o cultivadas en las regiones frías del continente americano, son aprovechados por el cuerpo para purificar el torrente sanguíneo y el aparato digestivo durante la recuperación de la artritis. El alto contenido de proantocianidina, el pigmento negro, azul y rojo de esta y otras frutas ayuda a curar articulaciones debilitadas y otros tejidos musculares. Los arándanos azules y las zarzas de logan (frambuesas americanas) poseen similares cualidades nutritivas. Estas bayas se deben comer crudas: son deliciosas con cereales para el desayuno. Clase: *fruta subácida*.

Zapote. Familia: ciruela. Las variedades parda, negra, amarilla y blanca del zapote son frutos de México y contienen muchos nutrientes que necesita el cuerpo para curar la artritis. En el sur de la Florida se cultivan diversas variedades. El zapote negro contiene una pulpa blanda y oscura que parece crema y puede comerse con cuchara. Se la puede usar como aderezo en ensaladas de frutas. Todos los zapotes pueden mezclarse y usarse como crema o postre. Clase: *fruta dulce*.

Los medicamentos que nos roban los nutrientes

Muchos medicamentos, incluyendo aquellos que usted toma para aliviar el sufrimiento artrítico, estropean las vitaminas y los minerales. Ellos pueden disminuir su absorción, aumentar su excreción del cuerpo o interferir con la utilización eficaz de los nutrientes por las células.

Y como todo lo que envuelve a los seres humanos, estas interacciones entre los medicamentos y los nutrientes no son nada simples. Su salud, calidad de su dieta, edad y el tiempo que usted ha estado tomando estos medicamentos hacen la diferencia. Las personas que han estado enfermas por largo tiempo, que recientemente han sido intervenidas quirúrgicamente, o se han recuperado de una infección, necesitan más vitaminas y minerales. Si usted tiene problemas digestivos, o su hígado no está en óptimas condiciones, entonces sus problemas nutricionales causados por los medicamentos pueden agrandarse. Aun cuando usted toma medicamentos —con o sin comidas— causa un impacto en la forma en que las vitaminas serán afectadas.

Aquí tiene una pequeña lista de cómo y qué medicamentos están afectando la condición de sus nutrientes.

Medicamento	Nutriente afectado	Efecto
Acetaminofeno	Vitamina C	Altas dosis de esta vitamina pueden inhibir la excreción de acetaminofeno, lo que puede causar una toxicidad.
Allopurinol	Hierro	Este medicamento perjudica la absorción del hierro.
Aspirina	Hierro	La aspirina puede causar una hemorragia gastrointestinal. La pérdida de sangre puede causar deficiencia de hierro.
	Acido fólico	La aspirina aumenta la pérdida de ácido fólico a través de la orina.
	Vitamina C	La aspirina disminuye las reservas de vitamina C del cuerpo. Doce aspirinas o más pueden causar signos de deficiencia como sangrado de las encías y moretones.
	Vitamina B1	La aspirina aumenta su excreción.
	Vitamina K	Menos probable que otros nutrientes, sin embargo la aspirina puede disminuir los niveles de vitamina K.

Colchicina	Todos los nutrientes	Esta medicina para la gota puede causar una mala absorción de todas las vitaminas y minerales destruyendo secciones de su revestimiento intestinal donde se encuentran las enzimas que ayudan a la digestión de los alimentos. La diarrea puede ser también un problema, lo cual aumenta la pérdida de potasio, calcio y magnesio.
Corticosteroides	Calcio	Este medicamento antiinflamatorio absorbe el calcio de los huesos y disminuye la absorción de este mineral.
	Potasio	Los corticosteroides aumentan la pérdida de potasio del cuerpo.
	Zinc	Su excreción aumenta mientras se toma este medicamento.
	Vitamina B6	Las reacciones del cuerpo que utilizan la vitamina B6 se aceleran cuando se toman esteroides, por lo que la necesidad de esta vitamina aumenta.
	Vitamina C	Como la B6, las reacciones que dependen de la vitamina C se aceleran así como aumenta también su excreción. Estas dos respuestas a este medicamento pueden crear una deficiencia de vitamina C.

Ciclofosfamida	Sodio	Este medicamento aumenta la pérdida de sodio.
Indometacina	Hierro	Este medicamento causa un sangrado microscópico en el intestino, y por lo tanto deficiencia de hierro debido a la pérdida de sangre.
Metotrexato	Todos los nutrientes	Este medicamento daña el revestimiento de su intestino, por lo tanto perjudica la absorción en general de todos los nutrientes.
Salazosulfapiridin	Acido fólico	Este medicamento disminuye la absorción de ácido fólico. [104, 105, 106]

Apéndice **C**

Cómo encontrar un practicante de la medicina naturista

Hay una amplia variedad de practicantes de la medicina naturista o natural disponibles para ayudarlo, desde los herbolarios hasta los médicos naturópatas. La educación de estos practicantes es también diversa y va desde los autodidactas hasta los doctores titulados en su especialidad. Depende de usted el encontrar el médico apropiado, formulando varias preguntas acerca del entrenamiento que tiene, los años de práctica, y el conocimiento y la experiencia con la artritis.

Aquí están algunas preguntas que debería formular.

1. Pregunte por referencias a amigos y organizaciones profesionales (Vea la lista a continuación.) Asegúrese de hablar con varias personas antes de escogerlo para obtener una visión clara y objetiva de las habilidades del practicante.

2. Pregunte a su practicante potencial cómo trata usualmente la artritis. Asegúrese de sentirse cómodo con estos tratamientos.

3. ¿Su practicante trata de la misma manera a todos sus pacientes con artritis? Si es así, esta es una señal de alarma. Un practicante experimentado reconoce que cada individuo tiene necesidades diferentes, y responde de diferente manera al tratamiento.

4. ¿El practicante le promete una cura? Otra señal de alarma. No hay ninguna garantía de que una terapia va a funcionar hasta que usted la trate. No hay tratamientos perfectos ideales para cada persona, debido a que cada persona responde de una manera diferente a diversas terapias.

5. Tenga una conversación abierta y honesta con el practicante acerca de sus deseos y necesidades, y la forma de pensar de él/ella. Sospeche si el practicante no quiere hablar con usted de antemano. Recuerde que usted le está pagando por sus servicios.

6. Escoja un practicante que esté dispuesto a trabajar junto con otro médico al que usted pueda recurrir, incluyendo reumatólogos y médicos que practican una medicina más tradicional. Mientras más practicantes trabajen juntos por el bienestar del paciente, más rápida será la recuperación de usted, el paciente. El integrar lo mejor de la medicina convencional y natural es la tendencia del futuro.

7. Aun si usted tiene una buena idea de quién prefiere como su practicante, entreviste a otros como una forma de comparación.

Si no hay ninguno en el área donde usted vive, considere el consultar a un médico por teléfono; muchas de las asociaciones que se encuentran a continuación pueden ayudarlo. Aunque el practicar la medicina por larga distancia no es lo ideal, para aquellos sin los recursos de un centro de salud local, ésta constituye la segunda mejor alternativa.

Durante su búsqueda por un "Practicante Telefónico" mantenga en mente las preguntas anteriores. La número 6 es de especial importancia. Busque un médico tradicional en su área, que tenga una mente abierta y desee discutir las nuevas ideas con usted. Hable francamente con su médico local acerca de que va a estar trabajando con un consultor natural, y que le gustaría que compartiera su historial clínico y tratamientos médicos con su "Practicante Telefónico".

En la oficina del médico

Usted ha encontrado al médico perfecto, ahora puede relajarse. ¡Quizás no! Mientras más participe como paciente, más rápida será su curación, y mejor será el tratamiento que recibirá. Use estos consejos como una guía.

Haga preguntas

Cuando su médico lo examine, pregúntele acerca de lo que él descubre y su significado. Pregunte por qué se ordenó determinadas pruebas de laboratorio y qué indican sus resultados. Si usted no se siente cómodo con el tratamiento escogido, presiónelo por una explicación. Si usted ha leído acerca de otra terapia que le gustaría tratar, comparta esa información con su médico. Cada vez que sienta que a su médico se le ha olvidado algo o no le ha hecho las preguntas pertinentes, déjeselo saber. Recuerde, usted conoce su cuerpo mejor que nadie —incluyendo su médico.

Cambie de médico

Su médico le provee un servicio y usted debería sentirse cómoda con él o ella. Si usted no se siente bien con el médico que escogió, considere buscar a otro. Una gran parte de la curación depende de la armonía entre usted y su médico.

Obtenga copias de sus expedientes médicos y exámenes de laboratorio

Pida copias de sus apuntes médicos, como también de rayos X, análisis de sangre y otros procedimientos. Es de gran utilidad el tener en su casa un registro correcto de su estado de salud para futuras visitas médicas. Usted puede ahorrarse tiempo valioso al recopilar sus expedientes médicos y estar más enterado acerca de su historial médico.

Aprenda acerca de su condición

El autoeducarse acerca de los síntomas así como de las alternativas y los tratamientos convencionales disponibles para su tipo de artritis, lo equipan a usted con las herramientas necesarias para hacer preguntas relevantes a su médico. Esto le ayudará también a decidir cuándo y si es que necesita una segunda opinión.

Información sobre la medicina naturista

A continuación se encuentra una lista comprehensiva de varias organizaciones que pueden ayudarlo a encontrar un practicante de la medicina natural en su área. Hemos hecho una lista de varios tipos de practicantes para que usted pueda elegir.

Estados Unidos

American Association of Acupuncture and Oriental Medicine
433 Front Street
Capasauqua, PA 18032
TELÉFONO: 610–433-2448
FAX: 610–264-2768

Listas de referencia de acupunturistas licenciados y practicantes de la medicina oriental están disponibles a cambio de una donación. Información general acerca de estos tratamientos está también disponible.

American Association of Naturopathic Physicians
2366 Eastlake Avenue East, Suite 322
Seattle, Washington 98102
TELÉFONO: 206–323-7610
FAX: 206–323-7612

Esta organización profesional provee también listas de referencia de médicos naturópatas en su área. Literatura en medicina naturópata está también disponible.

American Chiropractic Association
1701 Clarendon Boulevard
Arlington, Virginia 22209
TELÉFONO: 703–276-8800
FAX: 703–243-2593

La ACA lo podrá referir a un quiropráctico en su área. Ellos son también una valiosa fuente de información de los tratamientos quiroprácticos.

American Herbalist Guild
PO Box 70
Roosevelt, Utah 84066
TELÉFONO: 435–722-8434
FAX: 435–722-8452

La AHG le podrá referir a un herbolario profesional en su área, sin cobrar nada por el servicio. Por una pequeña suma de dinero, usted puede adquirir material educativo y listas de libros relacionados con las hierbas, y una guía de los profesionales que participan en la asociación.

American Holistic Medical Association
6728 Old McLean Village Drive
McLean, Virginia 22101
TELÉFONO: 703–556-9728
FAX: 703–556-9245

La AHMA tiene un directorio de médicos holísticos, osteópatas, naturópatas y quiroprácticos. Lo pueden dirigir a uno que se especialice en la artritis en su área.

The Raj (Maharishi Ayur-Veda Clinic)
1734 Jasmine Avenue
Fairfield, Iowa 52556
TELÉFONO: 515–472-9580; 800–248-9050
FAX: 515–472-2496

The Raj es una clínica de salud ayurvédica que puede darle el nombre de un médico en su área que practique Maharishi Ayur-Veda (un tipo de medicina ayurvédica). Si no hay ninguno cerca a usted, están disponibles consultas telefónicas con un médico experimentado a un precio determinado. Material educativo gratis está también a su disposición.

Natural Center for Homeopathy
801 North Fairfax, Suite 306
Alexandria, Virginia 22314
TELÉFONO: 703–548-7790
FAX: 703–548-7792

La misión del NCH es promover la salud por medio de la homeopatía. Por un módico pago, esta organización le proveerá de un paquete informativo que incluye homeópatas profesionales en Estados Unidos y Canadá. Los consumidores son bienvenidos a hacerse socios.

The Reumathoid Disease Foundation
5106 Old Harding Road
Franklin, Tennessee 37064
TELÉFONO/FAX: 615–646-1030

Esta organización sin fines de lucro proporciona listas de referencia de médicos (médicos, médicos naturópatas, médicos osteópatas y quiroprácticos) quienes usan terapias naturales para tratar la artritis. Ellos son también una fuente de información en varios tratamientos alternativos para la artritis.

Canadá

Maharishi Ayur-Veda College
500 Wilbrod Street
Otawa, Ontario
Canadá K1N 6N2
TELÉFONO: 613–565-2030
FAX: 613–565-6546

Esta universidad tiene también una lista de practicantes ayurvédicos. Si usted desea más información acerca de este sistema de tratamiento, solicite que lo incluyan en su lista de correo.

Canadian Naturopathic Association
4174 Dundas Street West, Suite 303
Etobicoke, Ontario
Canadá M8X 1X3
TELÉFONO: 416–233-1043
FAX: 416–233-2924

Este grupo profesional ofrece listas de médicos naturópatas en Canadá.

Referencias

1. Eisenberg, D. M. y colaboradores. "Unconventional medicine in the United States". *The New England Journal of Medicine* 1993; 328:246–52.

2. "Arthritis Foundation warns of future epidemic: CDC issues new report on arthritis prevalence", (Comunicado de prensa). *News from the Arthritis Foundation* (Atlanta, GA), junio 23, 1994.

3. "Diet & Arthritis Fact Sheet". Arthritis Foundation, Atlanta, GA.

4. "Rheumatoid Arthritis". Folleto informativo de la Arthritis Foundation, p. 19, Atlanta, GA.

5. Darlington, L. G. y N. W. Ramsey. "Diets for rheumatoid arthritis", (Carta). *The Lancet* 1991, noviembre 9;338:1209.

6. Newman, N. M. y R. S. M. Ling. "Acetabular bone destruction related to non-steroidal anti-inflammatory drugs". *The Lancet* 1985; ii:11–13.

7. Dunkin, M. A. y M. O'Koon. "The Drug Guide", *Arthritis Today*, julio–agosto de 1995, pp. 29–42.

8. "Quick Takes", *Arthritis Today*, octubre de 1995.

9. Kelley, W. N. y colaboradores (editores). *Textbook of Rheumatology*, (4a ed.), vol. 2. Philadelphia: W. B. Saunders Company, 1993.

10. "Following Doctor's Orders". *Arthritis Today*, julio–agosto de 1995, p. 16.

11. Faulkner, G. y colaboradores. "Aspirin and bleeding peptic ulcers in the elderly". *British Medical Journal* 1988, 297:1311–1313.

12. Orange, L. M. "The high cost of managing NSAID-induced ulcers". *Family Practice News* 1993; 23(1): 16.

13. Mordechai, R. y colaboradores. "Hepatotoxicity of nonsteroidal antiinflammatory drugs". *The American Journal of Gastroenterology* 1992; 87(12): 1696–1704.

14. Poole, Judith. "Too much emphasis on drugs", *Arthritis Today*, enero–febrero de 1996, pp. 6–7.

15. Potera, Carol. "Prednisone use in RA", *Arthritis Today*, marzo–abril de 1995, p. 8.

16. Anónimo. "Gold therapy in rheumatoid arthritis", (Editorial). *The Lancet* 1991; 338:19–20.

17. Morgan, Brian L. G. *The Food & Drug Interaction Guide.* New York: Simon & Schuster, 1986.

18. Arthritis Foundation. Hoja informativa "Arthritis Facts", 1995.

19. Benjamin, C. M. y colaboradores. "Joint and limb symptoms in children after immunization with measles, mumps, and rubella vaccine". *British Medical Journal* 1991; 304:1075–1078.

20. Mitchell, L. A. y colaboradores. "Chronic rubella vaccine-associated arthropathy". *Archives of Internal Medicine* 1993; 153; 2268–74.

21. Sanchez-Guerrero, J. y colaboradores. "Postmenopausal estrogen therapy and the risk for developing systemic lupus erythematous". *Annals of Internal Medicine* 1995; 122:430–433.

22. Orange, L. M. "Group of GPs failed to diagnose Lyme disease presenting as arthritis". *Family Practice News* 1993; 23(1):16.

23. Schumacher, H. R. y colaboradores (editores). *Primer on the Rheumatic Diseases* (10a ed.) Atlanta: Arthritis Foundation, 1993, p. 118.

24. Tierney, L. M. y colaboradores (editores). *Current Medical Diagnosis & Treatment* (35a ed. 1996). Stamford: Appleton & Lange, 1996, p. 725.

25. Donovan, P. "Osteoarthritis", Seattle, WA (trabajo de investigación inédito y un comunicación personal).

26. Star, V. L. "Gout: options for its therapy and prevention". *Hospital Medicine* 1995, Noviembre 25–28.

27. Anónimo. "You are what you eat. . . . " *Food & Water Journal,* Invierno 1996; 5(1):5.

28. van de Laar, M. A. F. J. y J. K. van der Korst. Rheumatoid arthritis, food, and allergy. Seminars in Arthritis and Rheumatism, 1991; 21(1):12–23.

29. Inman, R. D. "Antigens, the gastrointestinal tract, and arthritis". *Nutrition and Rheumatic Diseases* 1991; 17(2):309–321.

30. Pizzorno, J. y M. Murray. A *Textbook of Natural Medicine* Seattle: John Bastyr College Publications, 1987.

31. Eaton, K. K. y colaboradores. "Gut permeability measured by polyethylene glycol absorption in abnormal gut fermentation as compared with food intolerance". *Journal of the Royal Society of Medicine* 1995; 88:63–66.

32. Nordlee, J. A. y colaboradores. "Identification of a brazilnut allergen in transgenic soybeans". *The New England Journal of Medicine* 1996; 334:688–692.

33. Pizzorno, J. y M. Murray. A *Textbook of Natural Medicine.* Seattle: John Bastyr College Publications, 1987, III: Fasting.

34. Sundquist, T. y colaboradores. "Influence of fasting on intestinal permeability and disease activity in patients with rheumatoid arthritis shows normalization during fasting". *Scandinavian Journal of Rheumatology* 1982; 11:33–38.

35. Pizzorno, J. y M. Murray. A *Textbook of Natural Medicine.* Seattle: John Bastyr College Publications, 1987, IV: Bw/Tox, pp. 5, 6.

36. Pizzorno, J. y M. Murray. A *Textbook of Natural Medicine.* Seattle: John Bastyr College Publications, 1987, IV: WestDi, p. 2.

37. Russell, Robert. "Nutrition and Aging/Gastrointestinal Tract". *Nutrition Action Health Letter.* Mayo de 1992; 120(5):825–828.

38. Brostoff, J. y S. T. Challacombe. *Food Allergy and Intolerance,* Philadelphia: Bailliere Tindall, 1987.

39. Darlington, L. G. y N. W. Ramsey. "Diets for rheumatoid arthritis". *The Lancet* 1991; 338:1209.

40. The Burton Goldberg Group. *Alternative Medicine: The Definitive Guide*. Puyallup: Future Medicine Publishing, Inc., 1993, p. 47.

41. Patterson, R. (ed.). *Allergic Diseases: Diagnosis and Management* (4a ed). Philadelphia: J. B. Lippincott, 1993, p. 364.

42. U.S. Department of Health and Human Services. *The Surgeon General's Report on Nutrition and Health*. Rocklin: Prima Publishing, 1988.

43. Publicaciones de Oldways Preservation and Exchange Trust, Cambridge, MA.

44. Sacks, F. M. y W. W. Willett. More on chewing the fat. The good fat and the good cholesterol. *The New England Journal of Medicine* 1991; 325(24):1740–42.

45. Lichenstein, A. H. "Trans fatty acids and hydrogenated fat—what do we know?" *Nutrition Today* 1995; 30(3):102–107.

46. Callegari, P. E. y R. B. Zurier. "Botanical lipids: potential role in modulation of immunologic responses and inflammatory reactions". *Nutrition and Rheumatic Diseases* 1991; 17(2):415–425.

47. Geusens, P. y colaboradores. "Long-term effect of omega-3 fatty acid supplementation in active rheumatoid arthritis". *Arthritis & Rheumatism* 1994; 37(6):824–829.

48. Pizzorno, J. y M. Murray. A *Textbook of Natural Medicine*. Seattle: John Bastyr College Publications, 1987, VI: Gout.

49. "Diet in principle: Basic for nutrition competence". Folleto de la University Health Clinic, Seattle, WA.

50. Harman, D. "Aging: prospects for further increases in the functional life span". *Age* 1994; 17:119–146.

51. "Longevity: can science extend the human lifespan?" *The University of Texas Lifetime Health Letter* 1993, septiembre; 5(9):1, 6.

52. Murray, M. y J. Pizzorno. *Encyclopedia of Natural Medicine*. Rocklin: Prima Publishing, 1991.

53. Bunker, V. W. "The role of nutrition in osteoporosis". *British Journal of Biomedical Science* 1994; 51(3): 228–40.

54. Zeng, Q. y colaboradores. "Osteoarthritis: clinical and epidemiological investigation (Chino)". Chung-Hua Nei Ko Tsa Chih *Chinese Journal of Internal Medicine* 1995; 34(2):88–90.

55. Nelson, M. E. y colaboradores. "A one-year walking program and increased dietary calcium in postmenopausal women: effects on bone". *American Journal of Clinical Nutrition* 1991; 53: 1304–11.

56. Situnayake, R. D. y colaboradores. "Chain breaking antioxidant status in rheumatoid arthritis: clinical and laboratory correlates". *Annals of the Rheumatic Disease* 1991; 50(2):81–6.

57. Anónimo. "Ames agrees with Mom's advice: eat your fruits and vegetables". *The Journal of the American Medical Association* 1995; 273(14):1077–78.

58. Shils, M. E. y V. R. Young. *Modern Nutrition in Health and Disease* (7a ed.) Philadelphia: Lea & Febiger, 1988, p. 53.

59. Weiss, R. F. *Herbal Medicine*. England: Beaconsfield Publishers, Ltd., 1991, p. 258.

60. Hoffman, D. *The Holistic Herbal*. Scotland: Findhorn Press, 1986, p. 132.

61. Kennedy, A. R. "The evidence for soybean products as cancer preventive agents". *Journal of Nutrition* 1995; 125(3 Suppl.):733S–743S.

62. Gao, B. Y. y colaboradores. "Effect of panaxatriol saponins isolated from Panax notoginseng (PTS) on myocardial ischemic arrythmia in mice and rats (Chino)". *Acta Pharmaceutica Sinica* 1992; 27(9):641–4.

63. Koyama, N. y colaboradores. "Inhibitory effect of ginsenosides on migration of arterial smooth muscle cells". *American Journal of Chinese Medicine* 1992; 20(2): 167–73.

64. Liu, Y. P. y colaboradores. "Protective effects of fulvotementosides on acetaminophen-induces hepatotoxicity". *Acta Pharmacologica Sinica* 1992; 13(3):209–12.

65. Bartram, H. P. y colaboradores. "Does yogurt enriched with Bifidobacterium longum effect colonic microbiology and fecal metabolites in healthy subjects?" *American Journal of Clinical Nutrition* 1994; 59:428–32.

66. Losacco, T. y colaboradores. "Immune evaluations in cancer patients after colorectal resection (italiano)". *Giornale di Chirurgia* 1994; 15(10):429–32.

67. Bhutta, Z. A. y colaboradores. "Dietary management of persistent diarrhea: comparison of a traditional rice-lentil based diet with soy formula". *Pediatrics* 1991; 88(5):1010–1018.

68. Johnson Schulte, M. "Yogurt helps to control wound odor", (Carta). *Oncology Nursing Forum* 1993; 20(8):1262.

69. McNutt, K. R. "The individualized prescriptive foods era has dawned", *Nutrition Today* 1993, mayo/junio:43–47.

70. Anónimo. "Fish oil and the development of atherosclerosis". *Nutrition Reviews* 1987; 45(3):9091.

71. Kremer, J. M. y colaboradores. "Effects of high-dose fish oil on rheumatoid arthritis after stopping nonsteroidal anti-inflammatory drugs". *Arthritis & Rheumatism* 1995; 38(8):1107–1114.

72. Carper, Jean. *The Food Pharmacy*. New York: Bantam Books, 1988, pp. 191, 193, 321.

73. Comunicación personal. Donovan, Patrick, ND, Seattle, WA.

74. Ziboh, V. A. y colaboradores. "Effects of dietary supplementation with fish oil on neutrophil and epidermal fatty acids". *Archives of Dermatology* 1986; 122:1277–82.

75. Stenson, W. F. y colaboradores. "Dietary supplementation with fish oil in ulcerative colitis". *Annals of Internal Medicine* 1992; 116:609–614.

76. Stammers, T. y colaboradores. "Fish oil in osteoarthritis". *The Lancet* 1989; 11(8661):503.

77. Carroll, K. K. "Biological effects of fish oils in relation to chronic diseases". *Lipids* 1986; 21:731–32.

78. Rudin, D. O. y C. Felix. *The Omega-3 Phenomenon*. New York: Rawson Associates, 1987, pp. 23, 125.

79. Murray, M. *The Healing Power of Herbs*. Rocklin: Prima Publishing, 1995, pp. 70, 327.

80. Srivastava, K. C. y T. Mustafa. "Ginger (Zingiber officinale) in rheumatism and musculoskeletal disorders". *Medical Hypotheses* 1992; 39:342–348.

81. Pizzorno, J. y M. Murray. A *Textbook of Natural Medicine*. Seattle: John Bastyr College Publications, 1987, VI: Gout; V: Curcum.

82. Blazso, G. y M. Gabor. "Anti-inflammatory effects of cherry (Prunus avium L.) stalk extract". *Pharmazie* 1994; 49:540–541.

83. Lauerman, J. F. "Asian herbal therapy for lupus". *Alternative & Complementary Therapies* 1996; 2(1):16–18.

84. Henricksson, A. E. K. y colaboradores. "Small intestinal bacterial overgrowth in patients with rheumatoid arthritis". *Annals of the Rheumatic Diseases* 1993; 52:503–510.

85. Tassman G. C. "A double-blind crossover study of a plant protelolytic enzyme in oral surgery". *Journal of Dental Medicine* 1956; 20(2):51–53.

86. *Journal of Ethnopharmacology*, 1988, volumen 22.

87. Pizzorno, J. y M. Murray. A *Textbook of Natural Medicine*. Seattle: John Bastyr College Publications, 1987, V: Bromel.

88. Correspondencia y comunicación personal. Ilene Dahl, ND, LAc, Concord, CA.

89. Serdula, M. K. y colaboradores. "Fruit and vegetable intake among adults in 16 states: results of a brief telephone survey". *American Journal of Public Health* 1995; 85(2):236–239.

90. Heliovaara, M. y colaboradores. "Serum antioxidants and risk of rheumatoid arthritis". *Annals of the Rheumatic Diseases* 1994; 53:51–53.

91. Goldenberg, D. L. "Fibromyalgia, chronic fatigue syndrome, and myofascial pain syndrome". *Current Opinion in Rheumatology* 1995; 7(2):127–135.

92. Kelley, W. N. y colaboradores. *Textbook of Rheumatology* (Vol. 1 (4th ed.). Philadelphia: Saunders, 1993, p. 471.

93. Veale, D. y colaboradores. "Primary fibromyalgia and the irritable bowel syndrome: different expressions of a common pathogenetic process". *British Journal of Rheumatology* 1991:30(3):220–222.

94. Hedges, H. H. "The elimination diet as a diagnostic tool". *American Family Practice Journal* 1992; 46(5): 77S.

95. Hostmark, A. T. y colaboradores. "Reduced plasma fibrinogen, serum peroxides, lipids, and apolipoproteins after a

3-week vegetarian diet". *Plant Foods for Human Nutrition* 1993; 43(1):55–61.

96. Goldman, S. I. y colaboradores. "Phenobarbital-induced fibromyalgia as the cause of bilateral shoulder pain". *Journal of the American Osteopathic Association* 1995; 95(8):487–490.

97. Romano, T. J. "Exacerbation of soft tissue rheumatism by excess vitamin A: case reviews with clinical vignette". *West Virginia Medical Journal* 1995; 91(4):147.

98. Anónimo. "Is fibromyalgia caused by a glycolysis impairment?" *Nutrition Reviews* 1994; 52(7):248–250.

99. van Vollenhoven, R. F. y colaboradores. "Dehydroepiandrosterone in systemic lupus erythematosus". *Arthritis & Rheumatism* 1995; 38(12):1826–1831.

100. Hall, G. M. y colaboradores. "Depressed levels of dehydroepiandrosterone sulphate in postmenopausal women with rheumatoid arthritis but no relation with axial bone density". *Annals of the Rheumatic Diseases* 1993; 52(3):211–214.

101. Anónimo. "Estrogen may alleviate carpal tunnel syndromes". *Medical World News* 1992; 17.

102. Eisinger, J. Y colaboradores. "Selenium and magnesium status in fibromyalgia". *Magnesium Research* 1994; 7(3–4): 285–288.

103. Wood, R. *The Whole Foods Encyclopedia*. New York: Prentice Hall, 1988.

104. Lewis, C. W. y colaboradores. "Drug-nutrient interactions in three long-term-care facilities". *Journal of the American Dietetic Association* 1995; 95:309–315.

105. Trovato, A. y colaboradores. "Drug-nutrient interactions". *American Family Practice* 1991; 44:1651–1658.

106. Morgan, B. L. G. *The Food & Drug Interaction Guide*. New York: Simon & Schuster, 1986.

Índice